— 全国高等职业教育医学影像技术专业新形态规划教材 —

CT检查技术

（供医学影像技术等专业使用）

主 编 赵 星 邱建星

中国协和医科大学出版社
北 京

内容提要

本教材是“全国高等职业教育医学影像技术专业新形态规划教材”之一，系根据本套教材的编写指导思想和原则要求，结合专业培养目标和本课程要求的教学目标编写而成，内容涵盖了CT检查技术概述、CT成像的基础理论、CT检查技术的临床应用基础等。此外，本教材还增加了丰富的数字资源，包括教学微课、课件、思维导图、岗位对标考试等知识点总结、能力测试等，丰富了教材内容，增强了线上和线下教学的联动性，以提升学生学习的主动性和积极性。

本教材主要供医学影像技术等专业使用，还可作为其他医学专业的参考书。

图书在版编目（CIP）数据

CT检查技术／赵星，邱建星主编. -- 北京：中国协和医科大学出版社，2025. 7. --（全国高等职业教育医学影像技术专业新形态规划教材）. -- ISBN 978-7-5679-2616-5

Ⅰ. R814.42

中国国家版本馆CIP数据核字第2025TJ6597号

主　　编　赵　星　邱建星
策划编辑　刘　婷
责任编辑　魏亚萌　赖天莹
封面设计　邱晓俐
责任校对　张　麓
责任印制　黄艳霞
出版发行　中国协和医科大学出版社
（北京市东城区东单三条9号　邮编100730　电话010-65260431）
网　　址　www.pumcp.com
印　　刷　北京中科印刷有限公司
开　　本　889mm×1194mm　1/16
印　　张　13.25
字　　数　340千字
版　　次　2025年7月第1版
印　　次　2025年7月第1次印刷
定　　价　52.00元

全国高等职业教育医学影像技术专业
新形态规划教材建设指导委员会

编者名单

主　　编 赵　星　邱建星

副 主 编 郭满涛　张　磊

编　　者（按姓氏笔画排序）

王　英（西安交通大学医院）

刘　蕊（杭州医学院）

李　玮（北京大学第一医院）

李　剑（西安凤城医院）

邱建星（北京大学第一医院）

张　艳（陕西省人民医院）

张　磊（安康职业技术学院）

赵　星（陕西能源职业技术学院）

段　华（商洛职业技术学院）

秦嫚嫚（陕西能源职业技术学院）

郭满涛（西安中医脑病医院）

龚　娜（安康市人民医院）

葛欢欢（河南医学高等专科学校）

黎学兵（湖北民族大学）

数字教材编者名单

主　　编　赵　星　邱建星

编　　者　(按姓氏笔画排序)

王　雷（齐鲁医药学院）

邱建星（北京大学第一医院）

陈　铭（安康市人民医院）

赵　星（陕西能源职业技术学院）

高　芳（陕西省人民医院）

出版说明

随着医学影像技术在现代医疗中的核心地位日益凸显，行业对高素质应用型人才的需求持续攀升。当前，我国医学影像技术领域呈现“设备智能化加速升级”与“复合型人才结构性短缺”并存的现状，人工智能、多模态影像融合、精准医疗等技术的广泛应用，使得传统教材已难以匹配快速迭代的行业需求。高等职业教育作为技术技能型人才培养的主阵地，其新型教材体系的建设，不仅是实现职业教育类型化发展的关键举措，更是推动医学影像技术国产化进程、助力“健康中国 2030”目标达成的重要基石。

本套教材以实践科学发展观为指导思想，以服务教学、指导教学、规范教学、适应我国医学教育改革为宗旨，立足高等职业教育教学实际，以胜任能力培养为目标，使课程设置与理论实践紧密衔接，突出教材内容的实用性、先进性、科学性和通用性。本套教材为新形态教材，具体体现为：体现教育改革精神与职业教育特色；注重产教融合，突出实践教学；以实际操作技能为导向，融入新技术、新方法；融合思政，强化价值引领；以学生为中心，丰富模块设计；纸质教材与数字教材融合；教材编写在贯彻职业教育理念的同时，亦充分体现现代化的教育思想和方法，以全面提升学生的创新精神、人文素养、胜任能力等综合素质，培养适应医疗卫生体制改革的复合型和应用型人才。

同时，本套教材的编写遵循教材编写的基本规律，秉持“三基、五性、三特定”的原则，注重基础理论、基本知识和基本技能的培养，内容深度和广度适应全国高等职业教育的需求。教材编写以医学影像技术专业的培养目标为导向，着重培养学生的职业技能，满足职业岗位需求、学生学习需求和社会需求。教材内容涵盖了医学影像技术领域工作岗位所需的知识、技能和素质，帮助学生全面理解工作岗位，培养学生科学的临床思维和学习方法，以满足社会对学生知识和技能的要求，强调培养学生的创新能力、信息获取技能和终身学习能力，确保教材的启发性。在编写过程中，我们充分考虑到高等职业教育的多样性，确保教材既能适应不同院校的需求，又能满足学生毕业时的知识和技能要求。

本套教材涵盖医学影像解剖学、医学影像诊断学、X 线摄影检查技术等 12 门课程，定位清晰、特色鲜明，具有以下特点。

一、构建高质量、互动性强的创新形态教材体系

本系列教材为创新形态教材，教材所有内容，均实现数字化呈现；同时，为纸质教材提供配套教学视频、微课、思维导图、教学课件、在线练习等丰富教学资源，学生可直接获取与教材内容相关联的课程资源；支持多媒体资源嵌入与实时更新；配套的数字教材平台，支持在线教学、资源共享、数据分析等功能，实现教学全流程数字化管理，满足多样化教学需求。这种创新的学习方式，不仅提高了教学效果，也丰富了学习体验，使学习更加便捷，提升了学生的学习积极性和主动性。

二、强化价值引领，助推专业教育与思政教育相融合

本套教材以专业知识为载体，以思政教育为引领，深度挖掘专业课程蕴含的思政资源，巧妙融入教材内容，全方位助推专业教育与思政教育深度交融，培育德技兼修人才。在教材编写中，我们注重以影像案例为切入点，将社会主义核心价值观、医者仁心的职业精神、中华优秀传统文化等思政元素自然融入专业知识点。引导学生树立正确的职业价值观，具备社会责任感，在实践教学环节强化人文关怀培养，使学生在掌握专业技能的同时，自觉践行“健康所系，性命相托”的医者担当。

三、体现教育改革精神与职业教育特色

本套教材深入贯彻国家职业教育改革精神，坚持以人为本、能力为重，强调实践操作和技能培训，注重培养学生的职业素养和实际工作能力。内容贴近职业实践，力求使学生能够顺利进入职业领域，成为胜任基层医疗机构或医学影像相关岗位的高级技术型专业人才。编写过程中，我们注重教材内容与实际工作岗位匹配，确保教材内容符合基层实际工作的需求。

四、注重产教融合，突出实践教学

高等职业教育强调产教深度融合，创新培养模式，这是职业教育的重要发展方向。本套教材的建设始终把提高人才培养质量放在首位，密切联系实际，突出实践教学，将专业内容设置与行业需求对接；推动教学与行业技术发展同步，使课程内容与职业标准对接；完善职业教育教学过程机制，使教学过程与实际工作过程对接。

五、贴合考试，对接行业需求

本教材严格遵循《国家职业教育改革实施方案》及职业教育规划教材建设要求，以医学影像技师职业标准为核心，将岗位技能、职业技能竞赛、职业资格考试内容有机融入教材，实现“岗课赛证”融通，助力学生无缝对接行业需求。

六、以学生为中心，丰富模块设计

考虑到职业教育学生的年龄和学习特点，本套教材的模块设置丰富多样，包括案例导入、思维导图、考试知识点总结、习题等模块。这种结构不仅有助于学生理解和记忆知识点，还能提高学生的学习兴趣和学习效果。每个模块设计精细，既有理论讲解，又有实践应用，旨在全面提升学生的综合素质。

希望本套教材的出版，能够推动高质量医学影像技术专业人才的培养，促进我国医学影像技术专业领域的教材建设与教育发展，为促进我国医学影像事业的发展和保障人民健康作出积极贡献。

前　言

随着现代医学的飞速发展，医学影像技术作为疾病诊断的重要手段，正发挥着越来越关键的作用。其中，CT 检查技术以其独特的优势，在临床诊断中占据了举足轻重的地位。它能够提供高分辨率的影像图像，为医生准确判断病情提供了有力依据，极大地推动了医学诊断水平的提升。

《CT 检查技术》这本教材，正是为了满足医学教育和临床实践对于 CT 检查技术专业知识的需求而精心编写的。在编写过程中，我们汇聚了众多长期从事 CT 检查技术教学与临床实践的专家学者，他们凭借丰富的经验和深厚的专业知识，力求将本书打造成为内容全面、系统且实用的专业教材。

教材分为两个主要部分。第一篇“CT 检查技术基础”，从 CT 检查技术的发展历程、应用范围及优缺点、技术岗位讲起，逐步深入 CT 成像的基础理论，包括设备的基本结构、成像原理等核心知识。随后详细介绍了 CT 检查技术的临床应用基础，涵盖检查准备工作、设备基本操作、扫描方式、图像处理技术、影像存储与传输、质量控制及辐射安全管理等各个方面，为读者搭建起了 CT 检查技术的完整知识框架。第二篇“CT 检查技术的临床应用”，则聚焦于各部位 CT 检查技术，从颅脑到头颈部、胸部、腹部、盆腔、脊柱、四肢骨关节及软组织、心脏与血管，再到 CT 介入检查技术，均从适应证与禁忌证、检查前准备、扫描方法、图像处理与后处理、排版与打印等多个维度进行了细致阐述。同时，还介绍了 CT 检查新技术，如 CT 能量成像技术和 CT 成像的人工智能技术，使读者能够紧跟学科前沿发展。

本书具有以下特点：一是内容的系统性与完整性，从基础理论到临床应用，层层递进，全面覆盖 CT 检查技术的各个环节。二是注重实用性，紧密结合临床实际操作，详细讲解每个步骤和要点，对读者在临床实践中具有很强的指导意义。三是突出前沿性，及时纳入 CT 检查技术领域的最新研究成果和应用进展，拓宽读者的视野。

本书可供医学影像技术等专业使用，还可作为其他医学专业的参考书。希望通过本书的学习，读者能够全面掌握 CT 检查技术的专业知识和技能，为医学影像诊断事业的发展贡献自己的力量。

在教材编写过程中，尽管我们尽了最大努力，但由于医学技术的不断发展，书中难免存在不足之处，恳请广大读者提出宝贵意见和建议，以便我们不断完善。

编　者

2025 年 4 月

目 录

第一篇 CT 检查技术基础

第二篇 CT 检查技术的临床应用

第一篇

CT 检查技术基础

第一章　CT 检查技术概述

教学课件

学习目标

素质目标

（1）培育严谨负责的职业道德与医者仁心，增强职业认同感与专业自信；强化责任意识，提升分析和解决实际问题的能力。

（2）树立爱护仪器设备的观念，养成规范操作、精心维护的职业习惯，确保医疗工作安全有序开展。

知识目标

（1）掌握：近五代 CT 扫描机的核心工作原理、技术优势及应用局限，明晰 CT 技师岗位核心任务。

（2）熟悉：CT 检查技术的发展脉络、临床适应症及技师岗位定位。

（3）了解：CT 检查技术的前沿发展趋势、图像后处理方法及技师岗位职责，构建全面的知识框架。

能力目标

（1）能熟练把握 CT 检查技术发展历程，精准对接临床 CT 技师岗位需求。

（2）能严格遵循道德准则与职业行为规范，自觉恪守职业道德，在实际工作中展现专业素养与职业操守。

案例导入

【案例】

患者，男性，32 岁。持续咳嗽伴有少量咳痰、间断低热 1 个月。近 2 周来，症状加重，出现间歇性低热，体温最高可达 38℃，夜间出汗较为明显，体重下降约 2kg，初步诊断为肺结核。

【问题】

1. 该患者优选哪种影像学检查？
2. CT 检查有哪些优势？
3. CT 技师有哪些岗位职责？

· 核心知识拆解 ·

X 线计算机体层成像设备（X-ray computed tomography，X-CT）自 1971 年豪斯菲尔德（G. N. Hounsfield）发明以来，历经五代技术演进，从最初平移+旋转的笔形束扫描发展到现代的螺旋 CT，实现了从 4~5 分钟单层扫描到亚秒级全器官成像的革命性突破，彻底改变了医学影像工作模式。

CT 检查技术的临床应用覆盖全身各系统，在颅脑疾病、心血管成像、肺部疾病等领域发挥关键作用，具有断层成像、密度分辨率高、可定量分析和多种图像后处理等优势。然而，CT 技术也存在电离辐射暴露、软组织对比度有限、空间分辨力低于常规 X 线成像等局限性。随着技术不断进步，CT 将在疾病早期发现、精确诊断、个体化治疗和预后评估等方面发挥更重要作用，为现代医学发展提供强有力的技术支撑，持续推动医学影像检查水平的提升。

第一节　CT 检查技术的发展历程

计算机体层扫描（computed tomography，CT）是一种基于 X 线的衰减特性，结合计算机技术对人体进行非侵入性断层成像的医学影像检查方法。CT 检查技术利用 X 线束穿透人体的不同组织和器官，由于不同组织对 X 射线的吸收程度不同，产生不同的衰减信号。这些信号差异被探测器接收并传送至计算机，通过模数转换形成影像。目前，CT 检查技术广泛应用于各种疾病的诊疗，在临床应用中具有不可替代的重要地位。

一、 CT 的发展历史

CT 检查技术的起源

1917 年，奥地利数学家雷当（J. Radon）首次提出二维物体分布与一维投影之间互相转换的积分方程，即图像重建理论的数学算法。

1940 年，匈牙利科学家弗兰克（Gabriel Frank）首次在专利中提出正弦图和光学反投影的重建方法，奠定现代断层成像的基本思想。

1963 年，美国物理学家科马克（A. M. Cormack）（图 1-1-1）将人体组织的 X 线吸收系数作为关键物理参量，利用 X 线投影数据来表示人体组织对 X 线线性吸收系数的线积分。通过反演投影数据，提出图像重建算法，即从多角度采集的 X 线投影中恢复出人体内部组织的吸收系数分布，为 CT 技术的实际应用奠定重要理论基础。

1967 年，英国电子工程师豪斯菲尔德（G. N. Hounsfield）（图 1-1-2）提出体层成像方法，并以镅为射线源开展实验，用光子计数器接受数据，整个扫描过程用时 9 天。1971 年，豪斯菲尔德（G. N. Hounsfield）在英国 EMI 实验室成功建立首个 CT 系统，通过从不同角度获取 X 射线数据，并通过计算机生成脑部图像。次年，首次公布头颅 CT 影像，并宣布 CT 扫描机的诞生。CT 扫描机的出现，为放射学开辟了新天地。

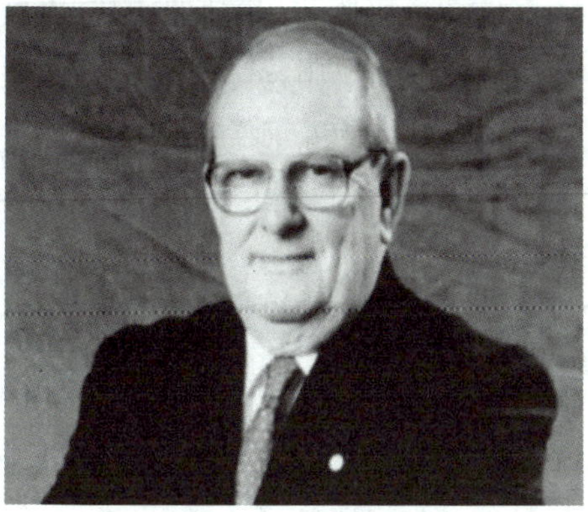

图 1-1-1　科马克

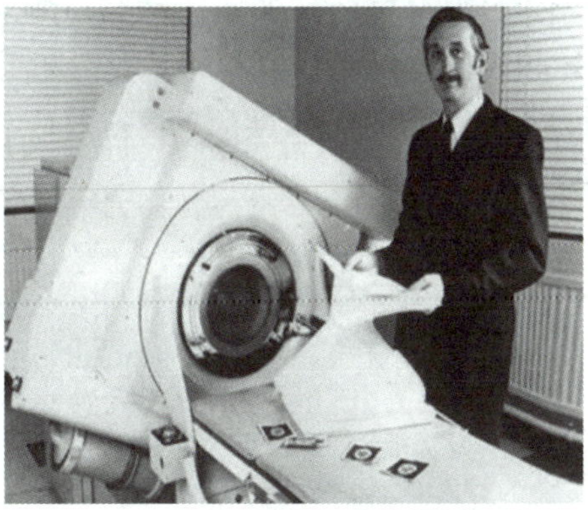

图 1-1-2　豪斯菲尔德

二、 CT 的发展趋势

自 20 世纪 70 年代初期 CT 技术问世以来，CT 扫描机的发展迅速且令人瞩目，技术更新层出不穷。仅在 50 多年的时间里，CT 系统经历了从基础的头颅扫描到超高速螺旋 CT 等五代技术的迭代，并发展到目前为止应用最为广泛的螺旋 CT。

（一）五代 CT 扫描机的特点

1. 单束扫描 CT　第一代 CT 扫描机由单个 X 光源和单一探测器组成，多为头部专用机。扫描方式为平移+旋转，扫描时 X 光源和探测器沿患者身体相对运动，依次进行多次不同角度的扫描，以获取数据进行重建。由于仅使用单个探测器，第一代 CT 需进行多次旋转扫描，且每次旋转需较长时间，因此第一代 CT 具有成像速度较慢，辐射剂量较高等局限性。

2. 窄角扇束扫描 CT　第二代 CT 与第一代 CT 的扫描方式相同，均为平移+旋转。与第一代 CT 不同的是，第二代 CT 使用多个探测器，并且扫描轨迹从第一代 CT 的单一方向扫描，改为采用弧形轨迹，使得每次扫描都能够采集更多的数据。通过增加探测器的数量，扫描速度显著提升，图像质量得到一定改善。数据采集更为全面，图像分辨率有所提高，且扫描时间较第一代大大减少，但辐射剂量依然较高。

3. 广角扇束扫描 CT　第三代 CT 采用旋转式的 X 光源和探测器阵列。不同于第一代和第二代 CT 的线性探测器，第三代 CT 的扫描方式为旋转+旋转，探测器阵列通常呈弧形，与 X 光源一起旋转，360°覆盖扫描范围。由于采用了旋转 X 光源和探测器阵列，第三代 CT 能够在更短的时间内完成扫描过程，在数秒到几十秒内即可完成单次扫描。多探测器的应用加上计算机图像重建技术，使得第三代 CT 能够显示更清晰的图像，显著提高图像的空间分辨率。因此，第三代 CT 大大提高了扫描速度、图像质量和分辨率。此外，它在减少辐射剂量、图像重建技术和临床应用的多样性方面也取得了显著进展。

4. 螺旋扫描 CT　随着 1985 年滑环技术的出现和高频 X 线发生装置的应用，近年来螺旋扫描 CT 的发展迅速。螺旋扫描指的是 X 光源和探测器随着患者的移动同时进行旋转，从而实现连续、螺旋形状的数据采集。这种扫描模式避免了传统 CT 需要多次停止和重新定位的方式，使得扫描过程更加高效和连续，整个扫描过程在几秒钟内即可完成，有效减少了因患者运动导致的伪影。螺旋扫描 CT（spiral CT）在大幅提升扫描速度的同时，通过优化图像重建算法和扫描技术，有效降低患者的辐射剂量，进一步提高图像分辨率。此外，螺旋扫描 CT 还支持动态成像和功能成像的应用，能够实时跟踪器官或组织的变化。螺旋扫描 CT 的出现拓宽了 CT 在临床上的应用范围，成为研究器官功能、血流动态和组织反应等方面不可或缺的重要检查技术，特别是在心脏病、血管成像和肿瘤治疗监测中被广泛应用（图 1-1-3）。

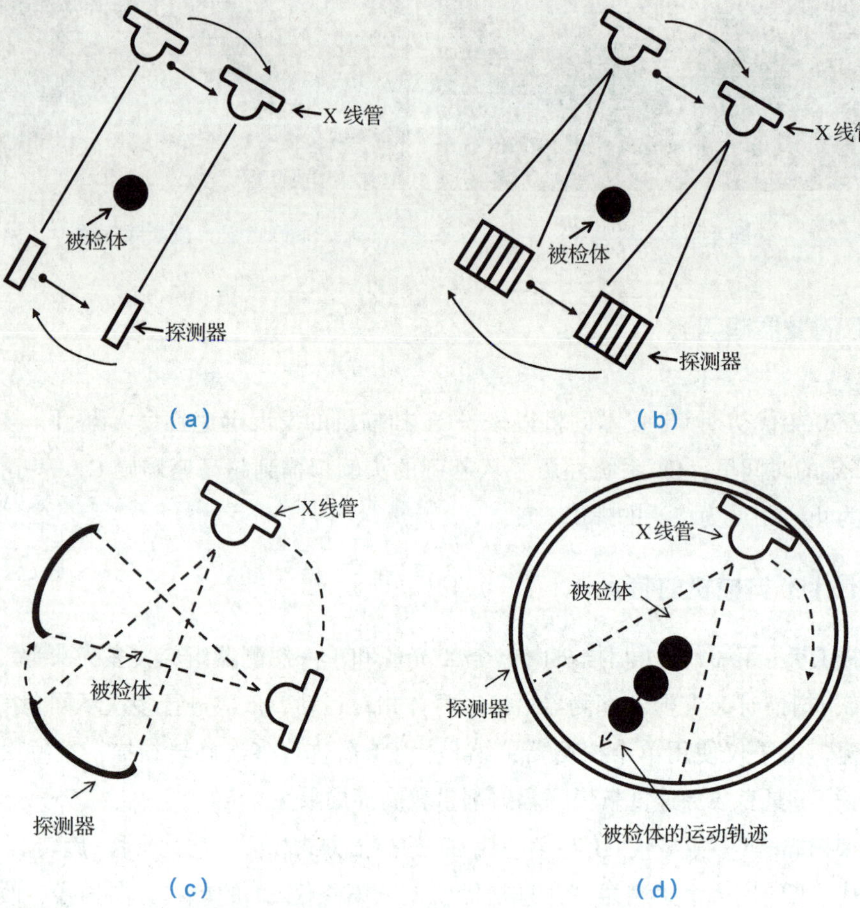

图 1-1-3　四代 CT 扫描方式示意图

（a）单束扫描 CT；（b）窄角扇束扫描 CT；（c）广角扇束扫描 CT；（d）螺旋扫描 CT

5. 多层螺旋 CT　多层螺旋 CT（multi-slice spiral CT，MSCT）通过使用多个探测器同时进行扫描，每个探测器可以同时采集不同方向的 X 射线数据。多个探测器的并行工作使得系统能够在同一时间内采集更多的数据，显著提高了扫描速度、图像分辨率和诊断精度。多层螺旋 CT 采用高效的探测器和扫描算法，通过不同角度的数据进行三维重建和多平面重组，更全面地评估器官或病变的空间关系，有助于提高诊断的精度。因此，多层螺旋 CT 的优势在于提供高质量的图像、减少辐射剂量、加快扫描速度，同时具有良好的动态成像功能，提供更精准、全面的影像数据，帮助实现早期诊断、精准治疗和个性化医疗。

（二）CT 检查技术的新进展

1. 双源 CT 检查技术　自 2005 年首次问世以来，双源 CT 检查技术在心脏成像、血管成像、肿瘤检测等领域得到广泛应用。双源 CT 同时配备两个 X 射线源和两个探测器。其中，双 X 射线源能够同时使用两种不同能量的进行扫描并获取两个不同投射角度的影像，获得更多的视角数据和成像信息，显著提高图像的对比度。双探测器阵列可使得双源 CT 能够同时检测多方位信号，降低扫描时长，显著提高时间分辨率，精确捕捉快速运动的器官和组织，在动态成像和快速扫描中具有显著优势。此外，双源 CT 能够通过优化扫描技术和图像重建算法，在保证图像质量的同时有效减少辐射剂量，特别适合需要多次检查或对辐射敏感的患者。因此，双源 CT 不仅能显著提高扫描速度、图像质量和时间分辨率，而且由于其独特的多能量成像技术、低剂量扫描能力和高对比度成像使其在精确诊断、早期筛查和治疗方案制订中均发挥重要作用。

2. 多模态影像融合技术 多模态影像融合技术通过将 CT 与 MRI、PET、SPECT 等成像技术相融合，综合来自不同成像技术的信息，将解剖信息与功能性信息相结合，弥补单一技术的局限性，提供包括解剖结构、组织功能、代谢活动等的多维度信息，有助于形成更全面的诊断。目前多模态影像融合技术在肿瘤早期检测、心脑血管病变早期筛查等方面具有广泛应用，尤其在提高诊断精准度、优化治疗方案和术前评估、实现个性化医疗方面具有重要意义。

3. 量子 CT 成像技术 量子 CT 成像技术是一种基于量子力学原理的新型成像技术。与传统的 X 射线 CT 不同，量子 CT 通过操控粒子的量子态，利用量子态的叠加和干涉现象，能够更精确地探测物体内部的微观结构，进而生成更为精细的三维图像。然而，量子 CT 成像技术目前仍处于早期研究阶段。随着量子计算、量子信息技术及材料科学的不断进步，量子 CT 技术将逐步成熟，并有望成为未来医学影像检查的核心技术。

近年来，CT 检查技术的发展迅速，特别是在提高图像质量、降低辐射剂量、量子 CT 成像技术以及人工智能辅助的应用等方面。这些新进展不仅提高图像质量和扫描速度，而且优化辐射剂量控制并扩展临床应用范围，为医学影像领域带来了革命性的进步。

▶知识拓展

CT 检查技术的发展历程

CT 检查技术的起源：1917 年，奥地利数学家雷当（J. Radon）首次提出二维物体分布与一维投影之间互相转换的积分方程，奠定了图像重建理论的数学基础。1940 年，匈牙利科学家弗兰克（Gabriel Frank）在专利中提出正弦图和光学反投影的重建方法，为现代断层成像的基本思想奠定基础。

CT 检查技术的关键发展：1963 年，美国物理学家科马克（A. M. Cormack）利用 X 线投影数据表示人体组织的 X 线吸收系数，提出图像重建算法，为 CT 技术的实际应用奠定了重要理论基础。 1967 年，英国电子工程师豪斯菲尔德（G. N. Hounsfield）提出体层成像方法并开展实验，1972 年首次公布头颅 CT 影像，标志着 CT 扫描机的诞生。

CT 检查技术的更迭可分为五代，包括单束扫描 CT、窄角扇束扫描 CT、广角扇束扫描 CT、螺旋扫描 CT 和多层螺旋 CT，随着科技的快速发展，目前已涌现出双源 CT 检查技术、多模态影像融合技术和量子 CT 成像技术等多种新技术。

综上所述，CT 技术自 20 世纪 70 年代初问世以来，经历快速的发展和技术更新，成为医学影像领域不可或缺的重要工具，广泛应用于各种疾病的诊断和治疗中。近年来，CT 技术在提高图像质量、降低辐射剂量、量子 CT 成像技术以及人工智能辅助应用等方面取得了显著进展，极大地推动了个性化医疗的发展。

第二节　CT 检查技术的应用范围及优缺点

一、 CT 检查技术的应用范围

CT 检查技术因其断面成像组织结构无重叠、扫描速度快、密度分辨率高等，已广泛应用于多个医学领域。可在肿瘤检测与评估及颅脑疾病、心血管疾病、胸部疾病、腹部和盆腔疾病等诊断方面发挥关键作用。

CT 检查技术的适应证

1. 肿瘤检测与评估　CT 检查在肿瘤检测与评估中发挥着至关重要的角色，具有早期发现、精确定位、治疗反应监测以及并发症评估等多种重要价值。CT 检查被广泛用于筛查肺癌、胰腺癌、肝癌等多种类型的癌症。低剂量 CT（low-dose computed tomography，LDCT）已成为高危人群肺癌筛查及结节管理的有效手段。此外，CT 检查可以评估原发肿瘤位置、大小、形态、淋巴结受累情况，辅助进行组织活检，开展实时监控消融治疗等，不仅为精准定位、分期评估提供依据，而且有助于引导精准介入治疗和开展个性化的医疗服务。

2. 颅脑疾病　CT 检查在颅脑疾病检查中的应用范围广泛，涵盖了急性脑卒中、脑外伤、脑肿瘤、血管病变及感染等多种情况。头颅 CT 检查是评估脑外伤的金标准，能够快速识别颅内出血、脑水肿和骨折等情况。CT 检查可检测到脑组织的缺血情况，是缺血性脑卒中的首选检查。CT 增强扫描和多平面重组等图像后处理技术在用于识别和评估脑动脉瘤、血管畸形（如动静脉畸形）等疾病上有较大诊断价值。

3. 心血管疾病　在评估心脏的大小、形状、心房及瓣膜功能等心脏结构成像和心肌的血流灌注的情况下，具有显著优势。冠状动脉 CT 造影是一种非侵入性检查，能够清晰显示冠状动脉的解剖结构，评估动脉狭窄、斑块形成及血流限制，检测冠状动脉的钙化状况和非钙化斑块，有助于评估心血管疾病的风险，适用于高风险人群的筛查。

4. 胸部疾病　CT 检查技术在胸部疾病检查中具有广泛的应用，涵盖肺癌筛查及纵隔肿瘤、肺部感染、慢性阻塞性肺病、间质性肺病、胸膜和胸壁疾病等诊断。CT 肺动脉造影可以有效检测肺动脉栓塞的存在及其引起的血流变化，是诊断肺栓塞的金标准。此外，CT 检查能精准定位胸膜腔积液和胸膜增厚的范围与程度，通过运用仿真内镜技术，评估气道肿瘤、狭窄、异物等。

5. 腹部和盆腔疾病　CT 检查对诊断肝肿瘤、肝脓肿、脂肪肝、肝硬化、胆道扩张、胆囊炎等肝脏和胆囊疾病，脾脏、胰腺、肾和肾上腺和腹部及腹膜后腔等相关疾病具有重要价值。CT 检查是急性腹痛患者的首选检查，能够快速识别阑尾炎、胆囊炎、肠梗阻、腹膜炎等病因。能够评估肝脏的结构变化，鉴别诊断肝硬化和脂肪肝的严重程度。明确显示急性和慢性胰腺炎的病变，有助于鉴别胰腺脓肿或胰腺坏死等并发症。此外，CT 检查在评估卵巢囊肿、子宫肌瘤、前列腺病变及膀胱肿瘤等方面表现出色，尤其便于明确肿瘤性质及位置，为治疗方案的制订提供依据。

6. 脊柱和骨关节疾病　CT 检查在脊柱和骨关节疾病中，尤其在骨折、骨肿瘤、骨关节病和脊柱疾病的诊断中，具有不可替代的作用。CT 检查对于复杂的椎体骨折、压缩性骨折或脊柱其他结构损伤，能够通过三维图像重建，清晰显示骨折的类型、位置、程度及骨折片的位移情况，对骨科医生制订治疗方案具有重要的指导价值。此外，CT 检查能准确评估脊柱侧弯等疾病的形态学变化，辅助诊断脊髓病变。但是，由于 CT 检查对软组织的显示效果较差，对于脊髓及半月板的显示不如 MRI 敏感。

二、 CT 检查技术的优缺点

（一）CT 检查技术的优点

1. 断层成像　由于 CT 扫描机的 X 线管围绕被检体进行旋转并发射 X 线束，而探测器则在不同角度上接收通过被检体后的剩余 X 射线。这种旋转扫描技术使得 CT 能够从多方向同时采集数据，消除被检体组织结构间的相互重叠，形成二维断层图像。

2. 密度分辨力高　密度分辨力是指能够分辨两种组织之间的最小密度差异的能力，用百分比表示。密度分辨力受扫描层厚、噪声、探测器灵敏度和扫描物体大小等因素影响。CT 设备中均安装准直器，可有效减少进入探测器的散射线，提高图像质量。同时，现代 CT 设备采用更高密度的探测材料和更细的探测单元，以提高其密度分辨率，可以精确捕捉通过人体组织后剩余的 X 射线强度，使得能够分辨微小的密度差异。此外，CT 还可利用软件调控灰阶，扩宽人眼的观测范围，使得 CT 能够分辨不同组织之间微小的密度差异。

3. 可做定量分析　CT 图像除了用灰度表示组织器官的密度差异，还可用各组织对 X 线的吸收系数表示密度高低，形成一个量化指标。因此，不同组织器官的密度可以用 CT 值表示，单位为亨氏单位（Hounsfield unit，HU），能够通过精准计算，在肿瘤、炎症、坏死等病变的定性和定量分析中发挥重要意义。

4. 可进行多种图像后处理　CT 强大的图像后处理功能极大地提升其在医学诊断中的应用价值。CT 图像后处理包括窗口技术、多平面重组（multi-planar reformation，MPR）、仿真内镜（virtual endoscopy，VE）、容积再现（volume rendering technique，VRT）和表面阴影显示（shaded surface display，SSD）等多种方式。其中，多平面重组是将一组横断面图像数据通过后处理重新排列体素，使其显示为任意断面方向的二维影像，得到目标部位的三维立体效果。而仿真内镜可通过非侵入性操作，观察管腔内壁的异常情况。通过多种图像后处理技术，能够从多角度、多平面观察和分析病变，可帮助准确诊断、规划治疗方案和进行手术导航（图 1-2-1，彩图 1）。

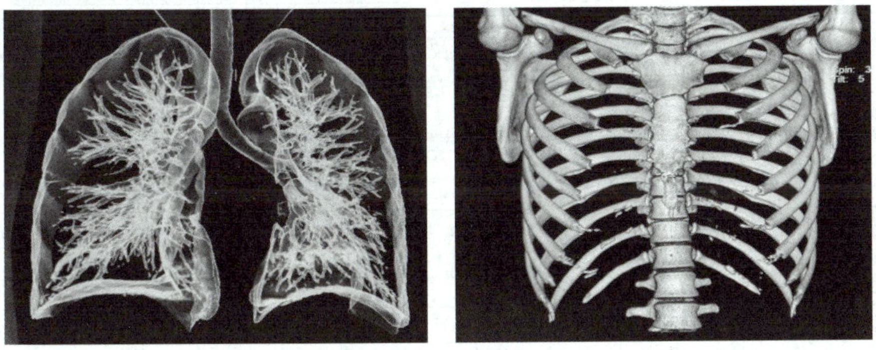

（a）　　　　（b）

图 1-2-1　常见 CT 后处理技术图

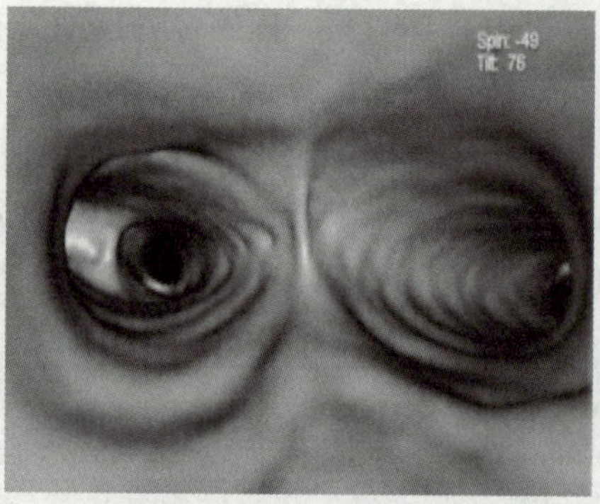

（c）

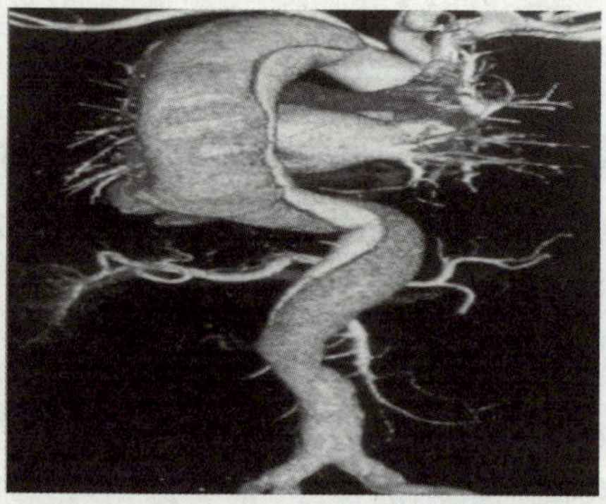

（d）

图 1-2-1　常见 CT 后处理技术图（续）

（a）最小密度投影；（b）容积再现；（c）仿真内镜；（d）血管增强后容积再现

（二）CT 检查技术的局限性

1. 存在电离辐射　由于 CT 检查的本质是利用 X 线的衰减特性进行成像，因此必然存在一定电离辐射。随着 MSCT、LDCT 等的发展，现代 CT 设备的辐射剂量相对减少，但与常规 X 线检查相比，CT 检查的辐射剂量依然较高。因此，CT 检查通常不适用于敏感人群，特别是在儿童或孕妇等人群。

2. 对软组织分辨力较低　X 射线对不同软组织的衰减差异较小，导致软组织间的图像对比度较低。CT 检查可显示组织器官的整体形态和结构，无法精确显示细微的解剖结构和病理变化，尤其是在软组织肿瘤、炎症、脊髓病变和水肿等方面的分辨力不如 MRI 或超声。

3. 空间分辨力低于常规 X 线成像　常规 X 线成像是通过将 X 线直接投射到成像平面上生成图像，而 CT 成像则通过 X 线多角度扫描并重建生成图像，虽然可获得更多的信息，但由于成像过程中需对多角度数据进行综合处理和重建，导致图像细节损失。目前高档 CT 机的极限分辨力约 14LP/cm，而传统 X 线摄影的屏/片组合系统，分辨力就已达 100LP/cm。

▶知识拓展

CT 检查技术的应用范围及优缺点

CT 检查因其断面成像组织结构无重叠、扫描速度快、密度分辨率高等特点，被广泛应用于多个医学领域。

CT 检查技术的适应证包括肿瘤检测与评估及颅脑疾病、心血管疾病、肺部疾病、腹部和盆腔疾病等诊断。

CT 检查技术的优势包括可断层成像，消除被检体组织结构间的相互重叠；密度分辨力高，可以精确捕捉通过人体组织后剩余的 X 射线强度，使得能够分辨微小的密度差异；可做定量分析，形成量化指标，通过精准计算进行疾病评估；可进行多种图像后处理，多角度、多平面观察和分析病变。

CT 检查技术也不可避免地存在一定的局限性，包括存在电离辐射，不适用于儿童、孕妇等敏感人群；对软组织分辨力较低，无法精确显示细微的解剖结构和病理变化；相较于常规 X 线成像，CT 的空间分辨力略低。

综上所述，CT 检查技术广泛应用于全身多种疾病的诊断，尽管存在电离辐射和软组织分辨力较低等局限性，但其在疾病诊断和评估中的价值仍不容忽视。

第三节　CT 检查技术岗位

一、CT 技师岗位定位

CT 检查技术是最常用的影像检查技术之一，CT 技师是医疗影像科的重要技术岗位，主要负责操作 CT 设备进行医学影像的采集与处理，确保影像质量符合诊断要求，并保障被检者在检查过程中的安全与舒适。CT 技师是放射科与临床科室之间的桥梁，为临床提供精确的影像数据支持，协助诊断和治疗。其核心任务是通过技术操作为患者提供高质量的影像资料，帮助医生完成对疾病的早期发现、定位、评估及治疗计划的制订。

CT 技师的岗位角色

1. 影像医学与技术的双重角色　CT 技师不仅仅是影像设备的操作人员，更是医学影像领域的专业技术人员。CT 技师需具备扎实的影像学基础，熟悉人体解剖学、病理学和临床疾病的表现，能够根据不同疾病特点调整扫描参数，获取最佳的影像数据。因此，CT 技师既是技术人员，也是影像医学的一部分，必须具备跨学科的专业知识。

2. 医疗团队的桥梁　CT 技师是医疗团队中的关键成员，虽然主要负责 CT 影像的采集，但其工作内容紧密依赖于临床科室的需求。CT 技师不仅要与影像科医生密切合作，提供高质量影像，还需与临床医生进行有效的沟通，根据临床问题提供定制化的影像检查方案。

3. 医疗质量和安全的把控者　在医疗工作中，影像图像的质量直接影响到医生的诊断和治疗决策。CT 技师需定期参与质量检查、影像质量评估、技术审核等工作，以确保影像检查的标准化和规范化。同时，CT 技师还是辐射安全的把关人。由于 CT 扫描涉及辐射，CT 技师需要严格遵守辐射防护标准，确保患者、医务人员及自身的辐射安全。因此，CT 技师在确保影像质量的同时，必须充分理解并应用辐射防护原则，以实现“最低辐射剂量，最佳影像质量”的目标。

4. 患者安全和服务的守护者　CT 技师在影像采集过程中，不仅仅关注图像质量，还需要时刻关注患者的安全与舒适。他们需要根据患者的具体情况（如老人、孕妇、儿童、行动不便等人群）进行合理的调整，并确保患者能够在尽可能轻松、无痛苦的环境下完成检查。CT 技师需要具备较强的沟通技巧，能够耐心解释检查流程，缓解患者的紧张情绪，并且在突发状况下，能够及时进行应急处理，保障患者的生命安全。

5. 医学影像技术发展中的创新者与学习者　随着医学影像学技术的不断发展，多层螺旋 CT、低剂量扫描技术、人工智能辅助诊断等新的扫描技术层出不穷。CT 技师不仅要掌握现有技术，还应持续学习，适应新技术、新设备，成为技术革新中的积极参与者，推动医学影像领域的技术进步。

CT 技师不仅是采集影像的执行者，更是医学影像诊断链条中不可或缺的一环。他们在医疗团队中扮演着多重角色，既是技术专家，又是患者的安全保障者、辐射防护者、医疗质量的守护者等。CT 技师通过高度的专业素养与技术操作为被检者提供精确、安全的影像数据支持，帮助临床医生做出更为精准的诊断与治疗决策。同时，CT 技师也在医学影像技术的提升中发挥着重要作用，是医学影像领域的推动者和实践者。

二、 CT 技师岗位职责

CT 技师在医学影像科中负责操作 CT 扫描设备、采集影像资料、保证患者安全及影像质量等重要工作。除了常规的技术操作和设备维护，CT 技师还在患者管理、辐射安全、医疗质量控制以及新技术的应用中发挥着关键作用。

1. CT 设备操作与影像采集

（1）影像采集操作：根据医生指示或临床需求，独立或协助进行 CT 扫描，确保影像清晰、准确。涵盖普通 CT 扫描、CT 增强扫描、三维重建、CT 血管造影等多种检查类型。

（2）技术参数调整：根据患者的体型、病情、检查部位等实际情况，灵活调整、扫描范围等参数，确保图像质量。

（3）扫描计划制订与实施：在特殊的检查情况下，根据患者具体需求与医生指示制订并执行个性化的扫描计划。

2. 影像质量控制与评估

（1）影像质量评估：对采集的 CT 影像进行全面评估，确保影像伪影，图像清晰度和对比度符合诊断标准，对不符合质量要求的图像进行重新扫描或修正。

（2）图像处理与重建：进行必要的图像处理，如多平面重组、仿真内镜、最大密度投影等，以帮助临床医生更好地进行诊断。

（3）技术改进与优化：根据实际操作中的问题，提出技术改进方案，如优化扫描参数、减少伪影的出现等。

3. 患者管理与沟通

（1）接待与引导患者：接待患者并向患者及家属详细解释检查流程、检查注意事项，缓解其焦虑情绪，确保患者理解和配合检查。

（2）患者安全保障：在影像采集过程中时刻关注患者的身体状况，特别是行动不便、儿童、老年人等特殊群体，确保检查过程中的安全。

（3）检查前准备：根据患者的病情和检查要求，做好患者的准备工作，如清除金属物品、引导患者摆放正确体位等。

（4）应急处置与快速反应：在检查过程中，如果患者出现不适、过敏反应或其他紧急情况，应及时采取应急措施，并向相关医护人员报告。

4. 辐射防护与安全管理

（1）辐射防护措施：严格执行辐射防护标准，确保在进行 CT 检查时患者、技师及其他工作人员的辐射剂量处于最低水平，合理使用辐射防护设备。

（2）辐射剂量监测与记录：定期检查并记录 CT 设备的辐射输出，确保符合国家及医院辐射安全标准。定期参与放射安全培训，持续更新辐射防护知识。

（3）防护措施评估与调整：根据患者的体型、检查部位及辐射安全要求，合理选择扫描方案和辐射防护措施，以达到最佳的影像质量和辐射最小化的平衡。

5. 设备管理与维护

（1）设备运行监控：负责 CT 设备的日常检查与监控，确保设备正常运转。定期进行设备的清洁、消毒，避免交叉感染的风险。

（2）设备故障排查与报告：在设备出现故障或异常时，进行初步排查，并及时上报工程师或相关技术人员，协助排除故障，确保设备尽快恢复正常工作。

CT 技师的岗位职责涵盖影像质量控制、患者管理、辐射防护、设备维护和质量控制等多个方面。随着医学影像技术的不断发展，CT 技师不仅需要具备扎实的技术基础，还需要具备良好的沟通能力、团队协作精神、危机处理能力以及对新技术的学习和应用能力，成为医学诊断与治疗过程中不可或缺的重要力量。

▶知识拓展

CT 技师的角色与岗位职责

CT 技师在医疗影像科中担任着多重角色且非常重要，他们的核心任务是通过技术操作为患者提供高质量的影像资料，帮助医生完成对疾病的早期发现、定位、评估及治疗计划的制订。

CT 技师的角色，不是影像医学与技术的双重角色，他既是影像设备的操作人员，也是医疗团队的桥梁、医疗质量和安全的把控者、患者安全和服务的守护者和医学影像技术发展中的创新者与学习者。

CT 技师的职责包括影像采集、技术参数调整、影像质量控制与评估、图像处理与重建等。此外，CT 技师还需具备良好的沟通能力，以便有效解释检查流程，缓解患者紧张情绪，并在突发情况下进行应急处理。随着医学影像技术的不断发展，CT 技师需持续学习新技术，如多层螺旋 CT、低剂量扫描技术和人工智能辅助诊断等，以适应技术革新，推动医学影像领域的进步。

综上所述，CT 技师在医学影像诊断与治疗中扮演着不可或缺的角色，是保障患者安全、提升医疗质量的重要力量。

—• 考试知识点总结 •—

—• 本章小结 •—

—• 协和云课堂……　拓展练习及参考答案 •—

（赵　星）

教学课件

第二章　CT 成像的基础理论

学习目标

素质目标

（1）培养学生对 CT 设备维护保养的高度责任感，树立主动维护设备正常运行的意识。

（2）强化团队协作精神，在操作中注重沟通配合。

（3）深化安全观念，提升在 CT 设备操作时对人员安全与环境保护的重视程度，确保检查流程规范安全。

知识目标

（1）掌握：CT 设备基本组成、X 线衰减及衰减系数、CT 成像与重建原理。

（2）熟悉：CT 成像软件系统构成、数据采集原理。

（3）了解：CT 设备成像全流程及数据采集具体方法，构建完整的 CT 成像基础理论知识体系。

能力目标

（1）能熟练识别 CT 设备各组成部分及其功能，灵活运用 CT 成像原理解决实际问题。

（2）能独立操作 CT 设备完成常规检查，根据需求调整参数优化图像质量。

（3）能具备设备操作常见问题解决能力、团队协作能力，同时保持对新型 CT 设备与技术的持续学习能力。

案例导入

【案例】

某医院的 CT 设备在日常检查中出现图像模糊现象，导致影像学诊断不准确。技术人员首先检查了 X 线管的工作状态，发现其发射不稳定。随后，他们对探测器进行了校准，确保其灵敏度符合标准。经过调整，设备恢复正常，图像质量显著提升，确保了患者的准确诊断。

【问题】

1. CT 成像基本原理是什么？
2. 在该案例中，技术人员首先检查了哪个组件以排除故障？其重要性是什么？

·核心知识拆解·

CT 成像原理是利用 X 线对人体进行多角度扫描，探测器接收透过人体的 X 线并转换为电信号，这些信号再经过模数转换后供计算机处理。CT 设备基本结构由 X 线发生系统、探测器系统、数据采集系统和图像重建系统等关键组件构成，其中 X 线发生系统产生 X 线束，探测器系统负责信号接收转换，数据采集系统完成信号数字化，图像重建系统将原始数据转换为可视化图像，各系统精密协调确保全流程质量控制。图像重建是 CT 技术核心环节，主要采用滤波反投影算法和迭代重建算法，将投影数据转换为横断面图像。

单层螺旋 CT 采用连续旋转扫描模式，实现容积数据采集；多层螺旋 CT 通过多排探测器同时获取多个层面信息，显著提高扫描效率和空间分辨率。双源 CT 采用双 X 线管+双探测器系统，实现超高时间分辨率成像；能谱 CT 基于不同能量 X 线的差异化衰减特性，提供物质分解和定量分析能力。锥形束 CT 采用锥形 X 线束和平板探测器，实现三维容积成像，在介入治疗等领域具有独特应用价值。这些成像原理和技术创新共同构成了现代 CT 技术体系，为临床诊断提供了高精度、多功能的影像学信息。

第一节 CT 设备的基本结构

CT 主要由硬件（hardware）结构和软件（software）结构两大部分组成。其硬件结构按照所起的作用分为数据采集系统、图像处理系统和图像显示与存储三部分组成。数据采集系统由 X 线管、X 线发生器、准直器和滤过器、探测器、对数放大器、模数转换器、接口电路等组成。图像处理系统由电子计算机、数模转换器、图像显示器、接口电路等组成。整个系统由中央系统控制器操纵，加上检查床便构成一台完整的 CT 机，如图 2-1-1 所示。

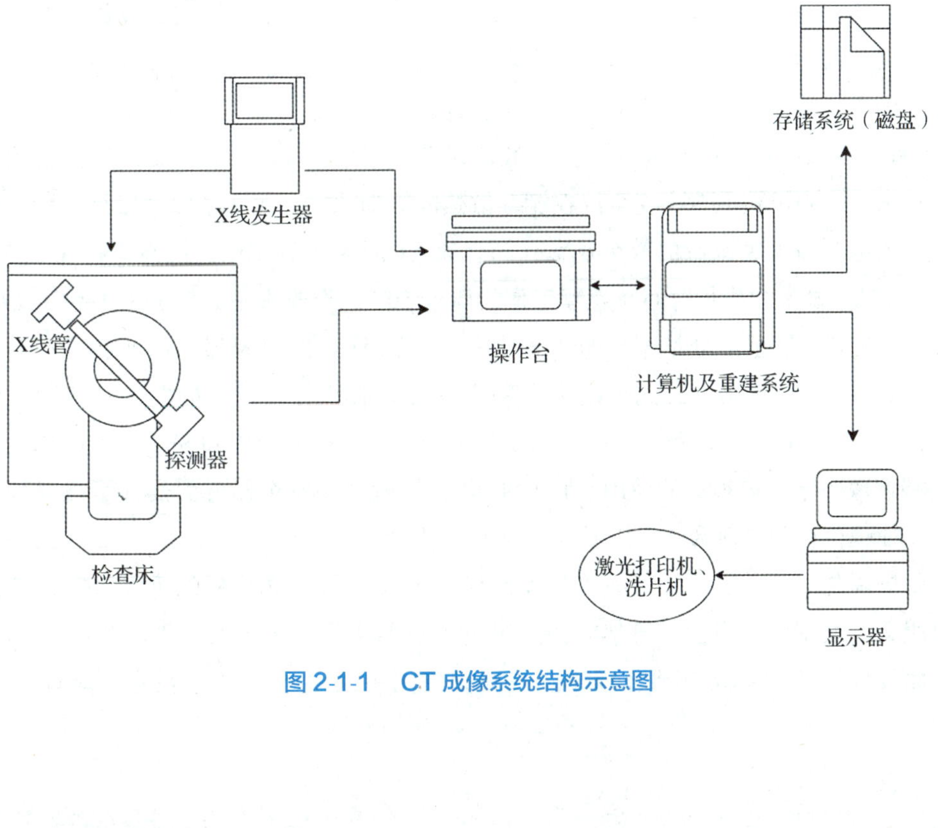

图 2-1-1 CT 成像系统结构示意图

一、硬件系统及特性

（一）数据采样系统

1. X 线管 CT 中使用的 X 线管，也称为球管（X-ray tube），是 CT 设备中的关键部件，负责产生 X 射线。射线管由电子阴极、阳极和真空管套组成，其基本结构与常规 X 线机的 X 射线管相同，但额定功率较常规 X 射线管稍大。CT 用 X 射线管也可分为固定阳极和旋转阳极两种：固定阳极 X 射线管主要用于第一、第二代 CT 机中，旋转阳极 X 射线管主要用于扇束扫描方式的第三、第四代 CT 机中。固定阳极 X 线管焦点大小约为 1.0mm²，高速旋转阳极 X 线管焦点约为 0.6mm²，阳极靶面材质多为钨合金，其直径可达到 200mm，而转速为 3600 转/分，或 10 000 转/分。X 线管的管套采用金属和陶瓷作为绝缘材料，X 线管整体质量的增加，也增加了 X 线管的热容量和散热率。阴极采用一根或者数根灯丝组成，吸气剂采用钡，吸收使用过程中产生的气体分子，确保了 X 线管的真空状态，如图 2-1-2 所示。

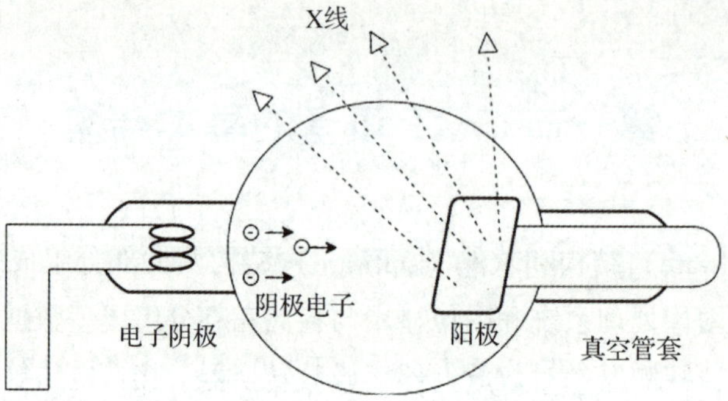

图 2-1-2　X 线管简易结构图

现代 X 线管为了提高热容量，还采用了“飞焦点”设计，即 X 线管阴极发出的电子束，曝光时交替使用，利用锯齿形电压波形的偏转，导致电子束的瞬时偏转，使高压发生时电子的撞击分别落在不同的阳极靶面上，从而提高了阳极的使用效率，并能提高成像的空间分辨力。由西门子公司推出的 CT 用 X 线管称为电子束控管，即所谓的“零兆 X 线管”，该 X 线管的最主要改进是将阳极靶面从真空管中分离出来，使阳极靶的背面完全浸在循环散热的冷却油中，改变了以往阳极靶面的间接散热为直接散热，大大地提高了 X 线管的散热效率（与普通 CT 用 X 线管相比，散热率提高了 5~10 倍，为 5MHU/分），满足了螺旋扫描长时间、连续工作的要求。第二个改进是旋转轴的改进，即以前所有的 X 线管只有阳极旋转，阴极部分是固定的。而“零兆 X 线管”的阴极部分也增加了一个轴承，与阳极靶面一起在真空管中同时旋转，这个改进也避免了 X 线管机械设计上的弱点，使阳极的机械旋转性能更稳定，电子束 CT 的 X 线管，它产生的电子束须由偏转线圈聚焦和偏转一定的角度射向阳极靶面产生 X 射线。蒙特卡洛模拟器的使用在设计低功率 X 射线管发生器方面发挥了重要作用，可以优化各种参数，如靶材料和几何形状，以提高 X 射线产生效率。

此外，磁场调制的选择性靶 X 射线管的发展代表了 X 射线荧光分析的重大飞跃，使多元素样品分析能够快速交换 X 射线。目前科研学者们又提出了一种使用基于碳纳米管的微型 X 射线管，它专为无损检测而设计，并提供高空间分辨率。在球管使用中的一个重要发展是双能计算机断层扫描

（dual-energy computed tomography，DECT）的使用，它利用两个 X 射线管来提供增强的材料分离和定量，与单能 CT 相比，可以提高对比度噪声比并减少辐射剂量。

2. 高压发生器　最早的 CT 机一般采用三相 X 线发生器，CT 对高压电源的稳定性要求很高，三相高压发生器大都采用高精度的稳压反馈措施。三相高压发生器分为连续式和脉冲式，连续式主要用于第二代 CT 机，脉冲式主要用于第三代 CT 机。而现代 CT 机都采用体积小、效率高的高频发生器。由于体积小，发生器可被装入机架内的一个角落，有的 CT 机将发生器直接安装在旋转的机架上，与 X 线管机架同步旋转。高频发生器于 20 世纪 80 年代起开始用于 CT 机、乳腺摄影机和移动式 X 线机等。近年来，固态开关技术在高压发生器中的应用显著提高了其性能和可靠性。固态开关能够提供快速的开关速度和高精度的电压控制，这对于 CT 扫描中的高质量图像获取至关重要。而随着纳秒脉冲技术的发展，纳秒脉冲高压发生器的引入进一步提升了 CT 系统的性能。这种技术能够产生短而强的电压脉冲，有助于提高图像的分辨率和对比度。预计未来的高压发生器将继续受到新材料、新技术和新设计的推动，能够进一步降低辐射剂量，同时提高图像质量。

3. 滤过器与准直器　CT 滤过器是 CT 扫描设备中的一个重要组成部分，用于减少 X 射线束中的低能和高能光子，以提高图像质量和减少患者辐射剂量。主要分为两种：一种是材料滤过器，这些滤过器由高原子序数材料制成，如钨或钼，可以有效地吸收低能 X 射线。另一种是光谱滤过器，这些滤过器设计用于调整 X 射线束的能谱，以优化图像质量。而准直器（collimator）是一种辐射衰减物质，用以限制到达探测器组件的 X 线角度分布。即只允许某一空间范围的射线进入探测器，而其他部分的射线则被吸收而不能进入探测器。准直器的材料要求是对 X 线吸收强、易加工、经济，一般采用铅或含有少量的锑、铋的铅合金等，在 CT 扫描中，准直器有两个作用：①调节 CT 扫描的层厚。②减少患者的辐射剂量和改善 CT 图像的质量。

CT 射线的辐射防护第一关是含铅的 X 线管外壳，通过 X 线管窗口出来的射线束初步形成了扇形束或锥形束。CT 机中的准直器一般有两套：一套是 X 射线管端的准直器（或称患者前准直器）由固定的和可调节的几组叶片组成。在多层螺旋 CT 扫描机中，为了减少焦点半影现象，可调节的准直器叶片，一般都安装在尽可能远离 X 线管。另一套是探测器端的准直器（或称患者后准直器），同样由固定的和可调节的几组叶片组成，固定部分叶片的开口一般都等于或大于扫描中使用的最大层厚。前准直器主要控制患者的辐射剂量；后准直器主要控制扫描准直层厚，其结构图如图 2-1-3 所示。

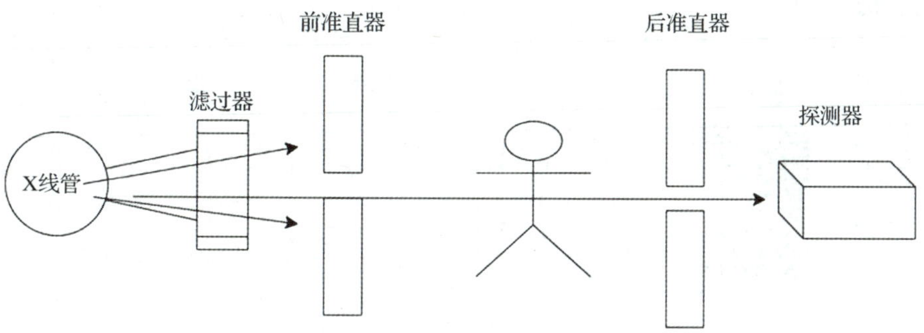

图 2-1-3　准直器结构图

4. 探测器　探测器作为一种成像介质，作用是接收 X 射线辐射并将其转换为可供记录的电信号。它是由许多性能相同的小探测器单元排列而成，每个探测器对应着一束 X 线，如果有 N 个探测器单元，那么一次就可同时获得 N 个投影数据，就目前而言 N≥512。早期的 CT 探测器主要依赖于闪烁体探测器，这种探测器通过将 X 射线转换为光子，然后再由光电倍增管将光子转换为电信号。这种技术在当时提供了较高的灵敏度和分辨率，但也存在一些局限性，如噪声较大和能量分辨率较低。随着技术的发展，硅和镉基材料的直接转换光子计数探测器开始出现，这些探测器能够直接将 X 射线光子转换为电信号，从而提高了空间分辨率和能量分辨率。近年来，硅光子计数探测器的空间分辨率已经达到了 1μm 的水平，这标志着 CT 成像技术的一个重大突破。此外，光子计数探测器的出现也使得光谱 CT 成为可能。光谱 CT 能够在多个能量窗口中进行成像，从而提高了材料分辨率和对比度。这种技术在医学成像中具有重要的应用前景，如提高心血管疾病的诊断能力。在光子计数探测器的基础上，近年来还发展出了混合探测器技术。这种技术结合了动态阈值计数和积分模式，能够在不增加硬件复杂性的情况下提高能量分辨率和图像质量。

目前，CT 中常用的探测器类型有两种：一种是收集气体电离电荷的探测器，气体常用高压氙气，故称氙气探测器（Xe-gas detector）。另一种是收集 X 线光的固体探测器可分为两种，即闪烁探测器（scintillation detector）和稀土陶瓷探测器（rare-earth ceramic detector）。

（1）氙气探测器：第三代 CT 扫描机的气体探测器多采用高压气体，利用气体电离的原理，入射的 X 射线使气体产生电离，然后测量电流的大小进而得到入射 X 射线的强度。气体探测器通常做成一个密封的电离室，密封的气室内被加入约 30 个大气压，以增加气体分子的电离，电离室的上下夹面由陶瓷拼成，每个电离室两侧用薄钨片构成，中心收集电极也由钨片构成，而 X 射线入射面由薄铝片构成，所有的分隔相互联通。电离室内充满气体，当入射 X 射线进入电离室后使气体电离，其正电离子由中心收集电极接收，通过前置放大器放大后送入数据采集系统。电离室侧面的钨片对 X 射线有准直作用，可防止被检测物体产生的散射线进入电离室。气体探测器的优点是：稳定性好、响应时间快、几何利用率高、无余辉产生；气体探测器的主要缺点是需恒温保证气压的稳定、检测效率较低，其次是在制作工艺上只能做成单排的探测器阵列，无法做成多排的探测器阵列。

（2）闪烁探测器：闪烁探测器是一种将穿过人体组织的 X 射线转换成可见光的传感器，其基本结构和功能包括以下三点。①闪烁体（scintillator）：闪烁体是 CT 探测器的核心部分，它能够吸收 X 射线并将其转换为可见光。②光电二极管阵列（photodiode Array）：光电二极管阵列的作用是将闪烁体产生的可见光信号转换成电信号。③高速多通道模数转换器（analog-to-digital converter，ADC）：以 ADC 为核心的读出电路将电信号转换成原始数字信号，这些信号最终通过光纤传入重建柜，图 2-1-4 为闪烁探测器的结构示意图。

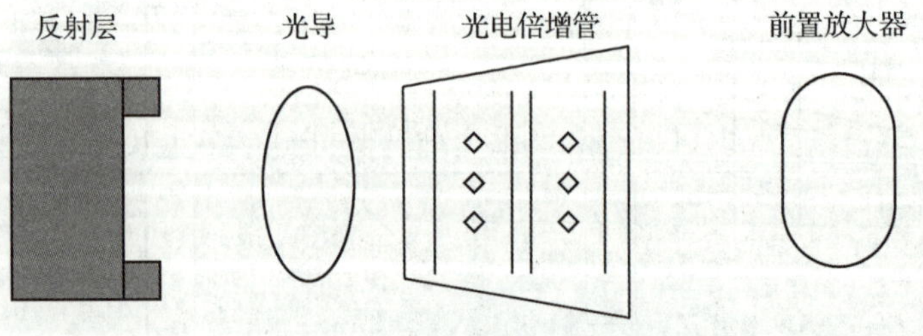

图 2-1-4　闪烁探测器结构示意图

（3）稀土陶瓷探测器：稀土陶瓷探测器利用掺杂稀土金属的透明光学瓷来代传统的闪烁晶体，与光电二极管配合来构成探测器。其特点是 X 线利用率可达 99%、光电转换率高、与光电二极管的响应范围匹配最好、更低余辉以及更高的稳定性。由于其转换效率高，光谱响应与光电二极管匹配较好，并且容易进行较小分割。目前多层螺旋 CT 中最新的固体探测器是由两种新型的闪烁晶体材料耦合光二极管做成，分别是钨酸钙和高纯度的稀土氧化物陶瓷。

（二）图像处理系统

1. CT 计算机　以往的 CT 计算机系统属于通用小型计算机，但随着计算机技术的飞速发展，小型计算机与微型计算机之间的差别已经很小，现在很多 CT 机包括多层螺旋 CT 都采用微型计算机作为 CT 的主计算机。CT 计算机的硬件通常包括输入输出设备、中央处理器 、阵列处理器、接口装置反投影处理器、储存设备和通讯硬件。CT 的计算机还包括软件，并通过硬件执行指定的指令和任务。

（1）主控计算机：主控计算机（central processing unit，CPU）：作为 CT 设备的“大脑”，主控计算机负责处理由扫描探测器部分收集到的数据。CT 主控计算机也经历了多次革新，最初的 CT 系统使用大型主机计算机进行数据处理，而现代 CT 系统则普遍采用高性能的工作站或服务器，这些设备配备了多核处理器和大容量内存，以支持复杂的图像处理任务。主控计算机通常包括数据采集系统、中央处理系统、磁带机等，是确保 CT 扫描设备正常运行和提供高质量图像的关键。具体来说，主控计算机控制扫描器进行扫描运动，再将探测器收集到的扫描数据进行模/数转换，存储到磁盘中。主控计算机从磁盘中调出原始数据送到阵列处理器，确定被扫描对象断层上各像素的衰减值，并把这些信息存储到磁盘中，然后进行 CT 值的校正和输入数据的扩展。主控计算机最后将重建后的图像存储和记录在相应的存储介质上。除此之外，主控计算机通过操作台与操作者进行交互，接收操作者的指令并提供必要的反馈信息，并且具备自我诊断功能，能够对 CT 设备可能出现的故障进行诊断和分析。工作原理如图 2-1-5 所示。

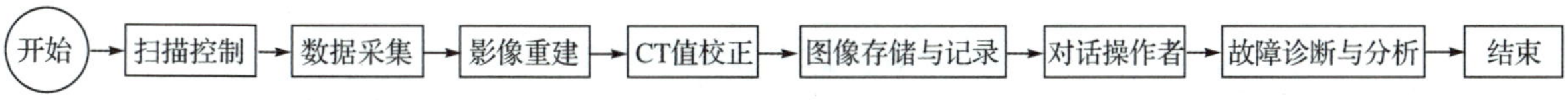

图 2-1-5　主控计算机原理流程图

（2）图像重建计算机：图像重建计算机曾称阵列处理器，是 CT 计算机中一个很重要的部分。图像重建计算机一般与主计算机相连，其本身不能独立工作，它的主要任务是在主计算机的控制下，进行图像重建等处理。图像重建时，图像重建计算机接收由数据采集系统或磁盘送来的数据，进行运算后再送给主计算机，然后在监视器上显示。CT 技术的基础是计算机化的图像重建，这一技术的核心在于计算机的运算能力和算法的优化。早期的 CT 扫描仪依赖于相对简单的计算机系统进行图像重建，而随着计算机技术的进步，特别是图形处理单元（graphics processing unit，GPU）的引入，CT 图像重建的速度和精度得到了极大的提升。

2. 数模转换器　CT 数模转换器（CT digital-to-analog converter）是计算机断层扫描技术中的关键组件，它负责将 CT 扫描得到的数字信号转换为模拟信号，以便进一步处理和显示。在 CT 扫描中，探测器最初探测到的是模拟信号，这些信号是连续的并且随时间变化。模数转换器（ADC）将这些模拟信号转换为数字信号，然后通过 CT 数模转换器（digital to analog converter，DAC）将这些数字信号转换回模拟信号，以便计算机处理和重建图像。

3. 图像显示器　图像显示器的作用是通过键盘与计算机对话（包括患者资料的输入、扫描过程的监控等）和扫描结果图像的显示。显示器有黑白和彩色两种，通常显示图像都采用高分辨力的黑白显示器，文字部分的显示一般采用彩色显示器。显示器的性能指标主要是显示分辨力，一般以点阵和线表示，以及重建后图像的显示矩阵、像素大小和灰阶位深等。

二、软件系统及特性

（一）系统软件

系统软件是指各类 CT 扫描机均需具有的扫描功能、诊断功能、显示和记录功能图像处理功能及故障诊断功能等软件。系统软件形成了一个以管理程序为核心，能调度几个互相独立软件的系统。常用的独立软件有预校正、平面扫描、轴向扫描、图像处理、故障诊断、外设传送等，基本功能软件组成如图 2-1-6 所示。近年来深度学习技术的引入，使得 CT 图像的自动分析和诊断成为可能，这在肺纤维化等疾病的诊断中显示出巨大的潜力。

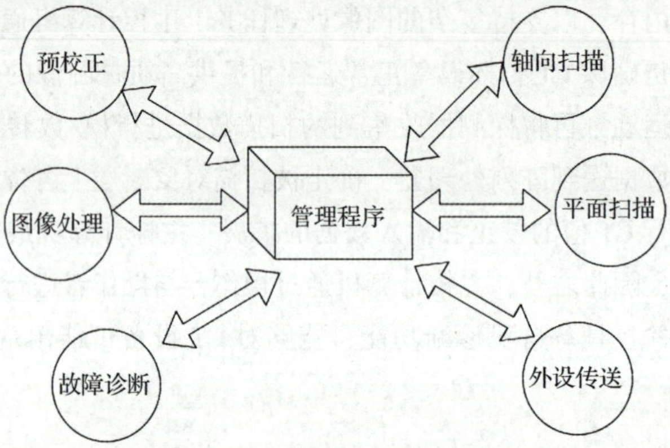

图 2-1-6　CT 软件构成示意图

管理程序和各独立软件的联系方式有 3 种。

1. 人机对话方式　操作者通过控制或终端输入信息或命令，操作者可以用键盘对话，也可以用触摸监视器屏幕来对话。管理程序接到这些指令，便调用相应的功能软件。

2. 条件联系方式　某个程序在运行过程中，发出一个命令信息，可以要求管理程序调度相应的软件进行工作。

3. 返回处理方式　某个程序在执行过程中发生错误，则返送信息给管理程序，由其统一处理。

（二）应用软件

应用软件又称功能软件。当前，这类软件种类多，它的改进和发展超过了扫描方式的发展。应用软件主要有如下几种。

1. 动态扫描软件　其工作方式是在选定了扫描的起始位置、终止位置、厚度、层距和其他一切必要的技术参数后，整个扫描过程自动逐层进行。这一功能对患者注射对比剂后，需在限定时间内完成整个检查是非常需要的。

2. 快连续扫描软件　其功能是对某一感兴趣区域自动做多次快速扫描。它可以与心电图配合，用来研究心脏某一部位随时间变化的情况。

3. 定位扫描软件　其功能是在所希望的角度上固定 X 线管和探测器，然后在患者自动送入的同时进行曝光，得到所需的定位扫描像。

4. 目标扫描软件 其功能是仅对感兴趣区的层面进行扫描，而对其他区域采取较大厚度、层距或间隔扫描。

5. 平滑过滤软件 其功能是使所有相邻的不同组织界面得到平滑过滤，产生平均 CT 值，有效地提高相邻区的对比。

6. 三维图像重建软件 其功能是在薄层连续重叠扫描或螺旋扫描的基础上重建三维立体图像。

7. 高分辨率软件 用于对肺部弥漫性间质病变。

8. 定量骨密度测定软件 用于对骨矿物质的定量测定。

三、附属设备及特性

（一）独立操作台

CT 独立操作台的组成结构和发展历程是一个复杂且不断演变的过程。随着技术的进步，CT 技术在医学成像领域的应用越来越广泛，其操作台设计也在不断优化以提高操作效率和成像质量。

CT 操作台的组成结构包括多个关键组件。主要包括扫描仪、计算机系统、显示器和控制面板。扫描仪是 CT 系统的核心部分，负责获取人体的断层图像。计算机系统则用于处理和存储这些图像数据，并进行复杂的图像重建。显示器用于实时显示扫描结果，而控制面板则允许操作人员设置扫描参数和监控扫描过程。

在 CT 技术的发展历程中，操作台的设计经历了多次革新。早期的 CT 操作台相对简单，主要功能是支持基本的图像采集和显示。随着计算机技术的进步，现代 CT 操作台集成了更多的功能，如三维图像重建、自动化扫描协议和远程操作能力。这些功能的增加不仅提高了操作效率，还改善了图像质量和诊断准确性。此外，CT 操作台的发展还受到医学需求和技术创新的推动。例如，随着对癌症患者的研究深入，CT 技术被广泛应用于肿瘤的检测和治疗效果的评估。研究表明，CT 图像的放射组学分析可以帮助预测癌症患者的预后，这对 CT 操作台的图像处理能力提出了更高的要求。在未来，CT 操作台的发展可能会继续朝着智能化和自动化的方向发展。随着人工智能技术的引入，CT 操作台可能会具备更强的图像分析和诊断支持能力，从而进一步提升医疗服务的质量和效率。

（二）检查床

CT 检查床通常由以下两部分组成。

1. 一级床（扫描床板） 直接与患者接触的部分，用于支撑患者。

2. 一级床补偿和液压升降 允许检查床进行垂直升降和水平纵向运动，以便将患者送入扫描机架孔径内，并将被检部位定位在 X 线束扫描平面上。

CT 检查床的技术参数对临床应用至关重要，检查床的参数主要包括长度、宽度、承重、床速、水平移动速度和精度等，这些参数决定了检查床可以承载的患者体型和检查范围。近年来，CT 检查床的设计也越来越注重患者的舒适性和安全性。现代 CT 扫描仪通常配备有可调节的检查床，以便更好地适应不同患者的体型和需求。这些检查床通常采用人体工程学设计，能够提供更好的支撑和舒适性。展望未来，随着人工智能和机器学习技术的引入，CT 检查床的智能化和自动化程度将进一步提高。这些技术有望在图像处理、扫描参数优化和患者管理等方面发挥重要作用，从而进一步提升 CT

检查的效率和安全性。

（三）图像存储器

CT 图像存储器的组成结构主要包括图像传感器、数据处理单元和存储单元等部分。近年来，随着计算机技术和图像处理技术的快速发展，CT 图像存储器的性能和功能得到了显著提升。

CT 图像传感器的技术进步是推动 CT 图像存储器发展的重要因素之一。现代 CT 图像传感器通常采用高性能光电探测器，如光子计数探测器（photon counting detector，PCD），这类探测器能够显著降低噪声，提高图像质量，并减少辐射剂量。此外，新的图像传感器设计，如多收集门图像传感器，能够在极高的帧率下工作，并具有高灵敏度，这对于捕捉快速运动图像非常有利。

CT 图像存储器的发展也得益于图像重建算法的进步。迭代重建算法（如自适应统计迭代重建算法）在低剂量 CT 图像中显示出很高的潜力，能够在保持图像质量的同时减少患者的辐射暴露。在存储技术方面，CT 图像存储器的发展也受益于计算机硬件的进步。近年来，GPU 的发展使得复杂的蒙特卡洛计算能够在接近实时的速度下进行，这极大地提高了 CT 图像存储和处理的效率。

▶知识拓展

CT 设备的基本结构和功能

CT 设备的基本结构和功能如下。

1. 基本结构　① 扫描系统：包括扫描床和扫描架。扫描床负责承载患者并进行垂直和水平运动，以定位患者的扫描位置。扫描架上装有 X 线球管、滤线器、准直器、参考探测器、探测器及各种电子线路，能够进行旋转和倾斜运动。② X 射线发生系统：包括高压发生器和 X 线球管，负责提供 X 线球管正常工作所需电压和电流。③ 计算机系统：CT 设备的“心脏”，负责控制扫描运动、处理数据和重建影像。④ 操作台：用于控制整机电源、输入工作指令、拷贝扫描数据，并根据诊断要求对影像进行技术处理，如放大、病灶体积测量、三维成像等。⑤图像显示、记录和存储系统：用于显示处理后的图像，并将其保存在胶片或其他存储介质上。

2. 功能　①横断面成像。②高分辨率和定性诊断。③ 多层面和三维重建。CT 适用于多种临床疾病的诊断，如中枢神经系统疾病、头颈部疾病、胸部疾病、心脏疾病和腹部疾病等。

第二节　CT 成像原理

自 1972 年豪斯菲尔德（Hounsfield）成功研发出 CT 机以来，医学影像诊断领域迎来了革命性的突破。生成的 CT 断层图像有效解决了普通 X 线成像中多组织器官相互重叠的问题，使得组织内部结构得以清晰展现，从而极大地提升了医学影像诊断的准确性。从最初的常规 CT 到螺旋 CT，再到单层（排）向多层 CT 的演变及单源 CT 向双源 CT 的升级，CT 技术经历了长足的发展。近年来，CT 机正朝着更宽的覆盖范围、更快的扫描速度、更高的性能以及更低的辐射剂量等方向不断进步。随着我国自主创新能力的提升，高端 CT 设备逐步实现国产化，打破了国外产品的市场垄断，解决了重大医疗设备受制于人的问题，为更多患者提供了高质量的医疗服务，有力推动了健康中国战略的实施。

本节将围绕 CT 成像原理展开介绍，主要包括：X 线的衰减与衰减系数、CT 数据采集基本原理、CT 图像重建原理、单层及多层螺旋 CT 成像原理、双源 CT 及能谱 CT 成像原理与锥形束 CT 成像原理等内容。

一、 X 线的衰减和衰减系数

X 射线作为一种电磁波，具有强大的穿透能力，被广泛应用于医学影像诊断领域。在医学诊断能量范围内（20~100keV），X 射线通过人体时主要发生光电效应和康普顿散射，导致沿着原来方向的 X 射线强度发生衰减。人体组织对 X 射线吸收衰减多少与 X 线能量，组织密度和原子序数紧密相关。人体组织器官是由多种不同成分和密度的物质构成，所以人体断层中各体素对 X 线的吸收存在差异。由于 CT 成像是利用不同组织对 X 线吸收衰减差异，因此，如何获取人体断层中各个体素的 X 线衰减系数是 CT 成像的关键。

根据实验证明，理想的单能窄束 X 线穿过均匀物体时呈指数规律衰减，入射强度为 I_0 的 X 线穿过厚度为 d 的均匀物体后，射出 X 线强度 I 满足 Lambert-Beer 吸收定律：

$$I=I_0 e^{-\mu d}$$

上式中，I 是通过物质后 X 线的强度，I_0 是入射射线的强度，d 是物质的厚度，e 是常数，μ 是均匀介质对 X 线的线性衰减系数。

当 X 线穿透人体时，由于人体不同组织器官组成物质成分不同，衰减系数不同，在沿 X 线通过路径上把物体分成若干个小单元（体素），每个体素可以看做均匀介质，有对应线性衰减系数，分别为 μ_1，μ_2，μ_3，…，μ_n，每个体素的厚度为 d，如图 2-2-1 所示。

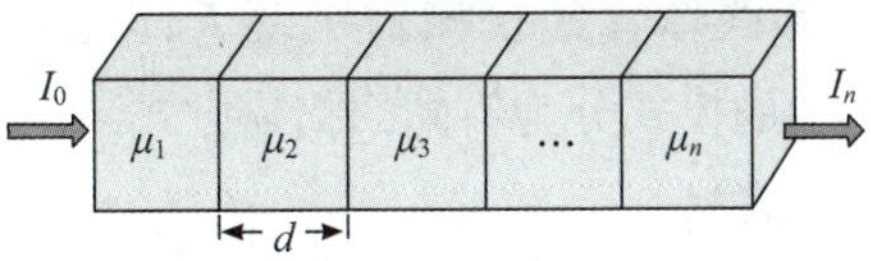

图 2-2-1　X 线穿过 n 个体素示意图

当 X 线穿过第一体素后，X 线强度 I_1 为：$I_1=I_0 e^{-\mu_1 d}$

穿过第二个体素后，X 线强度 I_2 为：$I_2=I_1 e^{-\mu_2 d}$

穿过第三个体素后，X 线强度 I_3 为：$I_3=I_2 e^{-\mu_3 d}$

把上式依次代入下式可得：$I_3=I_0 e^{-(\mu_1+\mu_2+\mu_3)d}$

同理可得，穿过第 n 个体素后，X 线强度 I_n 为：$I_n=I_0 e^{-(\mu_1+\mu_2+\mu_3+\cdots+\mu_n)d}$

对上式进行对数变换整理可得：

$$(\mu_1+\mu_2+\mu_3+\cdots+\mu_n)d=\ln\frac{I_0}{r}P$$

上式中，I_0 为 X 线的入射强度，I_n 为穿过物体的出射强度，可以通过探测器测量获得，体素厚度 d 可以设定，P 称为投影。由上式可以得到 X 线沿某一路径穿透各体素的衰减系数的线性方程。要获取图像矩阵中各个体素的 X 线衰减系数，从数学理论上讲，可以通过建立 n^2 个类似公式上述的多元一次独立方程，然后联立解方程即可获取每个体素的衰减系数。这就需要 CT 装置沿着不同方向多次测量，才能获得足够多数据建立 n^2 个独立方程。

吸收系数 μ 与 X 线能量之间有着依赖关系，X 线能量越低吸收系数越大，吸收系数随 X 线能量的增大而减小。这意味着在 X 线光谱中，低能射线将比高能射线更快地被滤掉，这种现象称为 X 线束的“硬化效应”。CT 成像中一般 X 线束以单一频率、固定能量线束穿透物体，可检测到比较稳定的吸收系数。实际上从 X 线管发出的 X 线包含了一系列频率的 X 线束，具有高能量和低能量的射线成分，由于物体对各种能量射线成分的吸收系数是不一样的，为此在 CT 图像重建过程中要进行校正，以减小由 X 线束硬化效应造成 CT 图像的不均性。

二、CT 数据采集基本原理

CT 是根据人体组织对 X 线的衰减不同，使用计算机重建方法得到人体二维横断面图像的影像设备，其成像区别于普通 X 线摄影主要是要进行复杂的数据采集过程，此过程由 X 线管和探测器等的同步扫描来完成，目的是获取重建图像的原始数据。

CT 数据采集的大致过程可以概括为：从球管发出的 X 线经准直器调准集中，穿过人体一定厚度的层面，其强度受检查面组织器官和病变等的密度不同而产生相应的吸收衰减，衰减后的 X 线经另一侧的准直调准，集中射进检测器，检测器将衰减后的 X 光转变成为电信号，再经 A/D 转换成数字电信号以便计算机进行运算处理。经数据采集，重建成一幅断层图像，这一幅图像是由各像素的吸收系数排列而成，所以完全排除上下重叠影响。

在数据采集过程中，由探测器接收经 A/D 转换得到的数据称为原始数据（raw data）。原始数据是 X 线投射路径上所有体素共同作用的结果，信息重叠。因此，需要从不同角度对人体进行多次投射，获取更多数据建立数学方程。X 线球管和探测器围绕人体进行不同角度照射的过程称为扫描（scan）。根据探测器与球管旋转运动的模式分为不同的扫描方式，不同扫描方式下获得的原始数据不同，本章后续将对不同扫描方式予以详述。

三、 CT 图像重建原理

对数据采集得到的原始数据，采用一定数学方法，经计算机运算求解人体断层中各体素的衰减系数后构建图像的过程称为图像重建（image reconstruction），图像的重建问题实际上就是利用各个方向的投影，求出各个体素投影值的问题。重建图像所采用的数学方法称为重建算法或算法（reconstruction algorithm）。随着 CT 技术的飞速发展，CT 图像的重建算法得到广泛的研究与发展，但各种算法均存在着各自的优缺点。从数学的角度，目前 CT 图像重建算法主要分为两类：一类是以 Radon 变换为理论基础的解析类重建算法（analytic reconstruction，AR），另一类是以解方程为主要思想的迭代类重建算法（iterative reconstruction，IR）。下面介绍几种 CT 图像重建的基本算法。

（一）直接傅立叶变换重建算法

直接傅立叶变换重建算法是直接利用中心切片定理的原理，将投影数据转换到 Radon 空间，经一维傅立叶变换填满频域空间，直接经二维傅立叶逆变换重建原图的方法，此算法早期被 CT 广泛采用。

（二）反投影法

反投影法是最基本、最简单的算法。其基本原理是利用投影数值近似地复制出衰减系数的二维分布。反投影法的数学模型是人体断层内某点的衰减系数等于平面内所有经过该点的射线投影值的总和，因此又称总和法。反投影法的基本步骤为：获取投影—反向投影填充—运算求解。

下面用四个体素（设 $\mu_1=1$，$\mu_2=2$，$\mu_3=3$，$\mu_4=4$）矩阵图像重建为例，对反投影法原理进行说明，如图 2-2-2 所示。

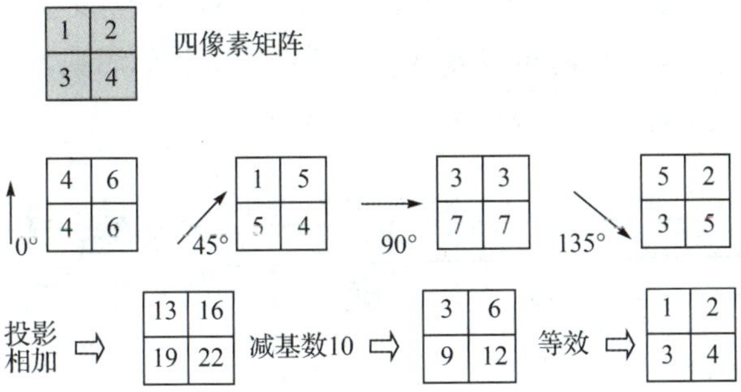

图 2-2-2　四像素矩阵反投影算法

对四个体素矩阵分别从 0°、45°、90°、135°进行投影，然后将投影值反投回原矩阵对应位置，把对应各体素投影值求和，经过简单运算即可求出四体素各自的衰减系数 μ。反投影法重建原理简单，运算速度较快。

反投影法的缺点是会出现图像边缘失锐（模糊）现象。反投影的过程并不是投影运算的逆运算，而是将投影值均匀按原路径回填，只能近似地模拟重现原图像。

图 2-2-3 所示的几何投影模拟示意图可以清晰地观察到反投影法在图像重建过程中导致的边缘失锐现象及其背后的原因。该示意图的 a 部分描绘了一个断层组织，其中包含一个圆形的高密度物体。X 线分别从 90°、0°、45°、135°这四个不同的角度对该物体进行投射。示意图 b、c、d、e 将各个角度的投影数值进行反投影的情况。图中 g 为经过各方向投影值反投后获得的图像，由图像中的物体已经不再是原始的圆形，而是变成了一个星状结构，其边缘轮廓明显变形且失真。

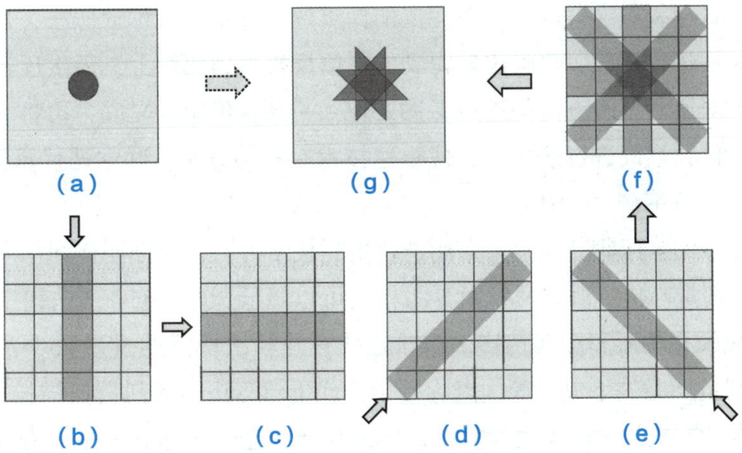

图 2-2-3　反投影法重建图像的边缘失锐现象及原因示意图

因此，在 CT 成像中，如果在均匀密度的组织内，存在衰减系数极不均匀的部分时，反投影图像会出现星状伪影。

（三）滤波反投影法

为了消除反投影法产生的图像边缘失锐，实际应用最广泛的是滤波反投影法。

滤波反投影法与反投影法的区别是：先修正、再反投影。其基本原理为：获取不同投影角度下投影函数后，先进行滤波处理，再作反投影，经运算重建出物体图像。如图 2-2-4 所示，图中 b、c、d、e 为将投影数值经过边缘改造处理后再反投影的情况。图中 g 显示经反投影叠加后获得的图像基本保持圆形，消除了边缘失锐的现象。同时可以发现，图像中圆形物体周围增加了少许黑点影。由此可见滤波反投影在改善图像边缘的同时也会带来一定的噪声。

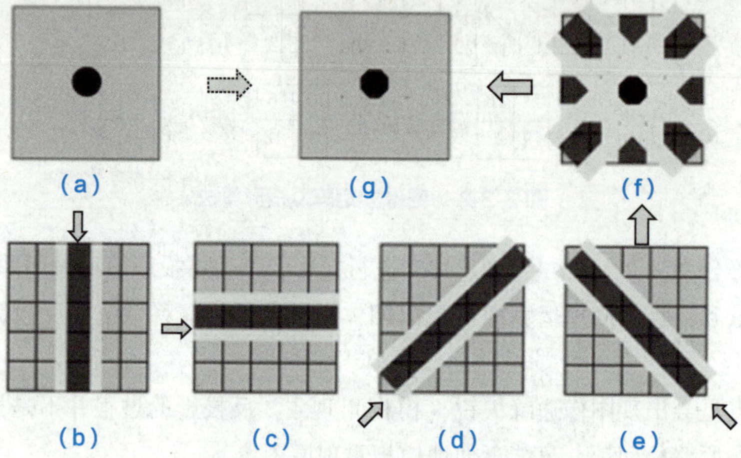

图 2-2-4　滤波反投影法重建原理示意图

与反投影法的图像校正相比，滤波反投影法实现了图像重建只需作一维傅立叶变换。由于避免了二维傅立叶变换，滤波反投影法明显缩短了图像重建的时间。

（四）迭代重建算法

迭代重建是利用数学级数迭代的原理来完成图像重建的技术，又称近似法，是将近似重建所得图像的投影同实测的层面进行比较，再将比较得到的差值反投影到图像上，每次反投影之后可得到一幅新的近似图像。通过对所有投影方向都进行上述处理，一次迭代便可完成；再将上一次迭代的结果作为下一次迭代的初始值，继续进行迭代。迭代重建技术有三种方法：联立迭代重建法（SIRT）、代数重建法（ART）和最小二乘法（ILST）。

近年来，越来越多的临床研究证实，采用迭代重建技术后，在保证同样图像质量和相似重建速度的前提下，X 线辐射剂量与传统滤波反投影算法相比可以降低 30%~65%。迭代重建技术还可通过模型化设计降低 X 线束硬化伪影和金属伪影。由于迭代重建算法所需的投影数少、具有可在数据不完全和低信噪比（低剂量）条件下成像等优点，基于迭代重建算法的低剂量扫描技术正成为当前 CT 应用的热点之一。随着计算机技术的发展及算法的不断优化，迭代重建算法必将得到更广泛的应用。

四、单层螺旋 CT 成像原理

（一）扫描方式

单层螺旋 CT 扫描最重要的突破是使用了滑环技术，去除了常规 CT 旋转扫描过程中的电缆，如图 2-2-5 所示，扫描过程中 X 线管焦点和探测器同步围绕受检者连续旋转，同时检查床连续单向运动，扫描轨迹类似一个螺旋管形，故称螺旋扫描，如图 2-2-6 所示。采集的数据是一个连续的螺旋形空间内的容积数据，也称为容积 CT 扫描，实现了由二维解剖结构图像进入三维解剖结构图像的飞跃。

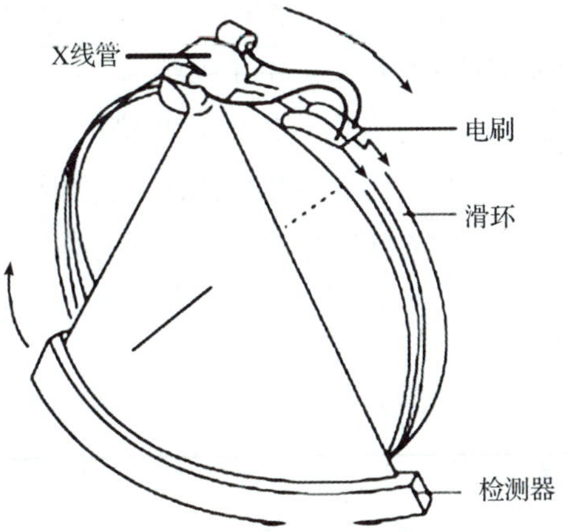

图 2-2-5　滑环结构示意图

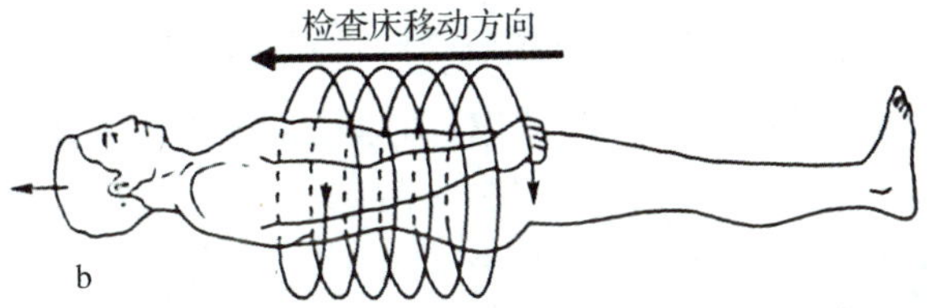

图 2-2-6　螺旋 CT 扫描方式示意图

（二）数据采集

单层螺旋 CT 数据采集有两种方法，具体如下。

1. 螺旋采集　传统的非螺旋 CT 扫描采用旋转一周 360°扫描同一平面数据。螺旋扫描时，由于检查床的连续移动，采集数据信息是非平面数据，覆盖 360°的数据用常规步进扫描方式重建会出现运动伪影和层面错位。为了消除这种运动伪影和防止层面错位，这就需要在图像重建之前进行数据预处理，在单层螺旋扫描中常用线性内插法（linear interpolation，LI）。单层螺旋 CT 有两种线性内插方法：360°和 180°线性内插。360°方法利用全周扫描数据内插形成平面数据，但可能因层厚敏感曲线增宽而降低图像质量。180°方法则选取靠近重建平面的两点数据内插，其独特之处在于采用第二个螺旋扫描的数据并偏移 180°，更贴近重建平面，从而改善层厚敏感曲线，提高成像分辨力，优化重建图像质量。

2. 非螺旋采集 非螺旋 CT 扫描模式作为最基本的扫描方式，无论是非螺旋 CT 还是螺旋 CT，非螺旋扫描模式下 X 线在人体表面的投影轨迹均为闭合曲线，不需要插值来获取足够数据，而且每个 360°之间为连续、顺序扫描，相互之间没有重叠，获得的投影数据为真正断层数据，无其他层面的干扰，重建图像具有更好的空间和密度分辨力，以及更低图像噪声的较好图像质量。

3. 螺距参数 螺距（pitch，P）是其中最关键的参数。螺距指机架旋转一周检查床前进距离与准直器宽度之比。用公式表示：

$$P=TF/W$$

公式中 TF（table feed，TF）是扫描机架旋转一周检查床移动的距离即床速，与射线束宽度（准直宽度）有关。W 是层厚或射线束准直的宽度，螺距是一个无量纲的量。由于定义可知，螺距越大，相同时间扫描范围越大，相同的成像范围所需时间缩短，即增大螺距可以提高扫描的效率。当螺距大于 1 时，投影数据存在间隙，可能遗漏小病变。由于投影采样不足，图像 Z 轴方向分辨力下降。

在单层螺旋 CT 扫描中，检查床运行方向（Z 轴）扫描的覆盖率或图像的纵向分辨力与螺距有关。不管是采用 360°还是 180°线性内插方式，螺距增加，重建图像的有效层厚增加，Z 轴分辨力下降。如 mA 不变，单层螺旋 CT 扫描的噪声与螺距无关。随着螺距的增加，患者的剂量下降。如 mA 设置相同，单层螺旋 CT 扫描的噪声比非螺旋 CT 扫描高约 15%。

（三）单层螺旋 CT 的优缺点

1. 单层螺旋 CT 的优点 单层螺旋 CT 检查可连续曝光扫描，扫描速度加快；因扫描速度快，患者的运动伪影减少；增强扫描对比剂的利用率提高；一次屏气可以完成一个部位检查，避免了小病灶遗漏；可回顾性多平面三维重建。

2. 单层螺旋 CT 的缺点 单层螺旋 CT 的 X 线束是薄扇形，层厚固定不变，加上仅有一组数据采集通道，纵向 Z 轴分辨力下降，可出现部分容积效应影响图像质量；对设备的要求较高，特别是要求 X 线管有较高的热容量和较高的冷却率，以便适应长时间、高输出量的扫描要求。

五、多层螺旋 CT 成像原理

（一）扫描方式

单层螺旋 CT 的球管-探测器系统围绕人体旋转一圈只获得一幅人体断层图像，而多层螺旋 CT 的球管-探测器系统围绕人体旋转一周，能同时获得 2 层及以上图像，故称为多层螺旋 CT（multislice spiral CT，MSCT）。目前临床常用的机型有 16 层、64 层、256 层、320 层螺旋 CT 层等。由于多层螺旋 CT 探测器在 Z 轴上的数目由单层 CT 的一排增加到几十排至几百排，故又称为多排 CT（multi-row detector CT，MDCT）。

（二）数据采集

多层螺旋 CT 与单层螺旋 CT 相比，主要的区别在于多层螺旋 CT 对数据采集系统做出了根本性的改变。

1. 探测器列阵　多排螺旋 CT 有多组通道的探测器阵列，不同厂家的探测器排数和结构不尽相同，总的来说分为等宽型和非等宽型两大类，如图 2-2-7 所示。两者各有特点：等宽型探测器排列的层厚组合较为灵活，但是外周的四接探测器只能组合成一个宽探测器阵列使用，并且过多的探测器排列间隔会造成信息的差失。非等宽型探测器的优点是在使用宽层厚时，探测器的间隙较少，射线的利用率较高，缺点是层厚组合不如等宽型探测器“更活”。

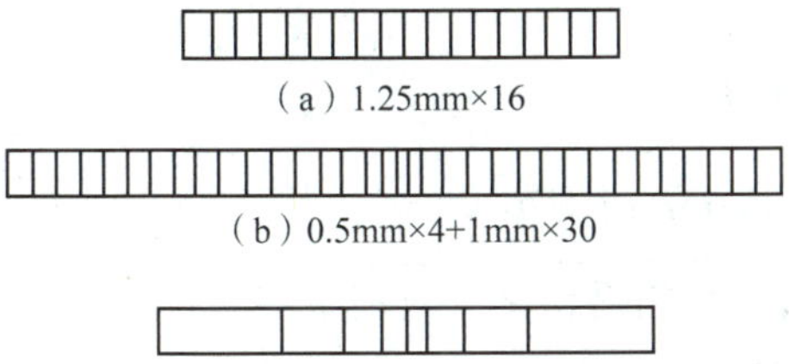

（a）1.25mm×16

（b）0.5mm×4+1mm×30

（c）（1mm，1.5mm，2.5mm，5mm）×2

图 2-2-7　等宽型与非等宽型多排探测器

2. 数据采集通道　数据采集通道（data acquisition system，DAS）位于探测器与计算机间的重要电子器件，它和探测器对扫描后数据进行采集和转换。主要结构是模数转换器，其作用是把探测器接收到的 X 线信号转换数字信号，送往计算机进行图像重建。在探测器和 DAS 间设有电子开关调节探测器组合，并将信号传递给 DAS，得到不同层厚组合的多层扫描图像。

3. 数据采集特点　多层螺旋扫描采用锥形束 X 线，获得的投影数据复杂，为非平行束且多层面并列螺旋状，如图 2-2-8 所示，X 线投影路径不但在成像平面为非平行束，在 Z 轴方向上亦非平行束，使投影数据的几何特性变得复杂，给图像重建带来挑战。需要在图像重建之前进行数据预处理，主要有两种类型：一种是图像重建预处理不考虑锥形束的边缘，另一种是在图像预处理中将锥形束边缘部分的射线一起计算。4 层螺旋 CT 扫描仪多采用前者，即不考虑锥形束边缘的预处理方式，以简化数据处理过程，但可能牺牲部分图像质量。

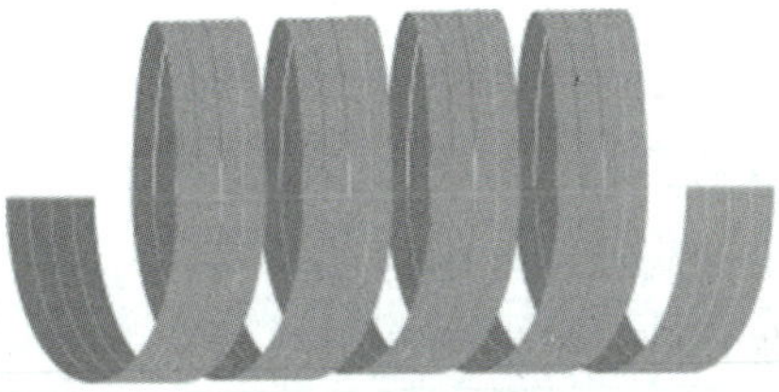

图 2-2-8　多层螺旋扫描时 X 线投影轨迹示意图

4. 螺距参数　由于多层螺旋 CT 探测器为多排等原因，所以螺距的计算比单层螺旋 CT 螺距式相对复杂。临床中多层螺旋 CT 螺距定义有两种：准直螺距和层厚螺距。

（1）准直螺距：又称螺距因子或射线束螺距。其定义是扫描机架旋转一周检查床移动的距离除以所使用探测器阵列的总宽度。如 16 层螺旋 CT 每排探测器的宽度为 0. 75mm，当旋转一周检查床移动的距离为 12mm 时，16 排探测器全部使用，则此时的准直螺距为 1（16×0. 75mm＝12mm，12/12＝1）。

（2）层厚螺距：又称容积螺距或探测器螺距。其定义为，扫描机架旋转一周检查床移动的距离除以扫描时所使用探测器的总宽度，并且乘以所使用探测器阵列的排数。如 4 层螺旋 CT 使用 2 排 5mm 的探测器，检查床移动距离 10mm，则层厚螺距为 2（10/10＝1，1×2＝2）。又如 4 层 CT 扫描时机架旋转一周检查床移动 30mm，采用 4 排 5mm 的探测器阵列，则层厚螺距为 6（30/20＝1. 5，1. 5×

4=6）。层厚螺距的特点是着重体现了扫描时所使用探测器的排数。

螺旋 CT 扫描螺距等于零时与非螺旋 CT 相同，通过患者的曝光层面在各投影角也相同。螺距等于 0.5 时，扫描层厚数据的获取，一般需要扫描架旋转两周进行扫描；在螺距等于 1.0 时，层厚的数据由扫描架旋转一周扫描获得；在螺距等于 2.0 时，层厚的数据由扫描架旋转半周扫描获得。增加螺距，探测器接收的射线量减少，图像的质量下降；减小螺距，同一扫描范围的射线量增加，图像质量改善。

（三）多层螺旋 CT 的优缺点

多层螺旋 CT 与单层螺旋 CT 相比有以下优点。

1. 扫描速度更快 与单层螺旋 CT 扫描相比，数据采集系统中采用多通道的多排探测器，使得扫描速度更快，最快旋转速度目前可达到每圈 0.25 秒，X 线管旋转一周可获得几十层至数百层数的图像。

2. X 线利用率提高 与单层螺旋 CT 相比，多层螺旋 CT 的锥形 X 线束在纵向上覆盖探测器的厚度有所增加，提高了 X 线利用率，降低了 X 线管的损耗。

3. Z 轴空间分辨率更高 多层螺旋 CT 的图像可利用多组通道采集进行融合重组，可减少部分容积效应，图像空间分辨力显著提高。

4. 可同时行多层透视 多层螺旋 CT 可同时行多层透视，应用实时重建可同时显示多个层面的透视图像，使 CT 透视引导穿刺的定位更准确。

但多层探测器信息采集容易产生几何数据误差，探测器越宽，影响越大，对相应的扫描重建算法有了更高的要求。

六、双源 CT 成像原理

（一）双源 CT 成像概念

以往单排、双排及多层螺旋 CT 探测器，仅有 1 套球管发射 X 线对病灶进行扫描，只能定位病灶，显示病灶及其邻近组织结构，而无法定量、定性分析、辨别病灶组织结构成分。2005 年 Siemens 推出全球首台配备 2 套球管、可分别产生高低 2 种千伏能量的双源 CT（dual source computer tomography，DSCT），创新性地采用两套数据获取系统（球管-探测器系统）放置在旋转机架内如图 2-2-9 所示。两套系统成 90°或 95°放置，采用不同的能量组合，两套 X 线管可以是 80kV 和 140kV，或者 100kV 和 140kV，数据采集的时间分辨力为 83ms，可在一次心动周期内完成单扇区数据的采集。

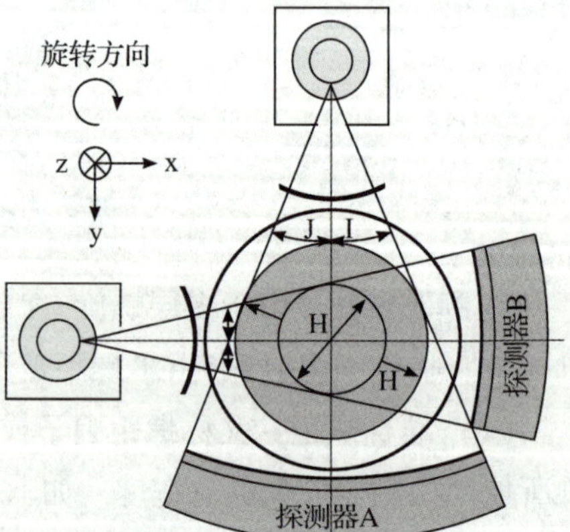

图 2-2-9 双源 CT 机示意图

（二）成像原理

DSCT 成像主要是利用不同物质在高低 kVp 下 X 线衰减系数（CT 值）的不同来区分物质。如图 2-2-10 所示，E1 处（一个能级）CT 值无法区分碘和骨骼；比较 E1 和 E2 处（两个能级）二者衰减系数的差别（衰减系数变化的斜率不同），即可进行物质分离鉴别。但是，仅仅获得物质在高低能级下的衰减系数变化，并不能直接得到对临床有用信息。所以不同的后处理和分析算法被探索出来，以便于获得有意义的物质信息。

（三）临床应用

1. 心脏扫描 DSCT 在心脏扫描检查中最大的优势在于提高了时间分辨力。与受检者的心率无关，而且不需要进行多扇区重建。因此不需要人为降低心率，实现了真正常规、快速、可靠的心脏图像采集。另一优势是在心脏扫描检查时采用特殊的剂量降低机制而低剂量成像。

2. 大范围扫描技术 DSCT 的两套采集系统能够同时进行标准的螺旋扫描或序列扫描，足够的 X 线功率保证在快速的容积覆盖速度时给予足够的 X 线量以达到理想的图像质量，也就是说快速扫描和高图像质量可以兼得，这对复合性外伤或需要全身血管检查的患者尤为重要。

3. 双能量成像 DSCT 的双能量扫描提供了多种临床应用，主要有：基于 X 线衰减系数的差异，应用双能量技术可以去除血管周围的骨性结构、血管硬化斑块等，清楚显示复杂解剖结构中的血管情况；依据双能量扫描对碘的敏感识别，可以计算出除碘剂后这平扫图像；双能量成像还可用于尿路结石成分定性分析；显示痛风尿酸盐结晶成分；鉴别脑出血中的新鲜或者陈旧性出血；此外，它还可以用于肌腱与韧带的 CT 重建成像、急性肺栓塞的早期诊断等研究领域（图 2-2-10，彩图 2）。

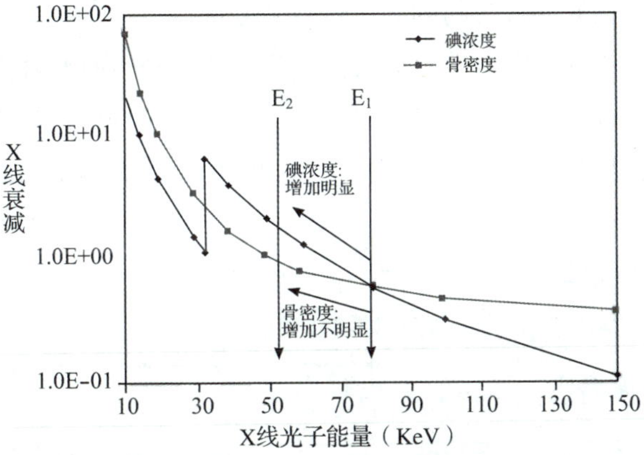

图 2-2-10 骨钙双能量原理图

七、能谱 CT 成像原理

（一）能谱 CT 成像概念

能谱 CT 成像同一 X 线管电压在 80kVp 和 140kVp 之间瞬时切换（<0.5 毫秒），同一探测器接收高低能量两组数据信息，获得时空上匹配的双能量数据，在原始数据空间实现能谱解析。

（二）成像原理

X 线通过物质的衰减能够客观反映 X 线的能量，由于诊断 X 线的衰减主要由光电效应和康普顿效应组成，不同能量的 X 线产生的光电效应和康普顿效应的比例不同。所以任何物质的 X 线吸收曲线可由两种物质 X 线吸收曲线的权重和来表达。能谱 CT 通过一个球管在瞬时切换两个 kV，几乎同时同角度进行高低能量 X 线的切换，实现时空上完全匹配的能谱数据的采集，进而计算到光电效应和康普顿效应的比例，可进行基物质（如水和碘、水和钙、钙和碘等）与物质的分离，即物质分离；同时可获得单能量成像，较高的单能图像较好地去除金属伪影及射线硬化伪影等；较低的单能图像可提高图像的密度分辨率。

（三）临床应用

1. 常规 CT 图像 能谱 CT 常会生成一组类似于 120kVp 常规混合能量的图像，用于常规诊断。

2. 获得最佳虚拟单能级图像 常规 CT 使用的是混合能量成像，无法体现不同能量的影像学特征。能谱 CT 检直可以获得从 40~140keV 之间 101 级的单能级图像，从而根据临床诊断需求，选取最理想的单能级图像，即最佳 CNR。低 keV 图像可以增加不同组织结构之间的对比，有利于等密度病变的探查、发现，使静脉成像图像更佳，优化动脉成像等；高 keV 图像可以有效减轻或者去除硬化伪影和金属伪影，克服传统混合能量 CT 图像的不足。

3. 物质分离 实现虚拟平扫；碘图还可以定量分析组织强化程度等；结石分析是能谱成像技术的一个典型应用，可以实现泌尿系结石分析、胆囊结石分析、痛风结石分析等。

4. 能谱曲线分析 能谱曲线代表着感兴趣区域在不同 keV 下 CT 值变化规律，通过能谱曲线的分析，有助于判定病变性质，比较病变之间的同一性或者差异性。

5. 有效原子序效 是能谱分析中对于无机物精确分析的方法，能够直接反映感兴趣区内部无机物的原子序数，确定无机物的性质。部分疾病如肾结石、硅肺、病变钙化等均为无机物的沉积，有效原子序数的测定可以对某种无机物的成分进行分析，达到精确诊断和鉴别诊断的目的。

八、锥形束 CT 成像原理

（一）锥形束 CT 成像概念

锥形束 CT（Cone Beam CT，CBCT）于20 世纪 90 年代由荒井克俊（日本）和莫佐（意大利）等提出，广泛应用于医学诊断与治疗。其独特的成像原理和高分辨率的三维图像，使其成为图像引导放疗（IGRT）和其他医学影像检查的重要工具。CBCT 主要由 X 线球管、探测器、机架和计算机软件等组成。

（二）成像原理

CBCT 成像原理是球管发射锥形束 X 线，围绕扫描区域进行 180°~360°单向扫描，探测器将采集的数据上传到计算机系统，经重建软件重组即可获得各向同性的三维图像。锥形束 CT 与传统 CT 的主要区别在于 X 线源、影像探测器和数据重建方式的不同：①传统 CT 采用扇形 X 线，需多次旋转才能覆盖整个扫描区域，锥形束 CT 采用三维锥形束 X 线，一次旋转即可完成全部扫描。②锥形束 CT 采用面状探测器以代替传统 CT 的线性排列探测器，可加快数据的采集速度。③传统 CT 扫描后，原始数据经计算机重建成二维图像，二维图像再经软件生成为三维图像。而锥形束 CT 采用三维锥形束 X 线扫描，原始数据重建后直接得到三维图像。

根据扫描时视野的范围，可将锥形束 CT 分成 4 种类型：小视野锥形束 CT（视野高度为 5～7cm）、中视野锥形束 CT（视野高度为 7～10cm）、大视野锥形束 CT（视野高度为 10～15cm）、颅面锥形束 CT（视野高度>15cm），不同领域的锥形束 CT 采用不同的探测器尺寸、扫描视野、参数设置（管电压、管电流及层厚等）。

锥形束 CT 采用低千伏和低毫安扫描，大幅降低辐射剂量；锥形束 CT 重建层厚薄、空间分辨率高，不易受到外界因素的干扰，金属伪影少，并且锥形束 CT 图像清晰。此外，锥形束 CT 费用低、体积小、占地面积少、安装方便，可放在耳鼻咽喉门诊专机专用，避免了患者不同楼层间的奔走、预约，缩短了患者就诊时间。值得注意的是，锥形束 CT 采用开放性机架，更适用于幽闭恐惧症或焦虑症患者。

（三）临床应用

锥形束 CT 在医学领域具有广泛的应用，特别是在图像引导放疗（IGRT）中发挥着重要作用。

1. 图像引导放疗 IGRT 通过在分次治疗摆位时和/或治疗中采集图像和/或其他信号，引导此次治疗和/或后续分次治疗。CBCT 作为 IGRT 的主流设备之一，可以提供高分辨率的三维图像，用于精确定位肿瘤和周围器官，从而优化放疗计划，提高治疗效果。

2. 口腔医学 CBCT 在口腔医学中用于诊断牙齿和颌面部疾病，提供高分辨率的三维图像，帮助医生制订精确的治疗计划，如种植牙、正畸治疗等。

3. 骨科 CBCT 在骨科中用于诊断骨折、骨肿瘤和骨关节炎等疾病，可以清晰地显示骨骼结构和周围软组织的情况，有助于医生进行准确的诊断和手术规划。

4. 耳鼻喉科 CBCT 在耳鼻喉科中用于诊断鼻腔、鼻窦、中耳和内耳的病变，提供高分辨率的三维图像，帮助医生制订精确的治疗计划，如鼻窦炎手术、中耳炎手术等。

▶知识拓展

CT 成像原理知识拓展

CT 成像原理是医学影像技术的基石，融合了物理学、数学和工程技术等多个学科的知识。其中，X 线的衰减和衰减系数是 CT 成像的物理基础。CT 数据采集的基本原理是利用 X 线对人体进行多角度扫描，探测器接收透过人体的 X 线并转换为电信号，这些信号再经过模数转换后供计算机处理。这一过程中，数据的准确性和完整性对于后续的图像重建至关重要。CT 图像重建则是将采集到的数据通过复杂的数学算法转化为人体内部的断层图像。这一步骤需要高精度的计算和大容量的数据存储，以确保图像的清晰度和分辨率。在 CT 技术的发展中，单层螺旋 CT、多层螺旋 CT、双源 CT、能谱 CT 和锥形束 CT 等不断涌现。单层螺旋 CT 实现了检查床与 X 线管的连续运动，提高了扫描速度和效率。多层螺旋 CT 则进一步提升了数据采集的速度和图像的清晰度。双源 CT 采用双球管设计，能够在极短的时间内完成心脏等高动态范围的成像。能谱 CT 则利用不同能量 X 线的衰减差异，实现物质的分离和定量分析。锥形束 CT 则扩大了扫描范围，提高了三维成像的能力。在学习这些 CT 成像原理时，不仅要掌握其技术细节，更要培养对生命的敬畏之心和责任感。作为未来的医学影像技术的从业者，我们应该将人文关怀融入日常工作中，以患者的健康为中心，不断提升自己的专业技能和医学素养。

—• 考试知识点总结 •—

—• 本章小结 •—

—• 协和云课堂…… 拓展练习及参考答案 •—

（王　雷　黎学兵）

第三章　CT 检查技术的临床应用基础

教学课件

学习目标

素质目标

（1）强化“以患者为中心”的服务理念，在临床实践中展现关爱患者的职业素养，主动关注患者心理状态，耐心解答患者疑问，缓解其检查前的紧张情绪。

（2）树立个性化检查意识，充分考虑不同患者的个体差异，制订科学合理的检查方案；深化辐射防护责任意识，严格遵循辐射防护原则，在检查全流程中落实受检者防护措施，同时注重检查室内陪同人员的安全防护。

（3）培养严谨细致、精益求精的工作作风，以高度的责任心对待每一次 CT 检查，确保检查结果的准确性与可靠性。

知识目标

（1）掌握：CT 检查前准备工作，CT 检查步骤与流程，精准区分 CT 平扫与增强扫描类型，理解动脉 CTA 检查原理与操作要点，CT 成像过程中影响图像质量的关键因素，X 线辐射危害及 CT 检查过程中的安全防护措施。

（2）熟悉：静脉 CTA 检查、非血管造影检查的技术特点与适用范围，明晰 CT 设备辐射剂量的影响因素。

（3）了解：能谱 CT 检查的基本原理与应用价值；射线辐射安全相关法规标准，构建完整的 CT 检查临床应用知识体系。

能力目标

（1）能针对不同受检者的具体情况，确定 CT 检查前相关准备事项，规划检查流程。

（2）能根据临床需求与患者特征，合理选择恰当的检查方式、扫描类型及参数。

（3）能具备一定的 CT 图像质量控制能力，能够及时发现并解决图像质量问题。

（4）能熟练掌握受检者防护操作技能，有效落实辐射防护措施，保障受检者安全。

（5）能能够灵活运用所学知识与技能，处理 CT 检查过程中出现的各类问题，提升临床服务水平。

案例导入

【案例】

某受检者，男性，62 岁。持续咳嗽、咳痰、胸痛，伴有气短和乏力，症状持续数月。欲进行胸部 CT 检查，明确病因。

【问题】

1. 受检者检查前应该做哪些准备？
2. 扫描时应该选择哪种扫描方式？
3. 优化 CT 检查辐射剂量管理的措施有哪些？

·核心知识拆解·

CT 检查准备工作是确保扫描质量的前提，包括患者信息核、对比剂过敏史评估及设备预热校准等标准化流程。CT 设备基本操作涵盖扫描参数设置、曝光条件选择、扫描床控制等关键技术环节，要求操作人员熟练掌握各项功能模块的使用方法。

CT 扫描方式根据临床需求分为常规扫描、螺旋扫描及特殊功能扫描，每种方式具有特定的技术参数和适应范围。CT 图像处理技术通过滤波反投影重建、窗宽窗位调节、多平面重建、三维重建等后处理手段，将原始数据转化为高质量的诊断图像。

CT 图像存储传输基于 DICOM 标准实现数据的标准化管理，确保图像信息在不同系统间的无损传输和长期保存。CT 图像的质量控制通过日常性能检测、定期校准维护和质量评估体系，保障图像质量的一致性和可靠性。CT 辐射安全管理遵循 ALARA 原则，通过辐射防护措施、剂量监测和优化方案，最大限度地减少患者和工作人员的辐射暴露。

第一节　CT 检查准备工作

为了能安全、顺利地完成 CT 检查，并获得最佳的诊断效果，必须做好相关准备工作，包括监测扫描设备状态是否正常、环境是否达标、受检者准备是否到位、技师及护理准备是否充分等，是 CT 检查的前提和基础。CT 扫描方式较多，根据各扫描方式的特点与临床应用，针对不同受检者灵活选用合适的扫描方式，CT 检查的目的是获得符合诊断需求的图像，帮助临床医生进行诊断与治疗。

一、常规 CT 检查准备工作

常规 CT 扫描是日常进行的常规检查，其检查前准备包括扫描前保障机器正常运行的准备、受检者准备、接待工作、技师准备和护理准备等。

（一）CT 设备准备

1. 球管预热　每次开机后或长时间不使用 CT 机时，首先应对 X 线球管进行预热训练，机房铅门应关闭，防止射线外漏。预热是为了使球管灯丝逐步加热到工作温度，防止突然加压扫描烧断灯丝，以起到保护 X 线球管的作用。一般球管温度低于工作温度时，显示屏自动出现预热界面，点击确认，按下曝光按钮进入预热过程，预热时间各机型不同，通常为 110 分钟。

2. 空气校正 在球管预热之后进行空气校正。空气校正是对 CT 机中元器件，特别是探测器因环境变化而引起的误差进行修正，也称为“零点漂移校正”。操作人员应严格按照机器使用说明书进行各项操作，以保证设备采样数据的准确性。

3. 检查硬盘可用空间 在每日的检查操作中，应根据工作量大小检查磁盘剩余空间，当磁盘剩余空间不足时，应删除早期图像，腾出硬盘空间，提高处理速度。

（二）接待登记

CT 检查接待登记是为受检者进行 CT 检查的重要准备工作。首先，登记时需特别注意认真阅读受检者的申请单，审查申请单填写是否完整、检查部位是否符合要求，明确既往病史、近期相关检查结果、临床诊断及本次检查目的，必要时与临床申请医师进行沟通。其次，核实受检者适应证与禁忌证，并做好解释和说明工作。最后，根据病情的轻、重、缓、急和本部门的工作流程合理安排受检者的检查时间。检查前需要预先做准备工作，给受检者发放检查须知单，指导患者做好检查前准备。

（三）受检者准备

1. 除去金属物品 受检者应按照预约时间提前到 CT 室，检查前去除扫描范围内受检者穿戴及携带的金属物品，如钥匙、手机、发卡、耳环、项链、金属拉链、义齿、带金属扣的皮带、硬币、带金属的纽扣等，以防止产生伪影。

2. 清除肠道内容物 接受腹部和盆腔 CT 检查的受检者应预先进行胃肠道准备。

3. 签署知情同意书 对准备进行增强扫描的受检者，应询问有无碘过敏史，了解肾功能情况，明确有无碘对比剂应用的禁忌证。无禁忌者，应告知受检者对比剂可能出现的不良反应，请受检者签署增强扫描知情同意书。

4. 固定检查部位 CT 扫描需要一定时间，所以在曝光期间应固定检查部位，避免漏扫及减少运动伪影。胸部、腹部检查前应做好呼吸训练，使受检者能根据语音提示配合平静呼吸或吸气、屏气；腹部检查前可口服或肌内注射 20mg 山莨菪碱以减少胃肠道蠕动；喉部扫描时嘱受检者不要做吞咽动作；眼部扫描时嘱受检者两眼球向前凝视或闭眼不动；儿童或不合作的受检者可口服 10%水合氯醛，用量按 0.5ml/kg 体重计算，总量不超过 10ml。危重患者需临床相关科室的医生陪同检查，对病情的变化进行实时监护和处理。

另外，CT 复查患者在检查前，应携带之前的 CT 照片或提供上次检查编号以方便进行前后影像对比，了解治疗前后病变的变化。

（四）技师准备

1. 核对申请单 技师应认真核对受检者检查申请单的基本资料，主要包括受检者姓名、性别、年龄和 CT 检查号等一般情况，确认无误。阅读现病史、主要症状体征、既往史、实验室相关检查、临床诊断、检查部位和目的。若发现填写不清楚或检查目的与病史不符时，应及时与临床医生联系，确认后再行检查。

2. 解释说明 向受检者介绍检查过程，根据临床要求的检查部位和检查目的制订扫描计划，向受检者解释检查过程，获取受检者配合，并告知受检者出现异常情况时如何通过对讲系统或手势与操作人员联系。

3. 固定准备 对于某些特殊患者做好相应固定准备，如婴幼儿及躁动不合作的受检者，提前做好相应固定措施，行动不便的患者准备好人员搭抬。

4. 辐射防护 CT 检查必须采取防护措施，体位摆放时要对非检查部位进行屏蔽防护，特别是对 X 线敏感的重要器官，如甲状腺和性腺应使用专用防护用品包裹，尤其应注意保护儿童和女性受检者的性腺区，减少不必要的辐射损害。扫描室内陪同的患者家属也必须进行辐射防护。

（五）护理准备

对准备进行增强扫描的受检者，应询问受检者有无碘过敏史，了解受检者的肾功能情况，明确有无增强扫描的禁忌证。无增强扫描禁忌者，应请受检者签署增强扫描知情同意书。增强扫描前使受检者充分水化，一般受检者可采用口服水化法，方法为注射对比剂前 46 小时开始，持续到使用对比剂后 24 小时，口服水或生理盐水，用量为 100ml/h。高危患者可以采用静脉水化法，方法为注射对比剂前 6~12 小时，按 1. 01. 5ml/（kg · h）静脉补充生理盐水，或按 3ml/（kg · h）静脉补充 5%葡萄糖加 154mmol/L 碳酸氢钠溶液，不少于 100ml/h，持续 24 小时。检查前建立好注射对比剂的静脉通道，并注意检查后保留一段时间。

密切观察受检者，准备抢救药物，随时准备协助医生做好碘对比剂不良反应的救治工作。

二、急诊 CT 检查准备工作

急诊检查由于受检者情况较为危急，检查中要特别注重速度快、成功率高，但同时程序也要规范，故检查前的准备工作显得尤为重要。

（一）机器与技师准备

急诊检查用的机器应该随时处于备用状态，随时监控各项指标是否达标，定期进行监测及校准。技师要经验丰富，熟知各种扫描要求及规范，操作干练。特别是要具有一定的诊断知识，扫描出图像后第一时间判断图像是否满意，是否能够达到检查目的，是否需要加扫或补扫。能够识别危急值，如肺栓塞、主动脉夹层、脑出血等。能够应对突发事件，抢救设施应完善，包括抢救车、氧气、负压吸引器及除颤器。技师应熟悉急救规范和医院的急救流程，要加强定期演练，防止因平时发生急救事件频率较低而产生的疏忽大意。

（二）急诊 CT 检查原则

急诊患者到达 CT 室后，在遵循基本检查规范的情况下，应加快检查流程，必须遵循如下几点。

1. 核对信息 快速核对受检者资料信息，主要核对受检者姓名、扫描部位、临床所需，明确 CT 检查目的。

2. 注重检查安全 一方面是受检者安全，危重症患者随时观察生命体征，应防止意识模糊的患者在扫描过程中坠床、磕碰等，防止气管插管、引流管、输液器在动床过程中脱落。另一方面是技师自身安全，急诊患者一般病情较急，患者及家属可能出现不能配合检查的情况，尤其是一些复杂的、需要时间较长的检查，应该提前做好告知工作，避免不必要的冲突和纠纷。

3. 加强辐射防护 急诊扫描比较急，要做到忙而不乱，务必做好防护措施，包括防护受检者的非检查部位和陪同的家属。

4. 快速确定扫描方案 急诊检查更侧重于扫描的时效及成功率，因此在制订扫描方案时，扫描条件可适当提高，扫描范围可适当加大一些，尽量用容积扫描，方便回顾性重建和薄层重建。

第二节 CT 设备基本操作

一、开机步骤

CT 机能正常工作，首先要保证其必要的工作环境，即保持扫描间、操作间、机房的干净卫生，避免有害物质影响检查。观察机房内温度、湿度、稳压电源的工作状态，一般 CT 机房和计算机房的温度以 18~22℃为宜，相对湿度一般以 45%~60%为宜。达到规定要求后可按照操作流程进行开机，一般需要 3~5 分钟。每天患者检查完成后，按操作流程关闭机器，再关总电源。

二、CT 检查步骤

CT 检查的目的是技师按照一定的操作规程和技术要求，提供对疾病诊断和治疗有价值的显示人体正常解剖结构和病变的 CT 图像。为此，CT 检查技术需要采用规范的临床检查流程。

（一）接待受检者与录入资料

接待受检者，仔细阅读申请单，核实受检者信息，了解检查目的，确认无误后录入。可以利用影像存储与传输系统（picture archiving and communication system，PACS）通过预约界面刷新进入，也可检索医院信息系统（hospital information system，HIS）的受检者信息数据，补充填入相关信息，完成录入工作。

（二）摆放受检者体位与防护

摆设体位是将受检者准确、舒适地按照检查要求安置在扫描床上的过程，利用扫描架上诸多操作键，调整检查床至合适的扫描高度，将受检者检查部位送入扫描孔中间位置。根据检查的要求确定是仰卧还是俯卧，头先进还是足先进；根据检查的需要采用适当的辅助装置，固定检查部位。按不同检查部位将受检者摆好位置后，要进行体表定位，利用操作台或/和扫描架上的诸操作键，把检查床调整到扫描高度或合适位置，开启定位指示灯，移动检查床将受检者检查部位送入扫描孔（扫描野）内的预定位置，使扫描机架上的指示灯定位线定位于扫描范围的上方，最后熄灭定位指示灯。对于胸、腹部检查受检者，要做好呼吸训练，以避免呼吸运动伪影的产生。

摆位时注意核查受检者的检查部位是否有金属物品，应及时去除。并告知受检者如何配合检查，如何保持固定，避免受检者情绪紧张影响检查。并为受检者非照射区域的敏感部位做好必要的防护措施。

（三）选择扫描序列与扫描参数

一般 CT 机器提前预设好了检查序列（默认序列），根据申请单上的检查目的及扫描部位选取合适的扫描序列后点击进入，并核对扫描序列参数是否与受检者体位、检查目的相符合，若不符应及时修改。按照默认序列扫描检查速度较快，但提倡针对不同受检者调整序列参数，提高个性化扫描的价值。

扫描参数包括：扫描范围、管电压、管电流、转速、螺距、层厚、层间距、重建算法、扫描野、重建野、窗宽、窗位等。

1. 确定扫描范围 在定位像上确定扫描范围，一般来说临床医生是以解剖部位来开具检查申请单的，如上腹部检查、胸部检查或肾脏检查等。若病变范围较大超过临床医生开具的检查部位范围，或病变累及邻近器官时，则应增大扫描范围，包全病变。

2. 确定管电压及管电流 管电压（kV）和管电流（mA）是决定图像质量的重要参数。

管电压决定 X 线的穿透力，可选择数值范围一般为 80~140kV，一般机器默认设置为 120kV。受检者体形大则要增加管电压，体形小或儿童可降低管电压，降低管电压比降低管电流更能降低辐射剂量。但是有一点需要注意，当管电压改变时组织 CT 值发生变化，特别是注入对比剂后的血液或脏器尤为明显。一般含碘物质随着管电压降低，CT 值会升高，低剂量 CT 血管成像就是利用这个原理。采用低管电压，可以在不增加对比剂注射量的情况下提高血管 CT 值，虽然图像噪声由于管电压降低而有所增加，但是图像的对比噪声比增加，可以达到诊断要求，而辐射剂量大幅降低。

管电流在球管热容量许可的情况下可以任意调节，它主要影响图像噪声。管电流的使用原则是：如果扫描范围小，可以采用固定管电流。如果扫描范围很大，一般采用管电流调制技术，此技术是依据定位像，参考设定的噪声指数或参考管电流，系统自动设定管电流，此技术可在保证图像质量的同时降低辐射剂量。但需要注意，影响图像噪声的是有效毫安值，它与球管旋转时间成正比，与螺距成反比，技术应用时需综合考虑。

3. 确定转速 球管转速决定机器的时间分辨力，所以对运动器官的检查，如胸腹部或躁动患者，应该尽可能地提高球管转速。但要注意，提高转速后一定要增加管电流值，确保有效毫安量不降低，以保证图像质量。

4. 确定螺距 螺距（pitch）是螺旋 CT 的一个重要参数，对于单层螺旋 CT，螺距等于 X 线管旋转 1 周检查床移动的距离与扫描层厚的比值。对于多层螺旋 CT，螺距等于 X 线管旋转 1 周检查床移动的距离与其探测器宽度的比值。螺距增大可以提高扫描速度，例如，在采用 40mm 宽的探测器、转速 0.5 秒/周、曝光时间为 5 秒的情况下，当螺距选择 1.0 时，扫描范围为 400mm，当螺距改为 2.0 时，其他条件不变，则扫描范围为 800mm。因此螺距越大，扫描时间相同，其扫描范围就越大，但数据采集量会减少。一般认为螺距为 1.0~1.5 时，图像质量影响不大，当螺距超过 2.0 时，图像质量会明显下降。

5. 确定层厚 层厚（slice thickness）是扫描时 X 线准直所对应的肢体断面厚度，是影响图像分辨力的一个重要因素。层厚小，图像纵向空间分辨力好，但探测器接收到的 X 线光子数减少，噪声增大。层厚大，密度分辨力提高，但空间分辨力下降。所以要调整好二者参数值之间的关系，找到最佳切合点，获得满意效果。

扫描层厚需根据被检肢体大小和病变大小来确定，如检查内耳、内耳道、眼眶、椎间盘等须采取薄层扫描；观察软组织且范围较大时，选择较大的层厚。病变范围过大时，则采用加大层厚、加大层间距的方法。如果需要图像三维重组，一般需要重建薄层图像，以提高重组图像质量。64 层螺旋 CT、双源 CT 等扫描厚度很薄，可达亚毫米级。

6. 确定层间距 层间距（slice gap）概念一般用于常规轴扫，CT 上的层间距是指相邻两个层面的中点之间的距离，常简称层距。若层间距与层厚相等，则为连续扫描，各层之间无间隙；若层距大于层厚，则为间断扫描，部分层面组织未被扫描；若层距小于层厚，则为重叠扫描，层面相邻部分为重复扫描。螺旋扫描中有重建层距的概念，也就是间隔重建，对于弥漫性病变需要薄层显示时，为了打印照片方便，一般采用这种方式。如肺间质病变做高分辨力 CT 扫描检查，过去常采用间断轴扫，但扫描时间比较长，现在 CT 机性能提高，常采用螺旋扫描后薄层高分辨力间隔重建。

7. 确定重建算法 重建算法又称为重建类型，是图像重建的数学演算方式。CT 图像是数字化图像，图像重建的数学演算方式有多种，常用的有标准演算法、软组织演算法和骨演算法等。标准演算法用于均衡图像的密度分辨力和空间分辨力，适用于一般 CT 图像的重建，例如用于颅脑、脊柱等的图像重建；软组织演算法用于需要突出密度分辨力的软组织图像重建，图像柔和平滑，密度分辨力高，例如用于肝、脾、肾、子宫附件等的图像重建；骨演算法用于提高空间分辨力，强化组织边缘、轮廓，适用于密度差异大且需要清晰显示细节的检查部位，例如用于骨质结构（尤其显示骨小梁）、内听道和弥散性肺间质性病变等的图像重建。现在各公司对图像重建算法更加细化。

8. 确定扫描野和重建野 扫描视野是扫描范围的参数，无论何部位成像，扫描野应大于欲观察部位解剖结构的周缘。显示野是确定将多少扫描范围重建成一幅图像的参数，故显示野可以小于或等于扫描野。扫描野必须以扫描孔的中心为中心，而显示野的中心可以在扫描野内任意选择，在显示野中设定图像中心，该中心决定显示野对正的解剖部位。实际工作中，扫描野包括 Large、Small、Head 和 Ped Head 等。理论上小扫描野比大扫描野图像质量要好，所以应尽可能地使用小扫描野。由于扫描孔中心位置图像质量最好，所以在摆位时尽可能把要观察的解剖部位放在扫描孔中心，使重建野中心和扫描野中心重合。同样的扫描，若矩阵不变，缩小显示野，则空间分辨力提高，可突出病变的细节。

（四）启动扫描

1. 扫描前定位及扫描计划的确定 定位就是确定扫描的范围，通常先进行定位像扫描，即 X 线管与探测器位置不变，曝光过程中，检查床载受检者匀速移动，扫描图像类似高千伏摄影平片，一般扫描正位或侧位图像（图 3-2-1，图 3-2-2）。胸部、腹部扫描需要受检者屏气，胸部扫描为深吸气后屏气，腹部扫描为深呼气后屏气。

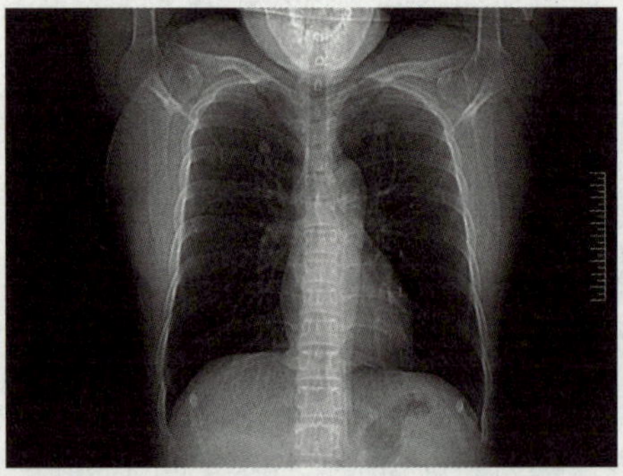

图 3-2-1　胸部 CT 扫描正位定位像

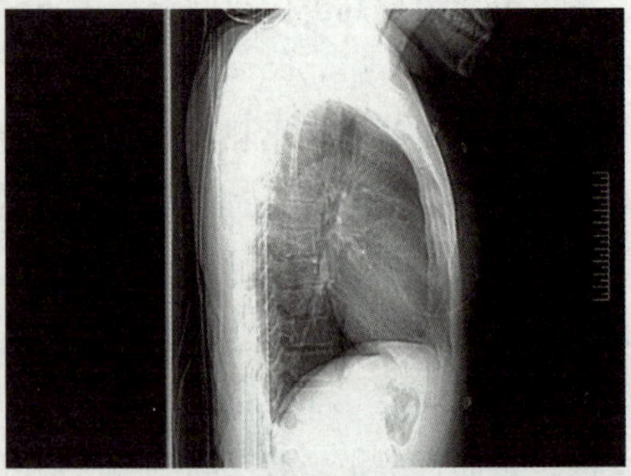

图 3-2-2　胸部 CT 扫描侧位定位像

2. 在该定位像上制订扫描范围（起始线至终止线）　设置好扫描参数：层厚、层间距等。定位较明确的部位（如颅脑），也可利用定位指示灯直接从受检者的体表上定出扫描的起始位置，该方法优点是节省时间，且可以省去一幅定位像，减少受检者接收的辐射量。但缺点是定位不如通过定位像定位准确。

复核防护措施是否到位后，即可开始正式扫描。扫描时检查床移动，特别是高端设备扫描速度快，检查床移动速度也快，所以检查过程中一定要注意观察受检者，防止磕碰或坠床。

3. 进行具体扫描　是 CT 检查的主要步骤。CT 机一般均有横断面扫描（轴扫）、螺旋扫描（单层或多层螺旋扫描）和其他一些特殊扫描功能，如容积扫描、双能量扫描。根据不同的机器，扫描过程可分为手动扫描和自动扫描。具体扫描过程为，选择扫描程序，根据受检者具体情况设计扫描条件，按下曝光按钮。在整个扫描过程中，要密切观察受检者的情况、设备运行的情况（如异常声响等）以及每次扫描的图像，必要时调整扫描的范围或作补充扫描，如肺内发现小病灶，最好加扫小病灶部位的高分辨力 CT。大范围扫描时，扫描床及受检者在扫描过程中移动的距离较大，所以在受检者移动时应时刻观察受检者情况，避免落床或肢体被扫描架阻挡。尤其对于有体内插管或带有监护设施的受检者，防止移动过程中插管或监护设备脱落。增强扫描时注意受检者注药过程中有无不适，如受检者有不适，应暂停注药、立即进行相应处理。扫描完成后，待确认图像满意后再结束扫描。

（五）送受检者

受检者检查完毕，告知受检者或其家属领取照片和诊断报告的时间、地点；并将检查申请单归还到登记室，并由登记室登记，之后将检查申请单、填写好的片袋和受检者照片一起交医师诊断报告。已建立 RIS 和 PACS 的医院由 RIS 完成。已写出诊断报告的 CT 照片由登记室负责归档或交由受检者自己保管。已建立 RIS 和 PACS 的医院，图像存储工作由 PACS 完成。安装 CT 照片和报告自助打印机的医院，受检者或家属可自助打印 CT 照片和报告，RIS 系统对打印状态进行自动记录。

使用碘对比剂进行增强扫描的受检者，检查后应留院观察 15~30 分钟，确认无过敏反应发生后方可离开。若情况允许，嘱受检者 24 小时内多饮水，以降低对比剂的肾毒性。

（六）CT 图像的处理与后处理

图像处理与后处理是对扫描所获得的图像数据进行深加工的过程。主要目的有二：一是 CT 扫描一般所得图像为轴位像，通过后处理可以获得其他方位的图像，便于诊断医师综合观察分析。二是扫描时根据检查部位或器官组织设置常规的重建野、层厚及图像算法等参数，获得原始图像后需要依据病灶的具体形态、特点，从有利于诊断的角度来进行图像后处理，使病灶图像显示更为清晰、直观。

通过显示处理、兴趣区域测量、图像重组与图像融合等图像处理与后处理技术，获得组织和病灶的解剖信息和诊断信息，为病灶的定位和定性诊断提供帮助。图像处理与后处理是利用计算机内的各种处理与后处理软件（应用程序）实现的，运行这些软件，得出处理结果就可以完成图像处理与后处理任务。因此，在实际工作中，技师需熟悉各种图像处理与后处理命令及参数的意义，能够熟练进行扫描参数设置和图像处理与后处理命令的执行，掌握各种图像处理与后处理技术的应用。

多层螺旋 CT 扫描时，以尽可能窄的层厚、小于或等于 1/2 层厚的层间距重建图像，作为三维后处理的源图像。联合运用多种后处理技术，如多平面重组、曲面重组、最大或最小密度投影、容积再现及仿真内镜等，并根据病变特点选择最恰当的后处理方法。非血管 CT 检查的后处理，建议以多平面重组为主，辅以其他三维显示技术。容积再现和最大密度投影常用于显示高密度的骨性结构，最小密度投影用于显示低密度的呼吸道和胆道等。在病灶部位或重点观察结构处行冠状和矢状面的多平面重组处理，必要时进行曲面重组；重组层厚、间距及窗技术等参数可参照普通 CT 断面扫描的要求。CT 血管成像的后处理，可利用容积再现立体显示血管腔形态，沿血管中心自动生成的曲面重组可观察血管壁的情况，最大密度投影可以显示更多细小血管。合理采用层块的容积再现和最大密度投影重组方式，层块厚薄应适宜，过厚导致重叠的组织掩盖血管，而层块过薄无法完整显示弯曲血管的整体。恰当选取去骨成像方法，既要有完全去骨的图像清晰显示血管，又要有保留骨性结构的图像以利于定位病变。仿真内镜常用于观察呼吸道、充气的肠道或强化后的血管腔内情况。

（七）CT 图像排版与打印

为节约胶片，可以对不必要的图像进行适当删减，但不得删除显示病灶的图像和应重点观察区域的图像。一般选取常规窗宽、窗位图像，必要时选取同一病变或结构的多种窗技术的图像。每张胶片包括的图像幅数不宜过多，常规断面扫描一般不超过 60 幅图像，三维图像不超过 30 幅。CT 图像排版时，图像布局合理，大小合适，位置居中，按解剖方向排序，排版兼顾诊断习惯和审美要求。

照片打印是利用激光相机把图像打印到胶片上，供诊断医师和临床医生诊断使用。根据不同的机器情况打印可自动打印或手工打印。自动打印是指在 CT 机上可预先设置，扫描完毕 CT 机会自动根据设置依次将所有扫描的图像经激光打印机打印。其速度快但无法对图像进行后处理和选择，容易造成资料浪费，不可取。手工打印是扫描完成后，由人工手动经激光打印机打印。其优点是可以先调整合适的窗宽、窗位，确定图像排版格式，选择合适的图像进行拍摄。容积再现等彩图尽量使用彩色打印，以求获得立体效果佳、色彩丰富逼真的图像。

现在随着医院信息化的发展，多数医院都建有 HIS 系统和 PACS 系统，诊断医师可以在线观察浏览图像，由于可以灵活地调节对比度、黑白度等参数，所以可观察到更多的图像信息，这是目前的发展和普及趋势。但是在信息化还没有实现 HIS 系统和 PACS 系统运用的医院，临床医生观察图像还是要依靠照片图像，这种情况下照片打印十分重要。因为照片呈现的幅数仅是所有图像的一部分，如何选择，提供哪些信息，由打印者决定。照片打印必须遵循常规规范，一是照片图像要包全检查部位，二是根据部位特点和临床需要设置不同的窗宽和窗位，如胸部 CT 检查需要提供肺窗和纵隔窗，外伤受检者检查要包含骨窗。特别说明的是，由于病灶大小、形态不同，所在位置不同，扫描完成获得图像后，需要根据病灶的特点进行个性化的照片打印。照片打印一般原则为：包全检查部位，微小病灶薄层重建，凸显特征性图像。

在整个 CT 检查技术临床流程中，技师通过指挥（通过指令输入）计算机、服务受检者、维护使用设备，将以上 9 个步骤有机地衔接起来进行工作，从而完成一次 CT 检查。而在具体执行每一个流程的细节中，技师又受计算机的支配、受检者与设备的影响，通过文字显示器上“人机对话”的形式、与受检者沟通，在计算机与设备的提示和引导及受检者的配合下具体实施每一个流程的工作。总之，人机有机结合、技师与受检者合作是完成受检者 CT 检查的基本要求和保证；严格执行规范的 CT 检查技术临床流程是确保 CT 检查安全与质量的关键。

第三节　CT 扫描方式

CT 扫描方式按照扫描方法、重建方式、图像特点、辐射剂量等有不同分类。按扫描方法分类有定位扫描、轴位扫描、螺旋扫描、薄层扫描、重叠扫描、靶扫描；按图像特点分类有容积扫描、电影扫描、高分辨力 CT 扫描、定量 CT 扫描；根据辐射剂量高低分为常规扫描和低剂量扫描；现在高端 CT 机还有能谱扫描；按是否使用对比剂分为平扫和增强扫描。平扫和增强扫描均可同时与以上各种扫描方式配合使用。

一、 CT 平扫

（一）定位扫描

定位扫描（positioning scanning）是为了扫描时能精准定位扫描的定位像。定位扫描时模式一般可以同时进行正位（前后位）和侧位的扫描。这样就要扫描两次，进床扫描一次或者出床扫描一次（当然也可选择相反的顺序），可以同时获得正位像（前后位）和侧位像（图 3-3-1）。扫描定位像，一般使用低管电流、正常或稍高的管电压。定位像可以作为扫描序列的参数调整基准，即 CT 机根据定位像及设定的图像噪声要求自动计算正式扫描的管电压和管电流，这就要求扫描时管电压的射线硬度必须能够穿透被检体。

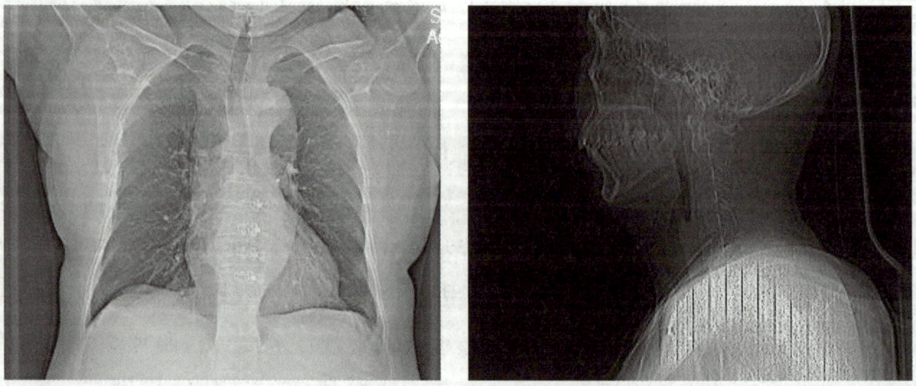

（a）　　　　　　　　（b）

图 3-3-1　CT 扫描定位像

（a）胸部正位（前后位）；（b）颈椎侧位

（二）轴位扫描

轴位扫描（axial scanning）是最早期的 CT 扫描模式，又称做步进式扫描，首先扫描床步进到所需要成像的位置，扫描床停止运动，球管和探测器旋转一周采集数据，结束曝光，移动扫描床到下一扫描层面，再行曝光，依次逐层扫描，完成该部位检查（图 3-3-2，彩图 3）。每次扫描范围取决于探测器的宽度，层厚可以根据探测器的层数排列决定。这种扫描方式由于是间断扫描，所以辐射的剂量相对减少，但是总的扫描时间较长，这种扫描采集数据时被检体没有移动，图像重建算法较为简单，图像数据真实，一般图像质量较高。现在的 CT 机采用的是螺旋扫描技术，只在一些对扫描时间要求不高或者需要高分辨力扫描时才采用这种扫描方式，如颅脑、腰椎间盘检查等。随着 64 排及以上 CT 机的普及，时间分辨率和密度分辨率得到了显著的提高。有些厂家生产的 CT 机探测器宽度很宽，已经达到 16cm，可以覆盖一个解剖位置，采用轴扫可以在整个检查过程中不需要移动检查床，扫描时间很短，只有机架旋转 1 周的时间，而图像质量又比螺旋扫描高。所以应用宽体探测器的高端 CT，可采用轴位扫描检查运动器官，如心脏和经导管主动脉瓣植入术（transcatheter aortic valve implantation）检查效果很好。

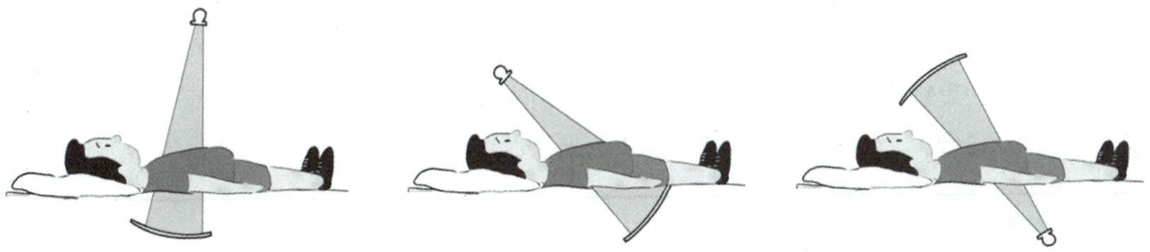

（a） （b） （c）

图 3-3-2 CT 轴扫示意图

注：数据采集不连续。

（三）螺旋扫描

螺旋扫描（spiral scanning）技术是螺旋 CT 机的特有技术，因其扫描轨迹呈螺旋线状而命名。1989 年开始在临床应用，其核心是采用滑环技术，X 线管和探测器不间断 360°旋转过程中，扫描床同时移动，连续产生 X 线，并进行连续进行不同位置的数据采集，扫描轨迹呈螺旋线状（图 3-3-3，彩图 4）。它的优点是连续扫描，扫描速度比较快，胸腹部扫描能够在受检者一次屏气内完成，这样可减少呼吸伪影，避免微小病灶的漏诊。螺旋扫描可以在我们一次注射对比剂后就可分别完成器官强化不同期相的动态扫描，如肾脏的皮质期、实质期和排泄期，有利于病灶的检出和定性。螺旋扫描获取的是容积数据，因而可重建出高质量的 MPR 图像和 VR 图像。缺点是相对于轴扫，每层图像数据在移动中获得，需要采用差值算法重建，其分辨力不如轴扫；同等图像质量情况下，剂量更高。但是现在随着机器性能及重建算法的改进，这种差距越来越小，而其优势越来越明显，所以现在临床工作中多采用螺旋扫描方式。

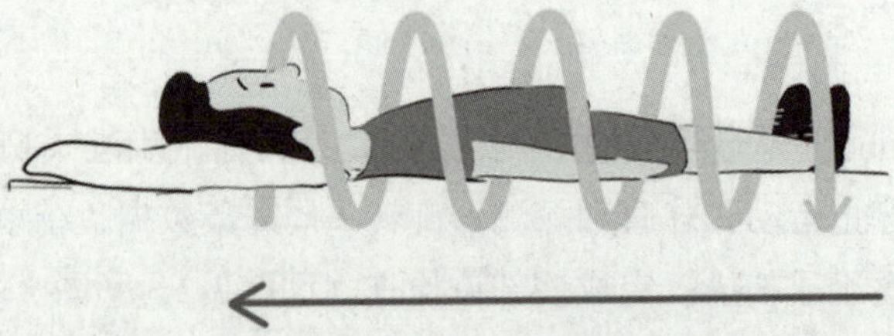

图 3-3-3　螺旋 CT 扫描示意图

注：X 线束扫描轨迹呈螺旋状。

（四）薄层扫描

薄层扫描（thin slice scanning）扫描层厚<3mm 的扫描。其优点是减少了部分容积效应，能更好地显示病变的细节，一般用于检查较小的病灶或组织器官。如需进行三维重组等后处理，亦需用薄层扫描，扫描层厚越薄，重建图像质量越高。所有 CT 机上都可进行，平扫和增强扫描均可。主要应用有：①较小组织器官如鞍区、颞骨乳突、肾上腺等，常规用薄层平扫。②检出较小病灶，如胰腺、肾脏等的小病灶，肺内小结节，胆系和泌尿系的梗阻部位等，一般是在普通扫描的基础上加做薄层扫描。③观察一些较大的病变的内部细节，局部可加做薄层扫描。④进行图像后处理时，采用薄层扫描，扫描层面越薄，重组图像的质量越高。薄层扫描因层面接受 X 线光子减少，噪声增大，信噪比降低，密度分辨力减低，为保证符合诊断需要的图像质量，通常需增大扫描条件。

（五）重叠扫描

非螺旋扫描时，设置层距小于层厚，或螺旋扫描时，螺距小于 1，使相邻的扫描层面有部分重叠。重叠扫描（overlap scanning）可减少部分容积效应，避免遗漏小的病灶，但重叠越多，患者接受的 X 线剂量越大。例如扫描层厚 10mm，层距 6mm，相邻两个层面就有 4mm 厚度的重叠。此方法对 CT 机没有特殊要求，管电压、管电流、扫描时间、算法、矩阵等参数与普通扫描相同。优点是重叠扫描可减少部分容积效应，避免遗漏小的病灶。另外，重叠重建可以提高 Z 轴分辨力，在扫描层厚固定的情况下提高三维重组图像质量。缺点是重叠扫描层数越多，受检者吸收的剂量加大。一般用于感兴趣区的局部扫描，以提高小病灶的检出率，不作为常规的 CT 检查方法。

（六）靶扫描

靶扫描（target scanning）是感兴趣区的放大扫描，即先设定感兴趣区，作为扫描视野，然后扫描，可提高空间分辨率，确切说是靶重建。在常规螺旋 CT 数据的基础上缩小显示野的重建方法。其优点是不需再扫描，但不增加信息。其所获得的局部感兴趣区图像与普通显示野图像的重建矩阵相同，但增加了局部感兴趣区图像单位面积内像素数目，提高了空间分辨力。它与普通扫描后图像的单纯放大不同，后者仅是局部图像像素面积的放大，图像的空间分辨力没有提高。靶扫描层厚、层距常用 1~5mm，管电压、管电流与普通扫描相同，主要用于小器官和小病灶的显示，常用于内耳、鞍区、脊柱、肾上腺、前列腺和胰头区的检查。

（七）容积扫描

螺旋 CT 运用后提出了容积扫描（volumetric scanning）的概念，即螺旋 CT 扫描后得到的容积数据。由于采用滑环技术，X 线管和探测器可以不间断 360°旋转，产生连续 X 线并进行连续的数据采集，同时检查床沿 Z 轴方向匀速移动，因此所得数据无遗漏，便于小病灶的检出（胸腹部器官和小病灶因扫描时被检者的呼吸运动，较易出现漏扫或重复扫描，一般不用容积数据采集）。严格意义上讲 CT 轴扫也可以实现容积扫描，只要保证层厚和间距相同，所得数据没有遗漏就能得到容积数据，也可以进行三维重组［图 3-3-4（c），彩图 5］。因为轴扫时各层扫描和数据采集是断续的，每层扫描进床时可能造成患者位移的误差，这样会导致采集数据是不连续的。

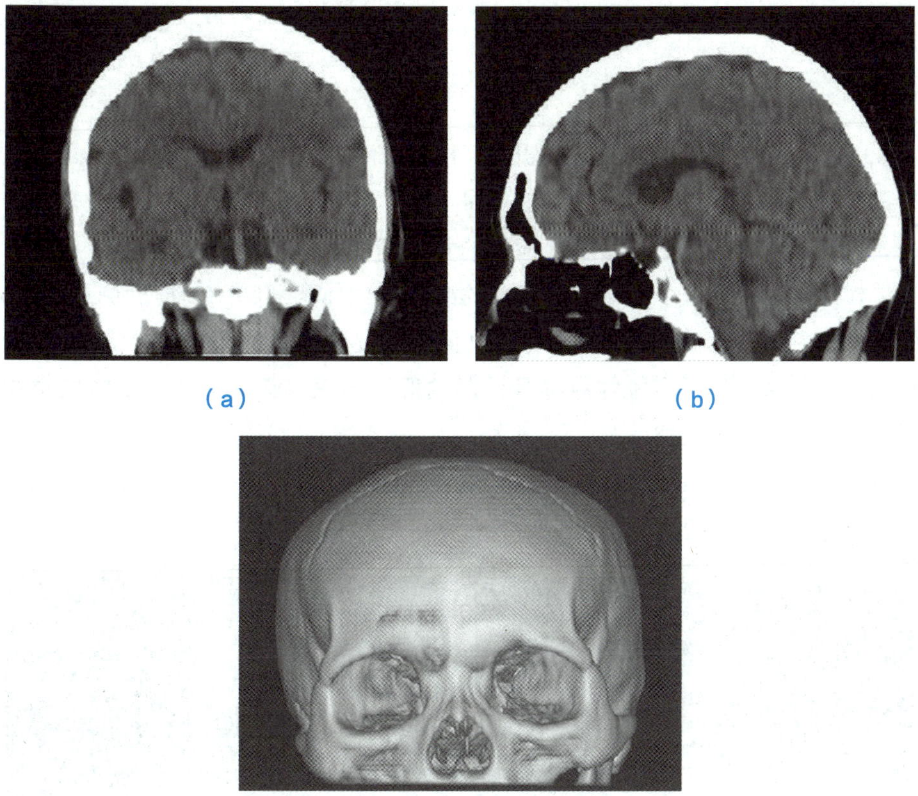

（a）　　（b）

（c）

图 3-3-4　轴扫数据三维图像重组

（a）冠状位；（b）矢状位；（c）颅骨三维重组

（八）电影扫描

电影扫描（movie scanning）是指对反复对同一部位进行多次数据采集，获得图像可以反映出扫描时间段的动态变化图像，类似于电影播放，又称为 4D 扫描。要求采集时间点不宜过少，否则达不到播放连续的效果。早期的电影扫描指的是对同一部位连续曝光，同时采集图像数据，重建出连续时间点的图像，扫描范围为探测器的宽度，主要用于 CT 灌注检查。由于是连续曝光，辐射剂量较大，现在已经不采用这种方式，而采用间断曝光，间隔时间比较短，一般小于 3 秒。这种情况下曝光方式可采用轴扫或螺旋扫描，扫描范围也不限于探测器的宽度，可以采用动床的方式来扩大扫描范围，用窄的探测器实现较宽的灌注范围。

（九）高分辨力 CT 扫描

高分辨力 CT（high resolution CT，HRCT）是采用薄层扫描、高空间分辨率算法重建及特殊的滤波处理，可取得有良好空间分辨率的 CT 图像，对显示小病灶及细微结构优于常规 CT 扫描。HRCT 因扫描层厚小，要求图像质量高，需使用较高的曝光条件。HRCT 扫描常用参数为管电压 120~140kV，管电流 120~220mA，层厚 1~2mm，层距可视扫描范围大小决定，可无间距或有间距扫描，矩阵通常为 512×512，选用骨算法重建。此方法突出优点是具有良好的空间分辨力，主要用于小病灶、小器官和细微结构的检查。如肺部 HRCT，能清晰显示以次级肺小叶为基本单位的肺内细微结构，有助于诊断和鉴别诊断支气管扩张、肺内孤立或播散小病灶、间质性病变等，也可用于检查垂体、内耳、颞骨乳突、肾上腺等部位疾病的检查。

（十）定量 CT 扫描

定量 CT（quantitative CT，QCT）是指利用 CT 检查来测定某一感兴趣区内特殊组织的某一种化学成分含量的扫描方法。依据 X 线能级分为单能定量 CT 和多能定量 CT 两类。现在多用于测定骨矿物质含量，监测骨质疏松或其他代谢性骨病受检者的骨矿密度。扫描时在受检者 L_1 ~ L_4 椎体下面放置标准密度校正体模，体模内含数个已知不同密度的溶液或固体参照物。扫描后测量各感兴趣区的 CT 值，通过专用软件，参照密度校正并计算出骨密度值。单位是以每立方厘米内所含羟磷灰石的当量浓度来表示。常用于测量感兴趣区有椎体海绵骨前部的椭圆形感兴趣区、去除椎体皮质的骨的感兴趣区、皮质骨和海绵骨的综合感兴趣区。

冠状动脉钙化积分（coronary artery calcification score，CACS）（图 3-3-5）是利用 CT 检查对冠状动脉的钙化灶进行定量测定，也属于定量 CT 检查范畴。

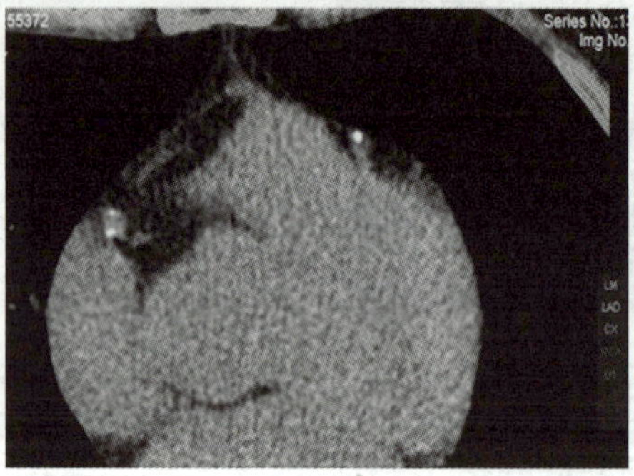

（a）

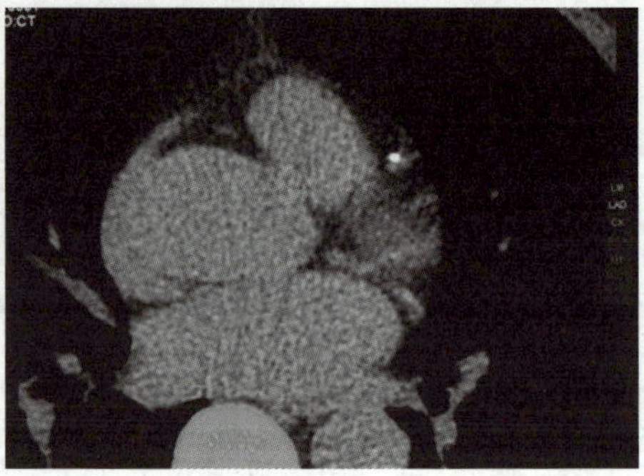

（b）

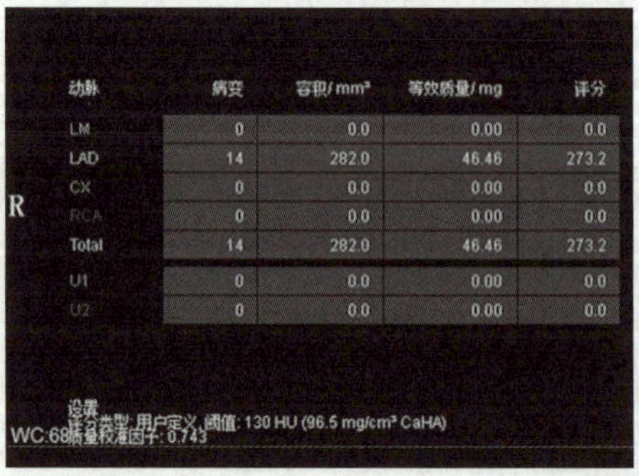

动脉	病变	容积/mm³	等效质量/mg	评分
LM	0	0.0	0.00	0.0
LAD	14	282.0	46.46	273.2
CX	0	0.0	0.00	0.0
RCA	0	0.0	0.00	0.0
Total	14	282.0	46.46	273.2
U1	0	0.0	0.00	0.0
U2	0	0.0	0.00	0.0

（c）

图 3-3-5　冠脉钙化积分 CT 扫描图

（十一）低剂量扫描

随着 CT 技术的发展与临床应用，其受检人数逐年增加。据资料统计，2007 年美国 CT 检查次数由 1980 年的 300 万次增长到 6870 万次；英国 2008 年 CT 检测频数由 10 年前的 5%增长到 11%，其使用频率较平片或透视低，但 CT 检查所致辐射剂量占总辐射剂量的 68%；在我国截至 2010 年 CT 全国拥有量为 11242 台，CT 已称为我国不可忽视的医疗辐射源。CT 检查的医疗辐射已成为世界关注的公共卫生问题，合理降低扫描剂量已成为 CT 检查中应当遵循的原则。

低剂量 CT 扫描（low-dose CT，LDCT）是指在确保图像质量满足诊断要求的前提下，通过硬件的改进、图像重建算法及软件的革新，以及扫描方案的优化和相关从业人员的培训与观念的建立，降低 X 线辐射剂量的一种 CT 技术。低剂量 CT 可针对受检者的实际情况，优化制订个性化 CT 扫描方案。辐射剂量和图像质量相互联系彼此制约，两者必须达到和谐统一。必须充分认识 CT 辐射潜在的危害性，应当避免为了追求低噪声、高清晰图像而使用过高的辐射剂量。允许图像中存在一定的噪声，又达到诊断要求，对影像技师既是一种观念的转变，也是一个新的挑战。确定诊断可以接收的最高噪声水平和最低 X 线剂量水平必须对所有的扫描参数进行优化以实现这种平衡，这就是低剂量 CT 扫描技术的实质。

低剂量 CT 扫描技术的临床应用，必须改变传统的扫描模式，针对不同患者的实际情况，制订不同的 CT 扫描方案，实现个性化 CT 扫描。常用具体措施如下。

1. 在射线的源头降低剂量——X 线管电流实时动态调节技术　由于患者的体型的差异以及人体各个部位对于管电流可以避免不必要的辐射并且同时能保证图像质量。目前 X 线管电流实时调控技术包括全自动智能电流选择技术（automatic current selection，ACS）、X-Y 平面动态电流调节技术（角度调节）、Z 轴动态电流调节技术和心电触发动态电流技术，针对各种扫描完善解决方案。

（1）ACS 技术：由于患者体型差异存在较大差异，不宜采用相同的 mA。ACS 技术可以根据定位像图像情况，自动推荐出最佳的 mA 值，既保证不影响图像质量，又不出现图像浪费，从而使 CT 检查方案得到优化。

（2）X-Y 平面动态电流调节技术（角度调节）：由于人体各个部位对于放射线吸收明显不同，当扫描 X 线吸收较强部位时应用满功率 X 线管曝光以保证图像质量，而当扫描对 X 线吸收较弱的部位时，X 线管自动降低电流以降低剂量（图 3-3-6）。

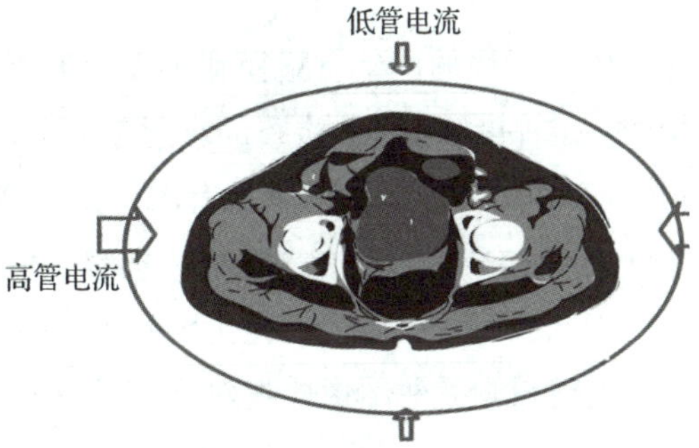

图 3-3-6　角度管流调制示意图

（3）Z 轴动态电流调节技术：与 X-Y 平面电流调节技术相对应，在螺旋扫描 Z 轴不同位置时，根据被照射组织对 X 线吸收的强度动态调节 X 线管曝光强度。通过 Z 轴调节技术与 X-Y 轴调节技术联合应用，可以达到在扫描过程中实时动态调节 X 线管曝光强度的作用，使图像质量与辐射剂量达到平衡（图 3-3-7，彩图 6）。

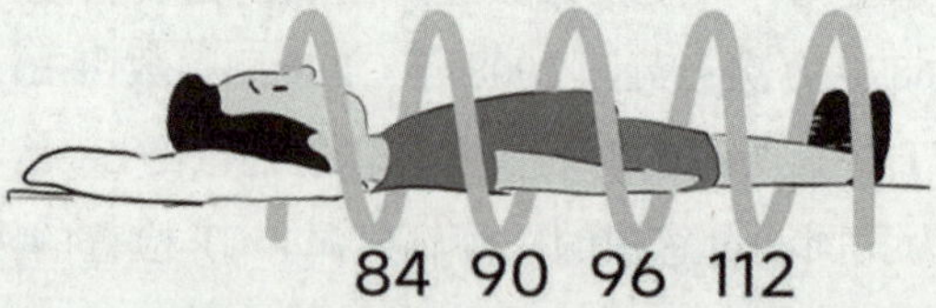

图 3-3-7 Z 轴管电流调制示意图

（4）心电门控（ECG）电流调制技术："ECG 电流调扫描"的无效线束，降低辐射剂量达 30%～46%。调制技术是为回顾性心电门控扫描而设计的 X 线管曝光强度调节技术。由于回顾性心电门控冠状动脉扫描中，并非所有心电时相的数据都用来重建最终的图像，因此应用 ECG 调制技术之后，在所需要的心电时相时 X 线管进行 100%强度曝光，而在非所需心电时相时，X 线管电流自动调节，如 20%强度曝光。这样，既不会影响最终的图像质量，同时可使辐射剂量降低幅度最高达 45%。当然，在心脏冠状动脉扫描中还有前瞻性心电门控扫描，这种扫描方式可以显著降低剂量。X 线管电流实时动态调节技术已逐渐成为日常工作中低剂量扫描的主流。辐射剂量降低，同时能保证图像的诊断接受率。但该技术也有其局限性，它的应用需要预设一个有效的毫安秒和噪声指数，这两个参数的选择是基于患者年龄、体型和临床需要。

2. 在 X 射线路径上降低剂量 在 X 线管发出 X 射线后，并非所有的射线都是成像需要的，而且在非检查部位我们需要屏蔽无效照射。X 线管发射的 X 射线是由不同能量光子组成的。其中低能量的光子穿透能力弱（俗称软射线），可能增加皮肤剂量且对成像没有作用，而只有高能量的光子会增加对比度。因此，我们需要根据扫描的需要来不同程度地去除掉过低能量的光子。智能滤线系统技术会根据我们确定的扫描方案，来自动选择最合适的过滤范围，去除 X 射线路径过程中无意义的辐射。它还可以根据扫描视野的大小及检查需求，选择合适的射线分布。这样，无论成人检查还是儿童检查，体部检查还是心脏检查，都能使射线质量与检查目的相匹配。

3. 在 X 射线信息采集过程降低剂量 近年来，在探测器方面，各厂家有不同的技术革新，一类侧重于提升探测器集成度，并通过模块化设计，大幅减少信号传输过程中的电子噪声，并提高 X 线几何接收效率，降低线阻和 X 线散射噪声。另一类技术侧重于探测器材质革新，缩短反应余辉时间，以提高 X 线接收效率。

4. 迭代重建技术 综上所述，从 X 射线的产生、路径到接收，各个环节都已经有了降低剂量的技术。X 线管电流动态调节技术能够一定程度降低 CT 检查的辐射剂量，但若仍采用常规的滤波反投影算法（filtered backpmjectiom，FBP），其降低剂量的程度是有限的，这主要是由 FBP 的内在特征决定的。传统的 FBP 技术因其简便和速度快，成为标准的 CT 重建技术，但它对成像过程的假设较简单，在一定程度上限制了剂量的降低。因此，研发人员把目光集中到了 CT 的数据重建系统。CT 是把采集的信号重建成图像的计算机系统，如何减少重建图像质量对于信号数据量的依赖，成了未来一段时间的核心关注点。可以说，改变重建方式将是 CT 的第二次革命。近年来引入的迭代重建算法是利用矩阵代数，通过一种数学模型选择性地识别并去除图像噪声，使图像噪声减少。迭代重建算法选择性去除噪声的能力使其能在较低剂量检查的情况下获得较好的图像质量，在初步临床应用中展现了强大的应用前景。

5. 实际扫描中降低辐射剂量的其他措施　如今，低剂量 CT 检查技术已成为医学影像界强共同关注的焦点。医疗卫生行业管理及监督机构不断出台相关法律法规来指导生产厂家及科研机构开发更先进、更有效的创新设计。同时，规范了医疗行业从业人员在实际工作中合理使用低剂量，遵守辐射的合理及最低化（as low as reasomablyachievable，ALARA）原则，在满足临床诊断要求的前提下尽量降低患者剂量。如适当减少增强后的重复扫描次数，避免敏感器官如甲状腺、儿童性腺的辐射，扫描参数的优化，个性化的扫描参数的调整，包括降低管电压、降低管电流、增大螺距、严格控制扫描范围等。由于 X 线辐射剂量主要由 X 线管电压和管电流所决定，所以降低管电压或管电流是最直接有效的减低剂量的方法。前面提到的 X 线管电流动态调节技术已在临床广泛应用。降低管电压同样可行。近年来多项研究认为，低电压（80kV）降低 X 线光子能量，加大了含碘对比剂的血管和其周围组织的对比程度，可放宽对噪声或对比剂剂量的要求，所以在评估 CTA 检查时，低电压扫描模式的适宜参数。

二、 CT 增强扫描

把对比剂从静脉注入血管内同时进行 CT 扫描的过程称为增强扫描（contrast enhancement，CE）。增强扫描可以发现平扫未发现的病灶，主要用于鉴别病变为血管性或非血管性，明确病变与心脏大血管的关系，了解病变的血供情况帮助鉴别良、恶性病变等。增加病灶的信息量，显示了正常组织与病变间密度的差别，以便于对病灶定性分析甚至明确诊断。

增强扫描使用的对比剂常为碘制剂（碘海醇等）。

（一）对比剂

1. 对比剂类型　CT 增强和血管造影使用的对比剂多为三碘苯环的衍生物，结构非常稳定。根据水溶性含碘对比剂的分子结构分为两类，以离子形式存在的称为离子型对比剂，以分子形式存在的称为非离子型对比剂，两种类型均有单体和二聚体之分。离子单体对比剂渗透压为 1500~1600mOsm/L，非离子型单体对比剂渗透压为 500~700mOsm/L，二聚体对比剂渗透压均比相应单体减半。对比剂的浓度多为 300~400mgI/ml。临床常用对比剂的名称及特性见表 3-3-1。

表 3-3-1　临床常用对比剂的分类和理化性质

分类	结构	通用名	英文名	分子质量	碘含量（mg I · ml⁻）	渗透压（mOsm · L^{-1}）
第 2 代（高渗性对比剂）	离子型单体	泛影葡胺	Diatrizoate	809	306	1530
第 2 代（次高渗对比剂）	非离子型单体	碘海醇	iohexol	821	300、350	680、830
		碘帕醇	iopamidol	777	300、370	616、796
		碘普罗胺	iopromide	791	300、370	590、770
		碘佛醇	ioversol	807	300、350	710、790
		碘美普尔	iomeprol	777	400	726
		碘克酸	ioxaglate	1270	320	600
		碘克沙醇	iodixanol	1550	320	290
第 3 代（等渗对比剂）	离子型二聚体					
	非离子型二聚体					

2. 对比剂用量及注射方法 对于脏器检查，如颅脑、肝脏、肾脏、胃肠道等，对比剂用量一般按体重计算，常用（1.2~1.5ml/kg）·体重（kg）/基础血清肌酐（mg/dl）。根据不同的检查部位、扫描方法、受检者年龄及体质等，进行个性化扫描。血管检查需要监测扫描期间目标血管较高的 CT 值，故更加注重对比剂的注射速度与注射持续时间。注射速度决定血管内对比剂浓度，也就决定了 CT 值的高低。注射持续时间决定对比剂峰值持续时间，后期可以推注盐水维持压力，可以减少对比剂用量。机器扫描速度越快，对比剂注射持续时间越短，随着设备扫描速度的增快，对比剂用量可以大幅减少。

对比剂通常通过手背静脉或肘静脉注射。注射方法有二种：第一种是静脉团注法，此种方法应用广泛。以 2.0~5.0ml/s 的流速注入对比剂 70~100ml，当监测血管 CT 值达到设定阈值后进行扫描，其血管增强效果明显，常用于螺旋 CT 的多起扫描。另一种方法是快速静脉滴注法，以 1.5~2.0ml/s 的流速将 100~120ml 的对比剂快速滴注，当注入对比剂一半左右开始扫描，其特点是血管对比剂维持时间长，但强化效果差，不利于时相的选择和微小病变的显示。

CT 增强扫描通常使用高压注射器注入对比剂，准确、匀速、快速注入，达到团注的效果。高压注射器由注射头、控制台、机架和多向移动臂组成，对比剂和生理盐水抽入注射头上的针筒内，注射参数可在控制台上进行选择。注射参数通常包括注射顺序、对比剂注射速度（ml/s）、注射总量（ml）等。血管成像时，通常在注射对比剂后再注射生理盐水 30~50ml，以便把残留在注射管道中的对比剂注入体内，并维持血管内的注射压力，以提高对比剂利用率来减少对比剂用量。

碘对比剂肾毒性副作用包括化学毒性（离子性、含碘物质），渗透毒性，组分中与黏滞度相关毒性，目前尚无足够证据达成共识。由于 CT 增强使用的碘对比剂是通过肾脏排泄，对肾功能的要求较高，所以检查前应该了解受检者的肾功能，检查后应检测受检者肾功能，如果需要重复使用对比剂，间隔时间最好为 14 天，并随时监测肾功能。

所有碘对比剂都可能发生不良反应，部分受检者还可能发生过敏反应，因为静脉内注射碘对比剂不良反应的表现通常与药物或其他过敏原的过敏反应相同，但在多数发生反应的受检者中无法识别抗原-抗体反应，因此这一类反应归为类过敏反应。严重者出现休克、呼吸循环停止等。因此一般须在检查室内配备抢救药品及器材，检查中一旦发生过敏反应，需要立即采取措施，对症处理。

（二）常规增强扫描

常规增强扫描是指静脉内注入对比剂后的 CT 扫描。一般采用团注法或经验法注入对比剂，注射速度为 2.0~3.0ml/s，注射总量 70~100ml。全部对比剂注射完毕后在预定时间按预先设定的范围、层厚进行扫描。该法的特点是操作简单，增强效果较好，但不能观察强化过程的动态变化。

（三）动态增强扫描

动态增强扫描（dynamic contrast scanning）是指静脉注射对比剂后，在短时间内对感兴趣区进行快速连续扫描。对比剂采用团注法静脉注入，扫描方式如下。

1. 进床式动态扫描 通常使用螺旋 CT 机，注射对比剂后一定时间段内，可对检查部位连续进行数次增强扫描。采用螺旋扫描方式可以进行大范围扫描。随着 CT 机探测器的不断增宽和转速的不断提高，扫描范围大大增加，甚至在动脉期内可以完成全身扫描而不增加对比剂用量。进床式动态扫描为现在最常用的 CT 增强检查方式。

根据注射对比剂后连续扫描器官血供的不同时期分别获得双期和多期增强扫描图像。它是利用螺旋 CT 扫描速度快的优点，在一次静脉注射对比剂后分别于血供的不同时期，对被检查器官进行两次或多次扫描，即对比剂注入后经血液循环到达扫描靶器官，分别进入动脉、微循环实质期及经静脉环流出靶器官的时间段时，选择合适的时间点进行扫描，即可获得靶器官的动脉期、实质期及静脉的多期增强图像，可根据临床诊断需要选择其中双期或多期进行扫描。双期和多期扫描图像能更准确地发现小病灶、了解被检查器官及病灶的强化特点，提高病灶的检出率和定性诊断。

多期增强扫描具体检查方法是，先平扫后设定增强扫描的范围，然后根据器官及病变血供特点设定两次或多次扫描的开始时间。首次扫描也可采用实时增强监测技术触发，扫描层厚和层距与平扫一致。设置完成后经上肢或下肢静脉用压力注射器以 3～5ml/s 的速度静脉团注非离子型水溶性有机对比剂，用量为（1.2～1.5ml/kg）·体重（kg）/基础血清肌酐（mg/dl），注射开始后即按设置好的起始扫描时间在短时间内对被检查器官分别进行两次或多次屏气扫描。此法除常用于肝脏三期增强扫描外（图 3-3-8），还用于肾脏、胰腺等其他器官。

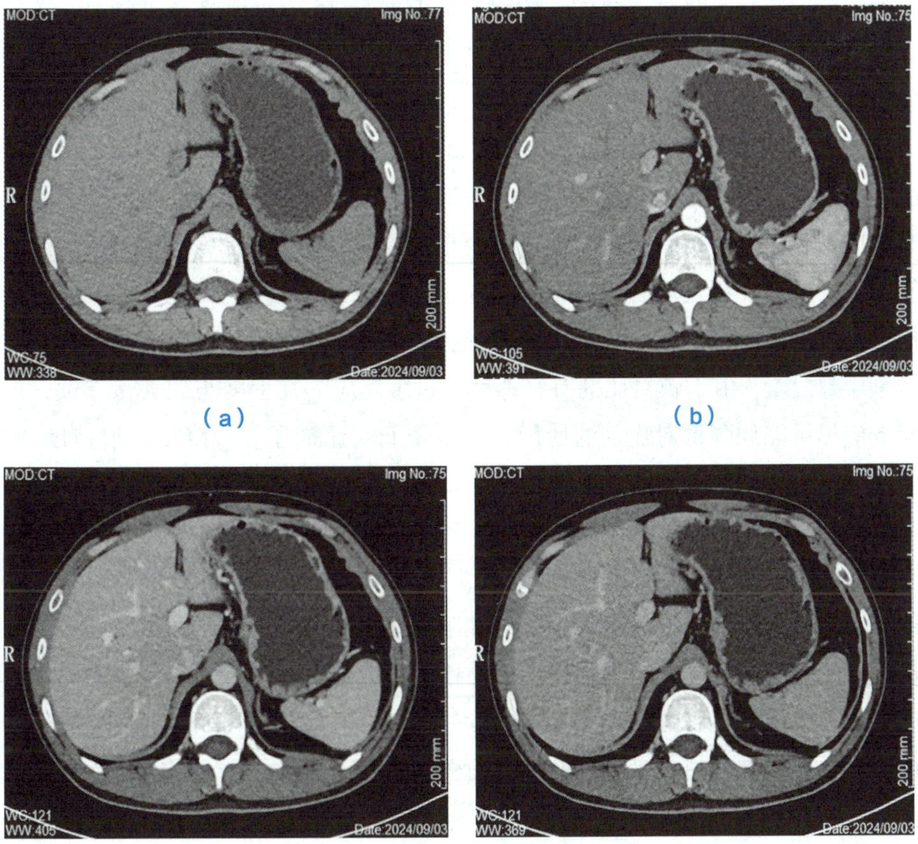

（a）　（b）　（c）　（d）

图 3-3-8　肝脏三期增强扫描图像

（a）平扫；（b）动脉期；（c）门脉期；（d）延迟期

2. 同层动态扫描　同层动态扫描也就是 CT 灌注成像（CT perfusion imaging，CTPI），它是一种特殊式的动态扫描，是指在静脉注射对比剂的同时，对选定的层面通过连续多次同层扫描，以获得该层面内每一体素的时间密度曲线（time-density curve，TDC），其曲线反映的是对比剂在该器官中组织浓度的变化，间接反映组织器官灌注量的变化。根据曲线利用不同的数学模型计算出组织血流灌注的各项参数，并通过色阶赋值形成灌注图像，以此来评价组织器官的灌注状态。同层动态扫描的扫描范围是由探测器宽度决定的，没有大范围扫描时移动床的时间，因此可以将两次扫描时间间隔设定得很小，甚至连续扫描，实现电影扫描显示的效果。

灌注扫描可以密切观察层面内病灶或脏器 CT 值的变化情况。如果扫描时间足够长，包括对比剂进入和廓清过程，则可以得到层面内病灶或脏器注入对比剂后完整的时间密度曲线，根据该曲线利用不同的灌注模型，推算出脏器或病灶的血流量、血容量、达峰时间、平均通过时间等参数，以研究该层面病变血供的动态变化特点，以此作出诊断和鉴别诊断，这是 CT 灌注扫描的优势。随着新型机器的研发应用，探测器覆盖范围越来越大，320 层螺旋 CT 可进行 16cm 范围内的全器官动态扫描，获取全器官的时间密度曲线，观察全器官血供的动态变化特点。对于探测器较窄的机器，开发出“摇篮床技术”扫描，以增大扫描范围。CTPI 能反映组织的血管化程度及血流灌注情况，提供常规 CT 增强扫描不能获得的血流动力学信息，反映生理功能变化，属于功能成像范畴。

3. 延迟增强扫描 延迟增强扫描（delayed contrast scanning）是在常规增强扫描后延迟一段时间再行感兴趣区扫描的方法，根据检查目的一般延迟范围为 5~15 分钟或 4~6 小时。此方法作为增强扫描的一种补充，可观察组织与病变在不同时间的密度差异。延迟增强扫描对 CT 机没有特殊要求，常用于肝脏小病灶的检出、肝癌与肝血管瘤的鉴别，基本原理是正常肝细胞具有摄取和排泄有机碘的功能，静脉注入水溶性有机碘对比剂后有 1%~2% 被肝细胞吸收后经胆管系统排泄。静脉注入对比剂数小时后正常肝实质及其周围的微细胆管的 CT 值提高 10~20HU，而病变的肝组织不具备这种吸碘和泌碘的功能，其密度低于正常肝组织，从而造成病变与正常肝组织之间的密度差增大，使平扫和常规增强扫描中呈等密度的病灶在延迟增强扫描中表现为相对低密度，提高了肝脏小病灶的检出率。此外，延迟增强扫描还可利用对比剂的代谢观察肾盂、膀胱的病变。

4. 低对比剂用量扫描 由于碘对比剂有肾毒性及过敏反应，其程度与碘含量有关，所以在满足诊断要求的情况下应尽可能地降低对比剂的使用，包括降低对比剂用量、降低注射速度和对比剂浓度。使其在血管或脏器内的峰值浓度降低，从而有效降低不良反应的发生率及对肾功能的损害。

低对比剂用量扫描的不足之处是由于缩短了碘对比剂在血管或脏器内的峰值持续时间，降低了峰值浓度，造成其 CT 值下降，对比度降低，允许的有效扫描时间窗减小，故过去这种检查仅在体重较小的受检者或对图像要求不高的检查时使用。现在随着机器扫描速度的提高以及一些新技术的应用，低对比剂用量检查的应用范围越来越广。提高扫描速度可以在对比剂峰值持续的短时间内完成大范围扫描，并通过降低管电压提高脏器 CT 值来弥补因对比剂峰值浓度的降低造成 CT 值下降的问题，一般同时需要提高管电流来弥补由于管电压的降低而引起的噪声增加。

三、 CT 血管检查

（一）CT 血管检查概述

CT 血管检查（CT angiography，CTA）的原理是经周围静脉注入对比剂，在靶血管对比剂充盈的高峰期用螺旋 CT 对其进行快速容积数据采集，由此获得的容积数据由计算机进行后处理，利用最大密度投影、表面阴影显示和容积再现等 3D 成像技术对血管图像数据进行重组获得 3D 血管影像，为血管性疾病的诊断提供依据。CTA 实质是一种增强扫描，主要特点是仅在靶血管对比剂充盈的高峰期扫描，并采用了 3D 成像技术。CTA 是一种微创性血管造影术，可清楚显示较大血管的主干和分支的形态，清晰地显示血管与肿瘤的关系，从不同角度观察动脉瘤的形态、大小、位置、蒂部和血栓等情况，血管的 3D 重组图像立体结构清楚，容积再现可清晰显示梭形动脉瘤起自左侧大脑中动脉 M1 段（图 3-3-9，彩图 7）。

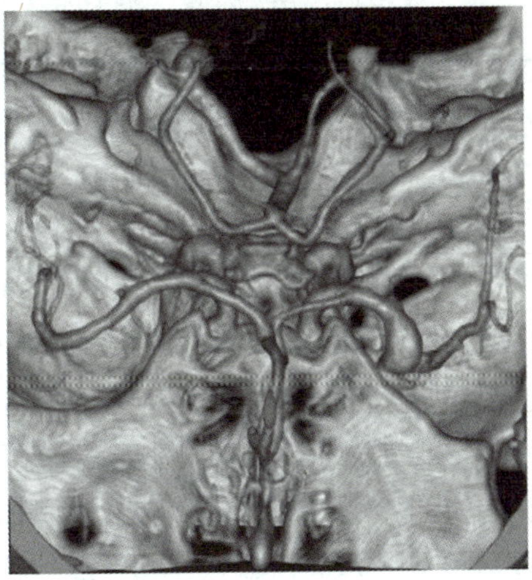

图 3-3-9　头颅 CTA 3D 重组图像

CTA 具有操作方便、经济、有效、微创等优点，但单层螺旋 CT 因受扫描速度和探测器覆盖范围的限制，一次注射对比剂只能进行局部的大血管 CTA 检查，例如头颅动脉、胸主动脉及腹主动脉等。多层螺旋 CT 尤其是 64 层及以上螺旋 CT 设备，Z 轴空间分辨力明显提高，图像后处理功能更强大，扫描通度明显加快，使 CTA 图像质量更好，血管的立体观察效果更逼真，临床应用范围得到进一步扩大，优势更明显，可进行大范围的 CTA 检查。如一次注射对比剂就可完成胸腹部、盆腔及下肢，甚至全身的 CTA 检查。另外，细小动脉的显影更佳，可用于四肢的动脉检查。

（二）动脉 CTA 检查

广义的 CTA 检查包括动脉 CTA 检查和静脉 CTA 检查，临床应用较多的是动脉 CTA 检查，而动脉检查对机器扫描技术的要求较严格，下面介绍其技术参数。

1. 扫描条件　动脉 CTA 扫描不同于常规扫描，对扫描速度及图像质量都有特殊要求。

（1）首先扫描速度要求快。主要指两个方面：一是扫描架转速要求快，这可以提高图像的时间分辨力，对运动部位的血管检查很有必要。例如心脏冠状动脉检查，要求在心脏的舒张中期内完成图像采集，因为这时冠状动脉血管处于相对静止阶段，成像效果好，这就要求机器的时间分辨力足够高。CT 设备主要是靠提高机架转速来提高 CT 机的时间分辨力，现在业内最高转速可以达到 0. 23 秒/转，时间分辨力达到 120 毫秒左右，这时进行心脏冠状动脉检查对患者的心率要求放宽，一般不用控制心率。由于 CT 机器本身物理结构性能的原因要进一步提高转速受到限制。双源 CT 出现后采用两个球管同时工作，因此在相同的转速下时间分辨力比单球管提高了一倍，大大提高了冠状动脉的成像质量。二是要求进床速度要快，在相同的转速、螺距下，同样的扫描时间内扫描范围更大，达到一次注射对比剂完成更大范围的检查，甚至全身 CTA 检查也可以在一次注射对比剂后一次屏气扫描完成。这主要是靠提高探测器宽度来实现的，现在业内最宽的探测器已达到 16cm。

（2）对图像质量要求高，因为 CTA 检查需要显示一些细小血管，如颅内血管、心脏冠状动脉等，因此对图像分辨力要求较高。另外，CTA 检查一般要做三维重建，尤其是对于一些细小的血管，这就要求薄层图像的噪声不能太大。所以 CTA 检查的扫描条件比一般扫描要高。

2. 对比剂用量及注射速度 对比剂用量与扫描范围和扫描速度有关，因为一定剂量对比剂按一定速度注入人体后，在靶血管内的浓度随时间呈类似抛物线变化，其 CT 值与碘浓度密切相关，所以血管内的时间密度曲线也是抛物线变化。要求血管内 CT 值一般不小于 300HU。血管越细，诊断要求的血管内 CT 值越高，如心脏冠状动脉检查时，一般要求冠状动脉内 CT 值不能低于 350HU，否则可能会影响诊断的准确性。注入对比剂后靶血管的时间密度曲线上超过一定 CT 值的持续时间称为峰值持续时间，把曲线最高点称为峰值浓度。峰值持续时间与注射对比剂的持续时间相关，如果注射速度不变，注射对比剂时间越长，靶血管的峰值持续时间越长。而峰值浓度与注射速度及注射对比剂的碘浓度相关，注射速度越快，注射的对比剂碘浓度越高，峰值浓度越高。

根据以上关系，结合不同受检者的情况及检查要求来调整对比剂的注射方案。由于每位受检者的身体状况不同，注射方案不可能完全相同，一般常用体重来确定对比剂用量。以前由于机器扫描速度慢，同样的扫描范围扫描时间长，所以为了维持靶血管内峰值持续时间，需要注射更多的对比剂。一般 64 层以下的螺旋 CT 对比剂用量为（1.2~1.5ml/kg）·体重（kg）/基础血清肌酐（mg/dl），64 层及以上的螺旋 CT 对比剂用量为（0.8~1.2ml/kg）·体重（kg）/基础血清肌酐（mg/dl）即可。由于含碘物质的 CT 值与管电压相关，同样的物质管电压越低，CT 值越高。根据这个原理有人提出对于一些低体重的受检者，可以通过降低管电压来降低对比剂用量，如用 100kV 的管电压，适当增加管电流以弥补由于降低管电压造成的图像噪声的升高，用这种方法进行动脉 CTA 检查，甚至可以将对比剂的用量降低到（0.6~0.8ml/kg）·体重（kg）/基础血清肌酐（mg/dl）。

对比剂的注射速度主要影响峰值浓度，一般为 4.0~5.0ml/s。根据检查需要可以适当增减，对于比较细小、迂曲的血管，应当提高注射速度，以提高峰值浓度，如心脏冠状动脉和颅内动脉检查，对比剂注射速度应该适当提高。而对于粗大的血管检查，可以适当降低注射速度，以保证注射安全，还可以降低受检者的不适感。

3. 延迟时间 延迟时间是指从注射对比剂到开始扫描的时间。它是影响动脉 CTA 成像的重要因素，当注射的对比剂量一定时，即靶血管内峰值持续时间固定时，延迟时间过长或过短都会导致扫描时靶血管内血药浓度不够，血管 CT 值低，影响诊断效果。影响延迟时间的受检者自身因素包括受检者年龄、性别、身高、体重、血压、心率等。而每个人的基础情况不同，延迟时间也不同。如何精确选择合适的延迟时间，是 CTA 检查成功的关键因素。临床工作中主要采用以下 3 种方法。

（1）小剂量测试法：经肘前静脉用高压注射器以与检查时相同的流率注射对比剂 15ml，同速追加生理盐水 20ml，注药后延迟 2 秒在靶血管层面间隔 1 秒进行多次重复扫描，待此层面主动脉的 CT 值由低变高、又由高逐渐变低后停止扫描。在靶血管内取 1 个感兴趣区（ROC），面积约为 10mm^2，由后处理软件生成时间密度曲线，根据该时间密度曲线，测算延迟扫描时间，即靶血管达峰时间加 3~4 秒即为正式扫描时的延迟时间。小剂量对比剂预注射法探测循环时间的优点是可以观察到靶血管注入对比剂后完整的时间密度曲线，预测的延迟时间较准确。另外，给受检者静脉内注入小剂量对比剂，可以使其提前适应避免在正式扫描过程中由于紧张导致检查失败。缺点是增加了对比剂用量，也增加了受检者接受的辐射剂量。

（2）智能监控法：在靶血管起始部选定一个层面设定好阈值，注射对比剂 10 秒后开始对这个层面进行低剂量同层动态扫描，间隔 1~3 秒，当管腔内浓度达到设定的阈值时，触发扫描。智能监控法触发扫描的优点是峰值时间更精确，使用对比剂量更低。缺点有二：一是增加了受检者接受的辐射剂量；二是对操作熟练程度要求较高，如果操作不当容易导致检查失败。

（3）经验法：顾名思义就是按照以往的经验大致估算各期延迟时间，注药后直接输入各期等待延迟时间后开始扫描。该方法优点是降低了对受检者的辐射剂量，相对于小剂量测试法也减少了对比剂用量。缺点是因每个人的延迟时间差异较大，不能估算出准确的延迟时间。因此使用经验法时一般会适当增加对比剂用量，这样可以延长靶血管内峰值持续时间，保证扫描时靶血管内血药浓度足够高，但同时造成了对比剂的浪费。

（三）静脉 CTA 检查

CTA 检查除在动脉系统成像应用外，在静脉系统也有一定应用。静脉系统成像不同于动脉系统成像，有自身特点。一般静脉系统成像分为回流法静脉成像和首过法静脉成像两种。

1. 回流法静脉成像　回流法静脉成像是最常用的静脉成像方法，该方法是经静脉注入对比剂后，对比剂经过体循环或肺循环后回流入静脉系统，待预成像的静脉内对比剂浓度达到峰值时进行 CT 扫描，然后经过重组可以得到静脉血管影像。该方法需要对比剂量较大，按体重一般为（1.5~2.0ml/kg）·体重（kg）/基础血清肌酐（mg/dl）。该方法可以对大部分静脉进行成像，如门静脉、腔静脉、下肢静脉、颈静脉、颅内静脉和肺静脉等。但是由于对比剂经过体循环或肺循环的稀释后，浓度不可能太高，所以血管 CT 值不会太高。欲提高血管内对比剂浓度，只能提高对比剂注射量。该方法成像技术简单，因为注射对比剂后对比剂浓度峰值持续时间较长，所以扫描时间窗大，一般静脉期扫描均可。回流法静脉成像虽然方法简单，但是缺点明显：一是需要对比剂量较大，二是图像 CT 值达不到要求。

2. 首过法静脉成像　该方法主要用于四肢静脉或锁骨下静脉成像。在预成像的静脉远心端注射稀释后的对比剂，待靶血管内对比剂峰值浓度达到峰值后进行 CT 扫描。该方法可以克服回流法静脉成像的缺点，使用少量对比剂即可达到较好的成像效果，靶血管内对比剂浓度峰值与体重及心排血量关系不大，主要取决于对比剂的稀释浓度及注射速度。具体方法是：将对比剂和生理盐水按 1∶3 的比例稀释，稀释原则是扫描时不产生高密度伪影为佳，然后将稀释后的对比剂以 2.0~3.0ml/s 的速度注入静脉，10~20 秒后进行扫描。

四、CT 非血管造影

CT 非血管造影是先对被检器官或结构进行非血管性造影，然后再进行 CT 扫描的检查方法。常用的有 CT 脑池造影（CT cistemography，CTC）、CT 脊髓造影（CT myelography，CTM）和窦道及瘘管造影等。随着 MRI 设备的普及，CTC 与 CTM 临床已很少应用。相对来讲，现在应用较多的是窦道及瘘管造影、口服对比剂或气体灌肠 CT 扫描。

窦道及瘘管 CT 造影检查指经窦道及瘘管注射对比剂后进行 CT 扫描。腹部 CT 造影检查是口服对比剂后以充盈胃和十二指肠，借以区分胃、十二指肠和其他器官、淋巴结，还可用于胃肠道病变的显示。盆腔检查时憋尿，并保留灌肠，以显示膀胱，区分肠道，有助于发现病变。气体灌肠 CT 造影检查主要用于 CT 虚拟结肠镜检查。

五、能谱 CT 扫描

（一）能谱 CT 扫描定义

常规 CT 中球管产生的 X 线具有连续的能量分布，而同一种物质在不同的 X 线能量下，其 X 线吸收系数是不同的，随着 X 线能量的变化，不同物质会呈现出不同的 X 线吸收衰减能力，即每种物质都有其特征的 X 吸收曲线，将其吸收系数连成一条曲线线称为能谱曲线。能谱 CT 即在两个或更多的能量下获取物质的衰减信息，不同组织的能量依赖性不同，可基于光子吸收的差异对不同组织进行鉴别和分类。在实际工作中不可能提供准确的单能量 X 线，而是通过对被检体进行高、低能量两次扫描，然后经过运算，计算出该物质在不同能量 X 线下的吸收系数，获得能谱曲线，用以评价物质性质，获得更多影像信息。由于不同厂商产品特色及能量扫描形式不尽相同，双能量 CT、能谱 CT、光谱 CT 等命名术语也较为多样。

能量 CT 成像的实现有多种技术与方法（表 3-3-2）（图 3-3-10，彩图 8），主要包括单源序列扫描双能量技术、单源双光束能量 CT、双源双能量 CT、单源瞬时管电压切换双能量 CT、双层探测器光谱 CT、光子计数 CT 等。能量 CT 成像的实现需要有采集、能量解析及后处理 3 个部分组成的影像链。常用的 X 射线能量解析方式有 2 种，即投影数据域解析和图像域解析。目前临床使用的能量 CT 成像方式中，单源瞬时管电压切换双能量 CT 和双层探测器能量 CT 是基于原始数据域的能量解析，而双源双能量 CT 是图像域解析。

表 3-3-2　能量 CT 成像实现的多种技术与方法

能量 CT	能量数据实现方式	能量解析方式	视野	探测器宽度（cm）	球管能量设置（kVp）	工作流程改变
单源序列扫描双能量技术	X 射线源（球管）	图像域	无限制	16	80 和 140	是
单源双光束能量 CT	探测器	图像域	无限制	4	120	是
单源瞬时管电压切换双能量 CT	X 射线源（球管）	投影图像域	无限制	8、16	80 和 140	是
双源双能量 CT	X 射线源（球管）	图像域	受限于较小探测器视野	5. 76	80/140（第 1 代）；80/140Sn、100/140Sn（第 2 代）；70/150Sn、80/150Sn、90/150Sn、100/150sn（第 3 代）	是
双层探测器光谱 CT	探测器	投影图像域	无限制	4	120 或 140	否
光子计数 CT	探测器	投影图像域	无限制	5. 76	无限制	否

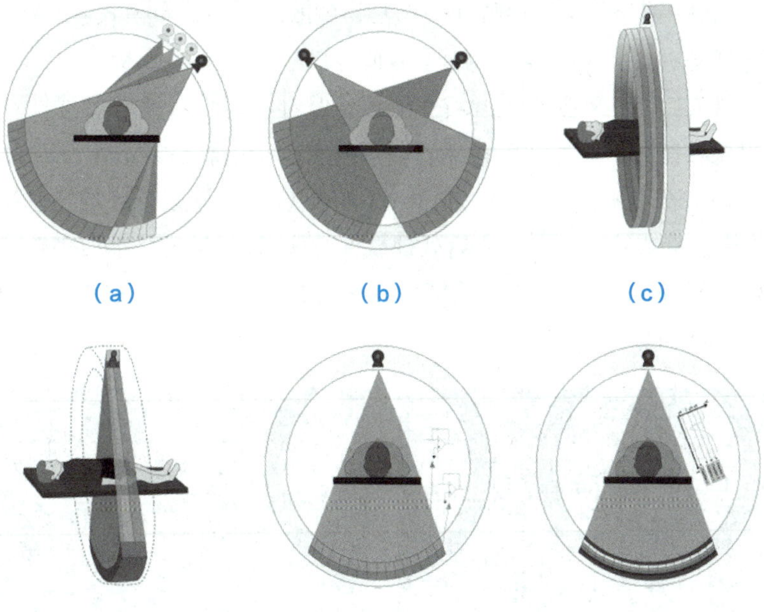

(a) (b) (c) (d) (e) (f)

图 3-3-10 实现能量 CT 的技术方法

(a) 单源瞬时管电压切换双能量 CT；(b) 双源双能量 CT；(c) 单源序列扫描双能量技术；(d) 单源双光束能量 CT；(e) 双层探测器光谱 CT；(f) 光子计数 CT

(二) 能谱 CT 临床应用

1. 减少线束硬化伪影 CT 检查中遇到相邻组织密度差别较大时，由于硬化效应的存在，会有伪影的产生，使用高能量段 VMIs 能够有效地抑制线束硬化伪影。能谱 CT 扫描利用基于物质分离原理计算出任意 X 线能级下的单能谱图像，从而实现单能谱成像。临床工作中常见的有：血管成像中对比剂浓聚所致的硬化线束伪影、动脉瘤夹闭术所用的瘤夹、血管支架、钙化斑块。能谱 CT 利用单能技术去除瘤夹的金属伪影，并且任意分离瘤夹、血管、骨骼三种物质，为动脉瘤夹闭术后的复查提供完美的影像。对于许多骨科受检者放置金属类材料植入物后，其 CT 检查图像会有大量的金属伪影产生而直接影响诊断，能谱 CT 特有的单能量去除伪影技术可以降低金属伪影的影响。头颅 CT 检查，在颅底由于 X 线束硬化效应会产生亨氏暗区，单能量图像能有效降低亨氏暗区的影响。

2. 提高小病灶检出率 能量 CT 可以提供 VMIs、碘图及原子序数图等多参数图像，低能量段 VMIs 能够提高异常强化病灶与背景组织的强化对比度，有利于小病灶及相对低对比度病灶的检出，如小肝癌、胰腺癌及肝转移瘤等。

碘图可以量化病灶强化程度，同时碘图及融合彩图的使用，也可以提高病灶显示的对比度，增强小病灶的检出率，如胰腺小神经内分泌肿瘤等。低能量段 VMIs 和碘图能够提高肿瘤边界显示度、瘤周血管显示及肿瘤血管组织对比度，可以辅助优化术前分期及手术规划。同时，有文献报道门静脉期能量 CT 能谱曲线还可用于鉴别肝癌及其他局灶性肝脏病变。

能谱 CT 利用单能量成像准确界定斑块各种成分的 CT 值，通过定量分析斑块各种成分的含量，以及物质解析等多种技术区分冠状动脉的易损斑块和稳定斑块，降低冠心病突发事件发生率和致残率。

3. 提高肿瘤定位与定性准确率 日常工作中经常会遇到某些较大的肿块定位困难，如肝肾间隙肿瘤。有文献报道动态增强各期的CT能谱特征，如基物质散点图的分布模式、70keV单能量CT值分布直方图以及能谱曲线形态特征，能够较好地对肝肾间隙肿瘤做出准确诊断。

4. 结石分析 常规CT能很好地检测出阳性结石，但对阴性结石缺乏敏感性。能量CT基于物质分离识别能够区分出尿酸盐结石和非尿酸盐结石，从而有助于指导临床治疗，因为尿酸结石可以通过碱化尿液溶解，而含钙结石则不能。此外，能量CT图像基于有效原子序数、基物质图、能谱曲线、低keV单能量CT值等定量参数，结合相应后处理软件，能够对泌尿系结石的成分进一步区分，如一水/二水草酸钙合物、羟基磷灰石、尿酸、胱氨酸、鸟粪石等（3-3-11，彩图9）。但需注意的是，能量CT对小结石（<3mm）的定性能力仍有限。

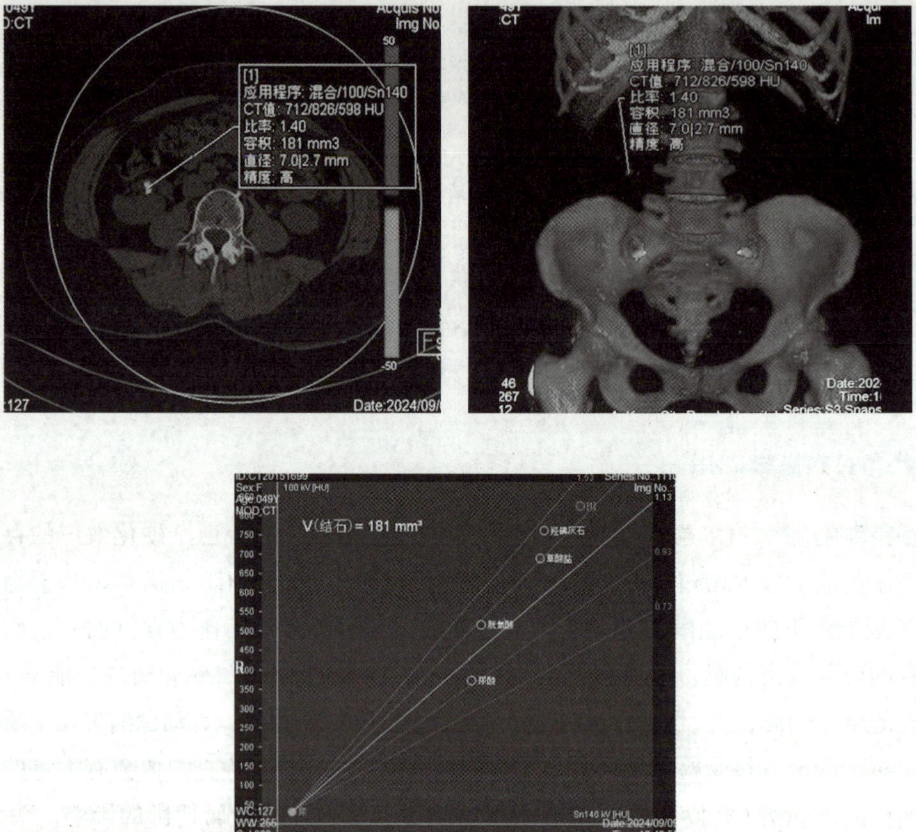

图 3-3-11 双能量结石成分分析

痛风结石需要将尿酸石、骨骼和软组织区分开来，能谱技术通过对比不同管电压下物质与软组织衰减值的比例关系将尿酸盐结晶与其他结构区分开，对于痛风石的检测和疗效随访有帮助。

5. 肌腱分析 肌腱、韧带、软骨等软组织的X线衰减系数相近，传统CT很难将其区分开，然而肌腱、韧带中的胶原分子侧链中的密实羟（基）赖氨酸和羟脯氨酸对不同能量的X线有较明显的衰减差异，因此利用双能量技术可以增大其对比显示，有助于评价外伤患者肌腱和韧带的连续性及完整性。

6. 去骨 通过对比待分离物质相对于软组织在CT值中斜率范围的不同，将血液（包括碘对比剂的血液）与骨结构区分开，主要用于CT血管成像时去除骨组织的干扰。

7. 实现模拟平扫 物质分离技术及基物质图像能将碘剂分离出来，在增强扫描的条件下实现模拟平扫，减少一次平扫。如水基图一次增强扫描可同时获得平扫和强化图像。但与真实平扫在临床诊断中的差异有待进一步研究。

第四节 CT 图像处理技术

一、图像定位像与显示功能处理

（一）定位片

CT 定位片是在进行 CT 扫描之前获取的一幅或多幅低剂量的二维图像。它类似于普通 X 线平片，主要目的是确定扫描的范围、角度和层面。例如，在对腹部进行 CT 扫描时，通过定位像可以清晰看到肝脏、脾脏等大致的解剖位置，从而准确设定扫描区域，避免扫描不必要的区域，减少患者的辐射剂量，同时提高扫描效率。

1. CT 定位片原理 主要是通过在患者身上进行一系列的横断面扫描，这些扫描通常在患者的身体表面和/或使用特制的体模上进行。在临床应用时为了对某一横断面定位，CT 球管和探测器保持静止，而 CT 床则根据需要移动，以确保被检部位在每次曝光时都保持一致的位置；且在运动中曝光，进行多幅单方向扫描。

2. CT 定位片获取方式 CT 机通常有专门的定位扫描程序。被检者摆好体位后，X 线球管在一定范围内以较低的剂量快速扫描，探测器接收穿过人体的 X 射线信号并转化为数字信号，经过计算机处理后生成定位像。定位像可以是前后位、侧位或者其他特定的体位，这取决于扫描部位和临床需求。比如，对于头颅 CT 扫描，常获取侧位和前后位定位像，以准确确定大脑的扫描层面。

（二）显示功能处理

1. 窗口技术 利用医学影像对人体正常组织或病变大小、位置、范围、毗邻关系的判断是基于图像分析得出的，而图像显示效果又是由窗口技术来调节的。以观察正常组织或病变组织为目的的图像密度、对比度调节技术称为窗口技术，包括窗宽、窗位和窗技术。

定义

1）窗宽（window width）：表示图像所显示的像素值的范围。窗宽越大，图像层次越丰富，组织对比度相应越小；窗宽越小，图像层次越少，对比度越大。

2）窗位（window level）：又称窗中心（window center），是指图像显示时图像灰阶的中心值。

3）窗技术（windowing）：系指调节数字图像灰阶亮度的一种技术，即通过选择不同的窗宽和窗位来显示成像区域，使之合适地显示图像和病变部位。

数字图像的显示是经计算机对数据计算，得出图像矩阵中每个像素的数值，再按每个像素数值的大小转换到显示器上，形成亮暗灰度不同的图像。为了更好、更多地显示组织的结构和细微信息，需要选择不同的窗技术来观察图像。不同组织的密度值不同，通常以欲观察的组织密度值作为窗中心。

双窗技术主要用于 CT 扫描图像中密度相差较大的部位，既能观察低密度组织，又能观察高密度组织，在 CT 图像中，窗宽是图像中 CT 值范围内组织以不同模拟灰度显示为影像，CT 值范围外组织则显示白色或黑色。窗位是指对应灰度级的中心位置。在窗口技术中，窗宽不变，窗位变大，则图像变暗；若窗位不变，则窗宽增大，图像对比度下降。同样的窗宽，由于窗位不同，其所包含的 CT 值范围不同。数字表达公式如下：

$$(C - W/2) \sim (C + W/2)$$

窗口技术使用恰当不仅对观片者视觉感受有影响，也会直接影响病变检出率和正确诊断率。

调节窗宽、窗位能改变图像的灰度和对比度，能抑制或去除噪声和无用的信息，增强显示有用的信息，但不能增加图像的信息。

2. CT 测量技术　CT 测量技术即计算机断层扫描测量技术。它利用 X 射线对物体进行断层扫描，探测器接收穿过物体后的 X 射线并将其转化为电信号或数字信号，再经计算机处理重建出物体内部的断面图像，这些图像可以展示物体内部的结构和组织信息，从而进行各种测量。

（1）CT 测量技术：主要包括以下几种。

1）线性测量：可以在 CT 图像上直接测量两点之间的距离，如医学领域测量肿瘤的大小、血管的长度。

2）面积测量：用于测量 CT 图像中某个区域的面积大小。例如，在医学中计算肺部病变区域的面积。

3）体积测量：通过对一系列 CT 图像进行处理和计算，能够测量物体或组织的体积。在医学上用于估算器官的体积、肿瘤的体积等。

4）密度测量：CT 值可以反映物体内部的密度信息。可测量不同组织或材料的密度差异，以此来区分不同的成分。比如在医学上区分正常组织和病变组织。

（2）CT 测量方法：主要有以下几种。

1）手动测量：具体如下。① 距离测量：在 CT 图像的横断、冠状或矢状面上，利用软件工具手动选取两点，即可测量两点间的直线距离。② 角度测量：通过在图像上确定三条线来测量角度，用于评估物体的几何形状变化。③ 面积测量：手动勾勒出感兴趣区域的轮廓，软件会根据轮廓计算出该区域的面积。在医学上用于测量肺部炎症区域面积。

2）自动测量：具体如下。① 阈值分割测：物体成分的 CT 值差异设定阈值，计算机自动识别并分割出符合阈值范围的区域，然后计算该区域的体积等参数。如在医学中区分骨骼和软组织后计算骨骼体积。② 基于模型的测量：利用预先建立的物体或组织的几何模型，与 CT 图像进行匹配，自动完成测量。这种方法在工业批量检测中应用较多，可以快速对比零件与标准模型的差异。

（3）CT 值测量技术关键在于如何正确选择感兴趣区。其主要方法如下。

1）病灶最大层面。

2）病灶中心层面。

3）病灶征象最具代表性的层面。

4）对密度均匀的病灶，感兴趣区应选择在中心点，感兴趣区面积不宜过小，也不能过大。对密度不均匀的病灶，感兴趣区应选择在密度有差异的代表层面，应同时测量多个密度有差异的病灶的 CT 值，以备对比，为进行对比、分析，既要测定病变的部位，也要测定正常部位的 CT 值。

5）平时做平扫和增强扫描，应保持两次扫描位置，层厚相同，所测 CT 值的感兴趣区位置，大小要一致，这样有利于鉴别平扫和增强后的 CT 值的变化。

6）在选择感兴趣区时，还应考虑到扫描部位的中心部位，层面厚度，在 CT 值的测量中，应注意减少部分容积效应，以及其他伪影所致的 CT 值偏差。

CT 值的测量对我们诊断是很有帮助的，比如平均 CT 值：我们的病灶不可能只有一种密度，这个感兴趣区内可以同时有多种病变，比如钙化、坏死等，如果我们单测一个 CT 值，就是说一个点的 CT 值根本无法反映这个病灶的性质。

二、图像后处理技术

微课：图像后处理技术

早期的 CT 后处理技术较为繁杂，主要利用采集的横断面数据按图像重组的要求选定 CT 阈值范围，利用手动方法去除阈值之外的组织和物体进行图像后处理，不但耗时耗力，而且丢失了很多对疾病诊断有价值的信息。随着计算机技术的飞速发展，多种模块化的后处理技术能够将原始图像按照不同的需求重组为二维及三维图像，这些常规的图像后处理技术包括多平面重组、最大（小）密度投影、容积再现、CT 仿真内镜、表面阴影显示等。在实际临床应用中，单一的图像后处理技术往往不能有效解决临床问题，常常需要联合使用多种图像后处理技术，直观、准确地显示复杂的解剖结构、病变形态、大小测量及其与周围组织的关系，为临床医生提供熟悉及需要的显示方式，通过对重组图像的观察，能够直观地理解病变，对治疗方案的选择和手术计划的制订都有重要意义。所谓图像后处理技术，就是扫描把获得的原始图像做相应的人技术处理，使其符合临床诊断要求的图像技术。

（一）图像再重建技术

原始扫描数据经过计算机采用特定的算法处理，得到能够用于诊断的图像，这种处理方法或过程称为重建。图像重建速度是衡量 CT 机性能的一个重要指标。CT 扫描后采集的原始数据可进行多次重建。根据疾病需要选择图像重建模式，图像重建可改变的参数有显示野、重建函数、层厚和间隔及扫描时相等。

1. 重新选择层厚　由于原始图像数据采集的空间分辨力已经达到亚毫米，而初始扫描的层厚可以远远大于这个空间分辨力，例如常规胸部 CT 扫描采用的 8mm 层厚。扫描完成后，如果发现病灶远远小于层厚，为了消除部分容积效应带来的误差，可以利用原始数据再选择层厚重建薄层图像。这个选择可以无限制地重复，由于是扫描后的图像处理，不会给患者增加额外的辐射剂量。

2. 重新选择卷积核　由于 CT 扫描后得到的是原始数据，扫描结束后，可以再次选择适应要求的卷积核进行再次图像重建，以获得符合临床诊断要求的图像。例如，胸部扫描只需进行 1 次数据采集，我们可以应用不同的卷积核，分别重建出软组织密度图像和高分辨力的肺窗图像。

3. 重新选择重建间隔　由于是螺旋扫描获得的容积数据，从理论上讲，可以从扫描轨迹的任何一个点开始重建图像，而图像的重建间隔是扫描后的重建步骤，因此，可以在扫描后进行更改，再次重建出不同重建间隔的图像。例如初始扫描设置的重建间隔为 100%，扫描完毕后可以利用原始数据再次重建出重建间隔为 20% 或 50% 的图像。重建间隔的缩小并不能改善重建图像的密度分辨力与横轴空间分辨力，但可以消除微小病灶在纵轴方向的部分容积效应，也可以改善后处理图像的空间分辨力。当重建数据的覆盖大于层厚 50% 的时候，后处理图像的质量不会再有改善。

4. 重新选择显示野　重建图像时，选择与原始图像不同的显示野，可以弥补残缺的图像及获得清晰的细微结构。如因体位不正或其他原因导致图像不在显示屏中心时，可以选择原始数据再次重建，移动重建中心使图像显示于屏幕中心。另外，还可以利用缩小重建视野的方法使图像放大重建。放大重建图像的分辨力、清晰度都有提高，可以较好地显示细微结构。例如，利用外伤性头颅横断面重建放大的鼻骨、筛窦、眼眶等结构，观察骨折、鼻窦内积血、眶内眼肌及视神经肿胀等情况。

（二）图像数据的再处理

由于 CT 的原始图像仅仅是横断面图像，横断面图像远不能满足在解剖观察方面的要求。还需要冠状、矢状及某种特殊角度的断面图像；对于血管结构来说还需要不同角度的三维图像。把原始横断面图像的数据进行重新排列组合及不同显示方式的处理，形成不同形式的新图像的图像数据再处理，也是图像后处理技术的重要组成部分。

1. 多平面重组和曲面重组 在传统图像处理技术中，可以通过横断面的像素重新排列，重组出冠状面或矢状面图像，或者和横断面呈任意角度的任意断面的图像，但重组面只能是 1 个平面。因此，它是单一面的重组。而在现在影像处理技术中，可以通过 1 种断面或多种断面（可以横断面、冠状面、矢状面、任意面）重组出同一投射线方向、任意多平面的图像，并以二维平面图像的显示方式显示。其操作方法非常简单，在三维定位像中任意画线，计算机即按画线平面自动重组，这就是所谓的多平面重组（multiple planar reformation，MPR）。如果画线是 1 个连续的曲面，那么计算机就按该曲面进行重组，这就是曲面重组（curve planar reformation，CPR）。MPR 和 CPR 克服了传统单一断面显示的不足，在不同角度的平面或曲面进行像素重组，把原本不在 1 个横断面上的组织结构、病变部位。在操作上 MPR 和 CPR 的图像质量和诊断价值依赖于操作者的专业水平、扫描时的螺距、层厚和分辨率等参数。使用多平面重组图像时也应注意，它是 1 个变形的二维图像，其几何尺寸和实际尺寸有很大差别。

2. 最大密度投影与最小密度投影 最大密度投影（maximum intensity projection，MIP）技术是利用投影成像的原理，按三维数据的任意方向做许多投影线，取各投影线经过的最大密度值的体素，作为显示图像的像素值，低密度的结构都被去除。MIP 图像就是所有投影线对应的若干最大密度的像素组成的图像。

投影是能够把三维信息变成二维图像的常用方法。

MIP 投影的方向可以是任意的，对于前后物体影像重叠的 MIP 图像，可通过多角度投影或旋转，把重叠处分开显示；或者采用滑动层块技术进行区域性显示。

MIP 取每个体素的最大密度进行投影并在图像上显示出来，着重反映组织的密度差异，对比度较高，临床上常用于具有相对高密度的组织结构的显示。

MIP 图像主要提供密度信息，因而能区分血管壁钙化和充盈对比剂的血管腔，但当钙化围绕血管壁 1 周时，常常会因为钙化的遮盖而影响血管腔的显示。MIP 图像体现了密度信息，密度的高低可在图像上直观显示出来，但不能在 MIP 图像上测量 CT 值，经过最大值的运算，结果像素值要高于原图像的 CT 值。

MIP 的缺点：①前后的影像重叠，高密度结构完全遮挡密度较低的结构，因此，在投影前经常需要进行分割，以屏蔽邻近遮挡靶血管或不需显示的高密度结构。②空间结构欠佳。③低密度结构被忽略，CTA 中的小血管或血管末梢的信息容易被丢失。

最小密度投影（minimum intensity projection，MinIP）和最大密度投影正好相反，是以投影线经过的最小密度体素值进行投影成像。MinIP 主要适用于气道的显示，对于中央气道病变的诊断价值较大，对于周围气道病变诊断有一定帮助。

3. 表面阴影显示 表面阴影显示（surface shadowed display，SSD）是在三维容积像素内选定某一CT值（称为阈值，大于此阈值的像素被保留）并将大于该阈值的所有像素连接起来，按表面数学模式进行图像重建，其余像素全部舍弃，同时应用1个或多个假设光源并计算其反射值，通过表面阴影提供透视效果，称为SSD。这种重建方法有效降低了计算量，提高了运算效率，增加了重组图像的清晰度，但要损失99%的信息量。SSD显示解剖关系极佳，尤其是血管或支气管的重叠区域，所以在显示主动脉弓分支，确保分支起源显示清楚时特别重要。在重组图像时可以选择多个阈值，从而在一个容积体内重组出多个SSD图像，并通过不同伪彩加以区别。SSD图像能较好地描绘出复杂的三维结构，尤其是在有重叠结构的区域。可用于胸腹大血管、肺门及肺内血管、肠系膜血管、肾血管及骨与关节的三维显示。

4. 容积再现 容积再现（volume rendering，VR）是将选取的层面容积数据的所有体素加以利用，直接把三维灰度数据投影显示到二维屏幕上，它不需要重建物体的表面几何信息。VR技术利用了全部数据，而MIP、SSD等后处理技术所利用的容积数据不到10%。VR整个处理过程分两部分。

（1）预处理：包括计算体素的阻光度、颜色、梯度等。其中阻光度代表VR的特色，把体素当作半透明的，阻光度就是体素不透明的程度，取值0表示完全透明，1表示完全不透明。根据不同的部位及显示要求选择，如仅需显示血管，则可将阻光度上调，如需显示血管和肿瘤的关系，则将阻光度调低，两者同时显示。容积再现技术的模糊处理更加真实地描述了物体的空间分布。

（2）投影显示：最直接的是光线跟踪法，假想许多光线从后方穿过半透明的三维数据，把每一条光线经过的所有体素的阻光度、颜色、梯度进行累计合成，得到屏幕上的最终效果。也可采用平行或透视投影。实际上容积再现也是利用光照模型来模拟自然界的光学现象，包括透射和反射，SSD和MIP可被看作VR的特殊情况，SSD只模拟了光在物体表面的反射，MIP则只把VR的光线跟踪法合成运算改为求最大值。

目前智能化的VR软件，操作者只需按部位选择不同例图，就可以自动重组出所需的VR图像。

5. 仿真内镜 CT仿真内镜（CT virtual endoscopy，CTVE）是用计算机软件功能，将螺旋扫描所获得的容积数据进行后处理，重建出空腔器官内表面的立体图像，以三维角度模拟内镜观察管腔结构的内壁，目前已有胃肠腔、气管腔、血管腔、鼻腔等空腔结构器官的CT仿真内镜。

首先，利用螺旋扫描所得的三维数据重建出三维立体图像。依此为基础，调整阈值和透明度，使不需要观察的组织完全透明，需要观察的组织完全不透明，再选择合适的伪彩色，作为所观察组织的内壁颜色。然后，利用计算机远景投影功能不断调整视屏距、物屏距及假想光源的方向，以腔内为视角，依次调整物屏距（被观察物体与荧光屏的距离即调整Z轴），产生被观察物体不断靠近模拟视点并逐渐放大的若干图像，将这些图像连续回放，在动态观察中产生类似真正内镜观察的效果。血管CT仿真内镜能从图像上将血管壁与钙化分别着伪彩色，用以分辨钙化性和非钙化性血管狭窄。

三、基于人工智能的CT图像后处理技术及其医疗应用

（一）什么是医学AI后处理技术

医学AI后处理技术是指在医学数据（如医学影像、生理信号等）初步获取后，利用人工智能算

法进行深度处理的技术，主要包括以下几个方面。

1. 影像质量优化

（1）可以减少影像中的噪声，例如在低剂量 CT 扫描影像中，AI 算法能够在保留关键信息的同时，降低因低剂量扫描产生的噪声，使图像更加清晰，有助于医生观察病变细节。

（2）提升图像的分辨率，对于超声等一些分辨率相对较低的影像，通过超分辨率重建技术，利用 AI 模型学习高分辨率和低分辨率图像之间的特征关系，生成更高分辨率的图像。

2. 影像分割

（1）精准地划分出不同的解剖结构和病变组织。在脑部 MRI 影像中，AI 后处理技术能够准确地分割出大脑的各个脑叶、脑室以及肿瘤等病变部分，为医生提供精确的病变范围和位置信息。

（2）对于一些复杂的组织结构，如心血管系统，能够将动脉、静脉和心脏组织分别分割出来，帮助医生进行心脏疾病的诊断和血管病变的评估。

3. 疾病诊断辅助

（1）对医学影像进行特征提取和分析，自动识别疾病特征。例如在胸部 X 光影像中，AI 模型可以识别肺结节、肺炎等病变，并且能够根据病变的大小、形状、密度等特征，对疾病的严重程度进行初步判断。

（2）通过对大量的影像数据和病例结果进行学习，AI 后处理技术能够为医生提供诊断参考意见，比如对乳腺钼靶影像进行分析，提示医生可能存在的病变类型和风险等级。

4. 信号降噪与特征提取

（1）对于心电图（electrocardiagram，ECG）、脑电图（electroencephalography，EEG）等生理信号，AI 算法可以去除信号中的干扰成分，如肌电干扰、工频干扰等，提高信号的质量。

（2）同时，能够从复杂的生理信号中提取有价值的特征，如从 ECG 信号中提取 P 波、QRS 波、T 波的形态和时间间隔等特征，帮助医生诊断心律失常等心脏疾病。

5. 疾病预测与监测

（1）根据生理信号的变化趋势和特征，预测疾病的发生和发展。例如，通过对糖尿病患者的血糖监测数据和相关生理信号进行分析，预测血糖的波动情况，提前采取干预措施。

（2）对处于重症监护中的患者，持续监测其生理信号，利用 AI 后处理技术及时发现病情的恶化迹象，如通过分析动脉血压波形和心率变异性，预测患者是否可能出现休克等紧急情况。

（二）CT 与 AI 后处理技术结合的临床应用

1. 疾病诊断方面

（1）肿瘤检测与分期

1）肿瘤诊断中，CT 影像结合 AI 后处理技术能够更精准地检测肿瘤。例如，对于肺癌，AI 算法可以在 CT 影像中自动识别肺部结节，并且通过对结节的形态（如分叶征、毛刺征），密度，大小等特征进行分析，判断结节的良恶性。同时，还能结合身体其他部位的 CT 扫描结果，确定肿瘤是否转移，辅助医生进行肿瘤分期，从而为后续治疗方案的制订提供更准确的依据。

2）在肝癌诊断时，AI 后处理技术可以分析肝脏 CT 影像，精准定位肿瘤位置，测量肿瘤大小，并通过分析肿瘤与周围血管、胆管的关系，评估手术切除的可行性。

（2）心血管疾病诊断

1）在冠状动脉疾病的诊断中，CTA 结合 AI 后处理能够自动提取冠状动脉血管树，清晰地显示血管狭窄程度和斑块性质。AI 算法可以分析血管壁的钙化情况，以及软斑块的成分和稳定性，帮助医生判断患者发生心肌梗死的风险。

2）对于心脏结构异常，如先天性心脏病，通过 CT 扫描结合 AI 技术，可以对心脏各个腔室的大小、形态进行精确测量，并且能够识别心脏间隔缺损、瓣膜异常等病变，可以有效地提高诊断的准确性。

（3）神经系统疾病诊断

1）在脑部疾病诊断中，CT 影像结合 AI 后处理技术可以对脑出血、脑梗死等脑血管疾病进行快速诊断。AI 能够自动识别出血区域的范围和出血量，或者判断梗死灶的位置和大小。

2）对于脑部肿瘤，AI 可以辅助医生区分肿瘤组织和周围正常脑组织，还能通过分析肿瘤与周围神经结构的关系，为手术治疗提供重要信息。

2. 治疗方案规划方面

（1）手术规划

1）在外科手术前，CT 扫描结合 AI 后处理技术能够为手术提供详细的三维解剖结构信息。以骨科手术为例，AI 可以对骨骼 CT 影像进行三维重建，并精准分割出骨骼、关节、肌肉、血管等组织。医生可以利用这些信息确定手术切口位置、植入物的型号和放置位置，还能通过模拟手术过程，预测可能出现的风险，从而制订更合理的手术方案。

2）在神经外科手术中，AI 后处理的 CT 影像可以帮助医生清晰地了解脑部病变与周围神经血管的空间关系。例如，在脑肿瘤切除手术中，医生可以根据 AI 提供的信息，规划最佳的手术入路，最大限度地减少对正常脑组织的损伤。

（2）介入治疗引导

1）在血管介入治疗过程中，CT 结合 AI 后处理技术可以实时提供血管影像，并对介入器械的位置进行精准定位。例如，在冠状动脉介入治疗中，通过 CTA 和 AI 技术，医生可以在术前准确评估血管病变情况，在术中实时监测导丝、支架等器械在血管内的位置和状态，确保治疗的准确性和安全性。

2）对于非血管介入治疗，如经皮穿刺活检或消融治疗，CT 结合 AI 后处理技术可以帮助医生确定最佳的穿刺路径，避免损伤重要的组织器官，提高治疗的成功率。

3. 治疗效果评估方面 主要进行肿瘤治疗评估。

1）在肿瘤放疗或化疗过程中，定期进行 CT 扫描并结合 AI 后处理技术，可以对治疗效果进行动态评估。AI 可以对比治疗前后肿瘤的大小、形态、密度等变化，准确判断肿瘤是否缩小、坏死或复发。例如，在肺癌放疗后，通过分析 CT 影像，AI 能够区分肿瘤组织的纤维化改变和肿瘤复发，为后续治疗提供参考。

2）对于肿瘤靶向治疗，CT 结合 AI 后处理技术可以观察肿瘤内部的血流灌注情况和代谢变化，评估药物的疗效，帮助医生及时调整治疗方案。

3）其他疾病治疗评估：①在心血管疾病治疗后，如冠状动脉搭桥或支架植入术后，CT 结合 AI 后处理技术可以检查血管的通畅情况和心肌的恢复情况。AI 可以对 CTA 影像进行分析，评估血管再狭窄的风险，以及心肌灌注是否改善，为后续的康复治疗提供依据。②在骨科疾病治疗后，如骨折内固定术后，CT 结合 AI 后处理技术可以观察骨折的愈合情况，包括骨痂的形成、骨折线的模糊程度等，帮助医生判断康复进度，调整康复计划。

4. 临床教学与培训方面

（1）案例教学

1）CT 结合 AI 后处理技术为医学教学提供了丰富的案例资源。教师可以利用带有 AI 分析结果的 CT 病例，向学生讲解各种疾病的影像学表现和诊断思路。例如，在心血管系统疾病教学中，通过展示带有 AI 标记的冠状动脉 CTA 影像，直观地向学生介绍冠状动脉粥样硬化的影像学特征和诊断要点。

2）对于复杂的解剖结构，如人体脊柱，教师可以利用 CT 三维重建结合 AI 后处理的影像，向学生展示脊柱的各个结构以及常见疾病（如椎间盘突出）的影像表现，帮助学生更好地理解解剖知识和疾病诊断方法。

（2）模拟训练

1）医学生可以通过使用 CT 结合 AI 后处理的影像进行诊断模拟训练。学生可以在系统中对 CT 影像进行观察和分析，然后与 AI 提供的诊断结果进行对比，提高自己的影像诊断能力。

2）在手术培训方面，利用带有 AI 分析的 CT 影像进行手术模拟操作，让学员熟悉手术过程中可能遇到的解剖结构和病变情况，提高手术操作技能。

（三）医学 AI 后处理技术的发展趋势

医学 AI 后处理技术的发展趋势如下。

1. 多模态数据融合

（1）不同影像模态融合：医学影像存在多种模态，如 CT、MRI、PET 等，每种模态都提供了独特的信息。未来，AI 后处理技术将能够更好地融合这些不同模态的数据，综合分析以获取更全面、准确的诊断信息。例如，将 CT 的解剖结构信息与 PET 的功能代谢信息相结合，能够更精确地识别肿瘤的位置、边界以及活性程度，为肿瘤的诊断、分期和治疗方案制订提供更有力的支持。

（2）影像与临床数据融合：除了影像数据，患者的临床信息（如病历、实验室检查结果、基因数据等）对于疾病的诊断和治疗也至关重要。AI 后处理技术将进一步加强与临床数据的融合，综合考虑患者的各种信息，实现更精准的诊断和个性化的治疗。例如，结合患者的基因数据和脑部 MRI 影像，预测患者患神经系统疾病的风险和对特定治疗的反应。

2. 更高的准确性和可靠性

（1）模型优化与改进：随着深度学习算法的不断发展和优化，AI 后处理模型的准确性和可靠性将不断提高。研究人员将不断探索更先进的神经网络结构和训练方法，以提高模型对医学数据的分析能力和诊断准确性。例如，采用更复杂的卷积神经网络结构、引入注意力机制等，使模型能够更好地捕捉医学影像中的细微特征和复杂模式，减少误诊和漏诊的情况。

（2）质量控制与验证：为了确保 AI 后处理技术在临床应用中的可靠性，未来将建立更严格的质量控制和验证体系。这包括对训练数据的质量评估、模型的性能验证、临床实际应用中的效果评估等。例如，开展多中心的临床试验，验证 AI 后处理模型在不同医疗机构和患者群体中的准确性和稳定性，确保其能够真正为临床诊断和治疗提供可靠的支持。

3. 个性化医疗

（1）个体特征分析：每个人的身体状况和疾病表现都是独特的。医学 AI 后处理技术将越来越注重对个体特征的分析，根据患者的具体情况提供个性化的诊断和治疗建议。通过对患者的医学影像、基因数据、生理信号等多源信息的综合分析，AI 可以为每个患者制订最适合其个体的治疗方案，提高治疗效果和患者的生活质量。

（2）动态监测与调整：在疾病的治疗过程中，患者的病情可能会发生变化。AI 后处理技术将能够实现对患者的动态监测，实时分析医学数据的变化，并根据变化情况及时调整治疗方案。例如，通过对患者的连续影像数据和生理指标的监测，及时发现疾病的进展或治疗的不良反应，以便医生及时调整治疗策略。

4. 可解释性增强

（1）模型解释方法研究：虽然 AI 后处理技术在医学领域取得了显著的成果，但目前很多 AI 模型的决策过程是一个“黑盒”，医生和患者难以理解模型是如何得出诊断结果和治疗建议的。未来，研究人员将致力于开发可解释性更强的 AI 模型和后处理技术，使模型的决策过程更加透明和可理解。例如，通过可视化技术展示模型对医学影像的分析过程，解释模型是如何识别病变特征和作出诊断的，增强医生和患者对 AI 技术的信任。

（2）临床解释与沟通：除了技术层面的可解释性，医学 AI 后处理技术还需要与临床实践更好地结合，以便医生能够将 AI 的分析结果准确地传达给患者。这就要求开发出易于医生理解和使用的解释工具和界面，使医生能够更好地理解 AI 模型的输出结果，并将其转化为临床语言与患者进行沟通，提高患者对治疗方案的理解和依从性。

5. 与临床工作流程的深度融合

（1）无缝集成到医疗系统：医学 AI 后处理技术将逐渐与医院的电子病历系统、影像存储与传输系统等医疗信息系统实现无缝集成，成为临床工作流程的重要组成部分。医生可以在日常的诊疗工作中方便地使用 AI 后处理技术，快速获取诊断结果和治疗建议，提高工作效率。例如，在医生查看患者的影像报告时，AI 后处理系统能够自动分析影像并将结果实时显示在医生的工作界面上，为医生提供辅助诊断。

（2）智能辅助决策与治疗规划：AI 后处理技术将不仅仅局限于诊断环节，还将在治疗规划、手术模拟、预后评估等方面发挥更大的作用。例如，通过对患者的医学影像和生理数据的分析，为手术医生提供手术方案的优化建议，预测手术的风险和效果；在肿瘤治疗中，根据患者的影像和基因数据，制订个性化的放疗和化疗方案，提高治疗的针对性和有效性。

6. 分布式计算与边缘智能

（1）分布式计算加速处理：医学数据的处理需要大量的计算资源，随着医疗数据的不断增长，分布式计算技术将在医学 AI 后处理中得到广泛应用。通过将计算任务分配到多个计算节点上并行处理，可以大大提高数据处理的速度和效率，缩短诊断和治疗的时间。例如，利用云计算平台或分布式计算集群对大规模的医学影像数据进行分析和处理，快速生成诊断报告。

（2）边缘智能实现实时处理：在一些医疗场景中，如急救、远程医疗等，需要对医学数据进行实时处理和分析。边缘智能技术将 AI 处理能力下沉到医疗设备的边缘端，使医疗设备能够在本地对数据进行实时分析和处理，减少数据传输的延迟和带宽占用。例如，在便携式超声设备上集成 AI 后处理功能，医生可以在现场快速获取超声影像的分析结果，为患者提供及时的诊断和治疗建议。

7. 跨学科合作与创新

（1）医学与工程技术的结合：医学 AI 后处理技术的发展需要医学专家、计算机科学家、工程师等多学科专业人员的紧密合作。医学专家提供专业的医学知识和临床经验，计算机科学家和工程师则负责开发和优化 AI 算法和技术。未来，这种跨学科的合作将更加深入和广泛，促进医学 AI 后处理技术的不断创新和发展。例如，医学专家和工程师共同研发新型的医学影像设备，结合 AI 后处理技术，实现更高效、准确的影像采集和分析。

（2）与其他领域的融合借鉴：医学 AI 后处理技术还将借鉴其他领域的先进技术和经验，如自然语言处理、计算机视觉、机器人技术等。例如，利用自然语言处理技术对医学文本数据进行分析，提取关键信息，辅助医生进行病历记录和诊断报告的撰写；借鉴机器人技术的运动控制和操作精度，开发智能手术机器人，结合 AI 后处理技术，实现更精准的手术操作。

四、功能分析软件的应用

（一）功能分析软件在临床上的概述

功能分析软件是一种专门用于对各种数据进行处理、分析，以提取有价值信息并辅助决策的工具。在医学领域，它有以下特点。

1. 数据处理能力

（1）支持多种数据格式：能够处理医学影像（如 DICOM 格式的 CT、MRI、X 光图像）、病理切片图像、生理信号（如心电图、脑电图）以及临床文本数据（如病历）等多种类型的数据。

（2）数据清洗和转换：可以对原始数据进行清洗，去除噪声、错误数据，同时将数据转换为适合分析的格式。例如，在处理心电图数据时，软件会对信号进行滤波，去除肌电干扰等噪声。

2. 分析功能

（1）影像分析

1）形态学分析：对于医学影像，能分析器官、组织或病变的形态特征。如测量肿瘤的大小、形状、边界清晰度，计算器官的体积、表面积等几何参数。

2）密度和信号强度分析：可以确定组织的密度（在 CT 影像中）或信号强度（在 MRI 影像中），通过对比正常组织和病变组织的这些参数差异来辅助诊断。例如，在脑部 MRI 中，软件可以分析脑白质和脑灰质的信号变化，帮助发现脱髓鞘病变。

3）影像分割：精确地将不同的组织或结构从影像中分割出来。例如，在心脏影像中分割出心房、心室、血管等结构，以便单独对这些部分进行分析。

（2）生理信号分析

1）特征提取：从生理信号中提取有意义的特征。如在心电图分析中，软件可以提取 P 波、QRS 波群、T 波的幅度、宽度、间期等参数，用于诊断心律失常等心脏疾病。

2）信号分类和识别：对生理信号进行分类，识别正常和异常模式。比如，在脑电图分析中，能够区分癫痫发作和正常脑电活动的波形。

（3）临床文本分析

1）信息提取：从病历等文本数据中提取关键信息，如患者的症状、病史、诊断结果、治疗过程等，用于疾病统计、临床研究等。

2）语义分析：理解文本中的语义关系，例如分析不同症状与疾病之间的关联程度，辅助医生进行诊断。

3. 可视化展示

（1）二维和三维可视化：将分析结果以直观的图形、图像形式展示。例如，将脑部的三维结构模型展示出来，医生可以旋转、缩放模型，从不同角度观察病变位置与周围组织的关系；对于统计数据，可生成柱状图、折线图等进行展示。

（2）动态展示：对于一些随时间变化的数据，如心脏跳动过程中心肌运动、血液流动等情况，以动态形式展示，让用户更好地理解生理过程和疾病演变。

（二）功能分析软件的临床应用

功能分析软件的临床应用包括以下几个方面。

1. 诊断环节应用

（1）影像诊断辅助

1）提高病变识别精度：功能分析软件能够对 X 光、CT、MRI 等影像进行详细分析。例如在肺部 CT 影像中，软件可以自动识别肺结节，并通过分析结节的边缘、密度、内部结构等特征，辅助医生判断结节是良性还是恶性。对于微小病变的检测，软件可以增强影像的对比度，使医生更容易发现早期病变，如早期乳腺癌在乳腺钼靶影像中的微小钙化点。

2）多模态影像融合分析：它还能融合不同模态的影像，如将 PET-CT 的代谢信息与 CT 的解剖结构信息相结合。在肿瘤诊断中，医生可以同时观察肿瘤的位置、大小及其代谢活性，更全面地评估肿瘤的性质和分期。

（2）病理诊断辅助

1）细胞形态分析：在病理切片方面，功能分析软件可以对细胞的形态、大小、核质比等进行量化分析。以宫颈癌病理诊断为例，软件能够自动识别癌细胞，统计癌细胞的特征参数，帮助病理医生判断癌症的分级，提高诊断的准确性和效率。

2）组织病理特征提取：软件可以提取组织病理切片中的特征，如组织结构的紊乱程度、血管生成情况等。在评估肿瘤的侵袭性时，这些特征是重要的参考指标。

（3）生理信号分析辅助

1）心电分析：对于心电图信号，功能分析软件可以精确测量各种波形参数，如 P-R 间期、QRS 波群宽度、ST 段改变等。通过对这些参数的分析，能够快速诊断心律失常、心肌缺血等心脏疾病。

2）脑电分析：在脑电图分析中，软件可以识别不同频率的脑电波，如 α 波、β 波、θ 波、δ 波，以及癫痫样放电等异常波形。这有助于诊断癫痫、睡眠障碍等神经系统疾病。

2. 治疗规划应用

（1）手术规划支持

1）三维模型构建与分析：功能分析软件可以根据患者的影像数据构建三维解剖模型。在神经外科手术中，能清晰地呈现大脑的神经、血管和病变的空间关系。医生可以利用该模型模拟手术操作，规划最佳的手术路径，减少对正常组织的损伤。例如，在脑肿瘤切除手术中，通过软件确定安全的手术入路，避开重要的功能区和血管。

2）手术器械选择辅助：在骨科手术中，软件可以分析骨骼的形态、密度等参数，帮助医生选择合适的植入物，如人工关节的型号、尺寸。同时，还能模拟植入过程，预测植入后的力学效果，优化手术方案。

（2）放疗计划制订：具体如下。靶区确定与剂量计算：在肿瘤放射治疗中，功能分析软件根据肿瘤的位置、大小和形状，结合周围正常组织的分布，精准确定放射治疗的靶区。并且，软件可以计算出最佳的放射剂量分布，在保证肿瘤得到足够照射剂量的同时，尽可能降低对周围正常组织的辐射。例如，在鼻咽癌放疗计划制订中，软件可以综合考虑鼻咽部肿瘤的复杂形状和周围重要器官（如脑干、视神经等）的位置，制订个性化的放疗计划。

3. 治疗效果评估应用

肿瘤治疗效果评估

1）肿瘤体积和活性监测：功能分析软件可以对比治疗前后的影像数据，测量肿瘤的体积变化。对于接受放疗或化疗的肿瘤患者，通过分析肿瘤的代谢活性变化（如 PET-CT 影像中的 SUV 值变化），判断肿瘤细胞的杀伤情况，评估治疗的有效性。例如，在肺癌治疗过程中，观察肿瘤大小和代谢活性的下降程度，来确定治疗方案是否有效。

2）正常组织损伤评估：除了关注肿瘤本身，软件还可以评估治疗对周围正常组织的损伤。在胸部放疗后，通过分析肺部功能指标（如肺活量、肺弥散功能等）和影像变化，了解肺部放射性损伤的程度。

3）其他疾病治疗效果评估：具体如下。①心血管疾病康复评估：在心血管疾病治疗后，如冠状动脉搭桥术或心脏支架植入术后，功能分析软件可以分析心脏功能的恢复情况。通过测量心脏的射血分数、心肌灌注等指标，以及观察血管的通畅性，评估治疗效果和患者的康复进程。②神经系统疾病康复评估：对于脑卒中等神经系统疾病患者，软件可以对患者的运动功能、认知功能等进行量化评估。例如，通过分析患者的肢体运动轨迹、力量等参数，以及脑部功能影像的变化，判断康复治疗的效果，为调整治疗方案提供依据。

4. 临床教学应用

病例教学辅助

1）典型病例展示与分析：功能分析软件可以存储和展示各种典型病例的影像、生理信号和病理资料。在医学教学中，教师可以利用这些病例进行讲解，让学生直观地了解疾病的诊断要点和治疗过程。例如，在心脏病教学中，通过展示冠心病患者的心电图变化、心脏超声影像和冠状动脉造影影像，帮助学生掌握冠心病的诊断方法。

2）模拟临床场景教学：软件还可以模拟临床诊断和治疗场景，让学生在虚拟环境中进行实践操作。例如，在影像诊断教学中，学生可以在软件中对病例影像进行分析、诊断，然后与软件提供的正确诊断结果进行对比，提高诊断技能。

（三）功能分析软件在临床的意义和发展趋势

1. 功能分析软件在临床的意义

（1）提高诊断准确性和效率

1）疾病识别与分类：软件可以对医学影像、病理切片、生理信号等数据进行精确分析和处理，帮助医生更准确地识别疾病特征。例如，在肺部疾病诊断中，对胸部 CT 影像的分析软件能够检测出微小的结节、阴影等异常，辅助医生判断是否为肿瘤、炎症等病变；在神经系统疾病诊断中，对脑电图的分析软件可以识别异常脑电波，帮助诊断癫痫等疾病。

2）多模态数据融合诊断：能够整合不同类型的医疗数据，如将患者的 CT、MRI、PET 等影像数据以及实验室检查数据、临床症状等信息进行综合分析，提供更全面的诊断依据。这样可以避免单一数据来源的局限性，提高诊断的准确性和可靠性。

（2）辅助治疗决策和规划

1）手术方案制订：通过对患者的影像数据进行三维重建和分析，功能分析软件可以为外科手术提供详细的解剖结构信息，帮助医生制订最佳的手术方案。例如，在骨科手术中，软件可以根据患者的骨骼结构数据，模拟植入物的放置位置和角度，提高手术的成功率；在神经外科手术中，软件可以帮助医生确定肿瘤的位置与周围神经血管的关系，规划安全的手术路径。

2）治疗效果预测：根据患者的病情数据和治疗历史，软件可以预测不同治疗方案的效果，为医生选择最适合的治疗方法提供参考。例如，在肿瘤治疗中，通过分析患者的肿瘤特征和基因数据，预测化疗、放疗、靶向治疗等不同治疗方式的敏感性和疗效，帮助医生制订个性化的治疗方案。

（3）促进医学研究和教学

1）医学研究支持：为医学研究提供强大的数据处理和分析工具，帮助研究者深入探索疾病的发病机制、治疗效果等。例如，通过对大量患者的影像数据和临床信息进行分析，研究人员可以发现疾病的危险因素、治疗反应的预测因子等，为新的治疗方法和药物研发提供依据。

2）医学教学工具：在医学教育中，功能分析软件可以作为教学辅助工具，帮助学生更好地理解人体结构和疾病的诊断治疗过程。例如，通过三维可视化的软件，学生可以直观地观察人体器官的形态和结构，加深对解剖学知识的理解；通过模拟临床病例的软件，学生可以进行诊断和治疗的实践训练，提高临床技能。

（4）提升医疗质量和管理水平

1）医疗质量监测：可以对医疗过程中的各种数据进行实时监测和分析，如手术时间、出血量、并发症发生率等，帮助医院及时发现医疗质量问题，并采取相应的改进措施。例如，通过对手术过程的数据分析，发现某些手术环节存在时间过长或操作不规范的问题，从而进行针对性的培训和管理。

2）资源管理优化：根据患者的数量、病情分布等数据，软件可以帮助医院合理安排医疗资源，如床位、设备、医护人员等，提高资源的利用效率。例如，在急诊科，通过对患者就诊数据的分析，合理安排值班医生和护士的数量，确保患者能够得到及时的救治。

2. 功能分析软件在临床的发展趋势

（1）人工智能与机器学习的深度应用

1）智能诊断辅助：随着人工智能技术的不断发展，功能分析软件将能够更准确地识别和诊断疾病。例如，利用深度学习算法对大量的医学影像数据进行训练，软件可以自动识别病变特征，提供更准确的诊断建议，甚至可以在某些疾病的诊断上达到与专家相当的水平。

2）疾病预测和预警：通过对患者的历史数据和实时监测数据进行分析，软件可以预测疾病的发生风险、病情进展和并发症的出现，及时发出预警，帮助医生采取预防措施。例如，在心血管疾病领域，软件可以根据患者的心电图、血压等数据，预测心肌梗死等急性事件的发生风险。

（2）云计算与大数据技术的融合

1）数据共享与协同：云计算技术将使得医疗数据的共享和协同更加便捷。不同医疗机构之间可以通过云平台共享患者的病历、影像等数据，实现远程会诊和医疗协作。同时，医生也可以在云平台上获取最新的医学知识和研究成果，提高医疗水平。

2）大数据分析驱动的精准医疗：随着医疗数据的不断积累，大数据分析将成为功能分析软件的重要应用方向。通过对海量医疗数据的分析，软件可以挖掘出疾病的潜在规律和治疗的最佳方案，为精准医疗提供支持。例如，根据患者的基因数据、临床症状、治疗反应等多维度数据，制订个性化的治疗方案。

（3）多模态数据融合的深化：未来，功能分析软件将能够更好地融合多种模态的数据，如医学影像、病理切片、生理信号、基因数据等，提供更全面、准确的诊断和治疗信息。例如，通过将基因检测数据与医学影像数据相结合，软件可以更深入地了解疾病的分子机制和表型特征，为精准治疗提供依据。

（4）移动医疗与可穿戴设备的结合：随着移动医疗技术的发展，功能分析软件将与可穿戴设备、移动终端等相结合，实现对患者的实时监测和健康管理。患者可以通过佩戴可穿戴设备，如智能手环、智能手表等，实时采集生理数据，功能分析软件对这些数据进行分析和处理，及时发现健康问题，并提供相应的建议和治疗方案。

（5）集成化与智能化的发展

1）临床工作流程的集成：功能分析软件将与医院的信息系统、电子病历系统等进行更紧密的集成，实现临床工作流程的自动化和智能化。例如，在患者就诊过程中，软件可以自动获取患者的病历信息、检查结果等数据，并进行分析和处理，为医生提供诊断和治疗建议，减少医生的工作量，提高工作效率。

2）智能决策支持系统的完善：未来的功能分析软件将具备更强大的智能决策支持功能，能够根据患者的具体情况和医疗指南，自动生成治疗方案、用药建议等，为医生提供更全面、准确的决策支持。同时，软件还可以对治疗过程进行实时监测和评估，及时调整治疗方案。

（6）安全性和隐私保护的加强：随着医疗数据的价值不断提高，数据的安全性和隐私保护将成为功能分析软件发展的重要关注点。未来，软件将采用更先进的加密技术、访问控制技术等，确保医疗数据的安全存储和传输。同时，相关的法律法规也将不断完善，加强对医疗数据隐私的保护。

第五节　CT 影像存储与传输

一、CT 影像存储与传输系统概述

CT 影像存储与传输系统（picture archiving and communication systems，PACS）主要用于医学影像的存储、传输、检索和显示。它能将 CT 设备产生的影像数据集中存储在服务器中，通过网络传输到不同的科室终端，如放射科、门诊、病房等，方便医生随时随地调阅影像进行诊断。并且系统支持对影像的多种处理，像调整窗宽窗位等，有助于医生更好地观察病变细节。它还能够整合医院内不同 CT 设备以及其他影像设备的数据，提高医疗工作效率，减少患者等待时间，是现代医学影像学信息化管理的重要工具。

（一）PACS 的组成

PACS 主要由以下部分组成。

1. 影像采集设备 包括各种医学影像设备，如 X 光机、CT 扫描仪、MRI 设备、超声设备等，用于获取患者的医学影像数据。

2. 影像存储系统 有磁盘阵列、光盘库等存储设备，负责存储海量的医学影像数据，并且能长时间保存，方便随时调用。

3. 影像传输系统 利用网络设备和通信协议，像医院内部的局域网，把影像数据从采集设备传输到存储系统，或者从存储系统传输到医生的诊断工作站。

4. 影像显示工作站 是医生查看影像的终端设备，有专业的医用显示器，能够清晰、准确地显示各种医学影像，帮助医生进行诊断。

5. 影像处理系统 提供诸如影像的窗宽窗位调整、缩放、旋转、测量等功能，辅助医生更好地观察和分析影像细节。

（二）PACS 的工作流程

1. 影像采集阶段

（1）医学影像设备（如 CT、MRI 等）生成影像数据，这些设备将人体的生理或病理信息转化为数字信号。例如，CT 设备利用 X 射线对人体进行断层扫描，产生断层图像的数字信息。

（2）影像数据以 DICOM（医学数字成像和通信）标准格式输出。DICOM 格式包含了图像本身的数据，还有患者信息（姓名、性别、年龄等）、检查信息（检查类型、检查日期、设备参数等）等元数据，这有助于后续对影像的识别和处理。

（3）影像采集网关接收这些 DICOM 影像数据，对数据进行初步校验和整理，确保数据的完整性和准确性，如检查数据是否符合 DICOM 标准，纠正一些简单的错误信息等，然后将数据传输到 PACS 服务器。

2. 影像传输阶段

（1）经过采集网关处理后的影像数据通过医院内部的局域网传输到 PACS 服务器。网络系统需要保障数据传输的稳定性和高效性，因为医学影像数据通常容量较大，像多层螺旋 CT 产生的一套影像数据可能有几百兆字节甚至更多。

（2）在传输过程中，数据采用适当的网络协议进行封装和传输，确保数据的安全和完整。例如，一些系统会使用 TCP/IP 协议来保证传输的可靠性，防止数据丢失或损坏。

3. 影像存储阶段

（1）PACS 服务器接收到影像数据后，影像存储服务器会根据预先设定的存储策略进行存储。存储策略可能基于患者 ID、检查类型、检查日期等因素。例如，所有某一患者的影像数据会存储在以该患者 ID 命名的文件夹下，不同类型的检查（如 X 线检查、CT 等）再分别存储在子文件夹中。

（2）同时，数据库服务器会存储与影像相关的元数据，如患者基本信息、检查信息等。这些元数据与影像存储服务器中的影像数据相互关联，方便后续的检索和管理。例如，当需要查找某一患者的特定日期的 CT 影像时，数据库服务器可以根据输入的条件，快速定位到存储在影像存储服务器中的对应影像。

4. 影像检索与处理阶段

(1) 当医生或其他授权人员需要查看影像时，他们通过影像工作站或 Web 浏览器终端登录 PACS 系统。在终端设备上，用户通过输入患者 ID、检查日期、检查类型等信息向 PACS 系统发出检索请求。

(2) 系统的应用服务器收到请求后，首先查询数据库服务器获取相关影像的元数据，根据这些信息定位影像存储服务器中的影像数据，然后将影像数据传输到终端设备。

(3) 在影像工作站上，用户可以对影像进行多种处理操作，如调整窗宽窗位来突出不同组织的影像特征，对影像进行缩放、旋转以方便观察病变位置和形态，还可以进行距离测量、角度测量等操作来辅助诊断。

5. 诊断与报告阶段

(1) 医生在查看和处理影像后，结合患者的临床症状和其他检查结果，在影像工作站上书写诊断报告。诊断报告内容包括影像所见（描述影像上观察到的病变或正常结构）、诊断意见（对病变的性质、程度等作出判断）等部分。

(2) 诊断报告写完后，会存储在数据库服务器中，与对应的影像数据相关联。这样，其他授权人员在查看影像时可以同时查阅诊断报告，方便医疗团队成员之间的沟通和协作。

（三）PACS 的系统管理

1. 用户管理

(1) 账号创建与删除：系统管理员负责为需要使用 PACS 系统的人员创建账号，填写基本信息如姓名、科室、职位等。当用户离职或不再需要访问权限时，及时删除账号，避免账号滥用。

(2) 权限分配：根据用户的角色（如放射科医生、临床医生、技师、护士等）和工作需求分配不同的权限。例如，放射科医生有对影像进行详细诊断的权限，包括调整影像参数、书写诊断报告等；临床医生可能主要是查看影像和相关诊断结果；技师则重点在影像采集和传输方面的操作。

2. 数据管理

(1) 数据存储规划：合理规划影像数据的存储，包括选择合适的存储设备（如磁盘阵列、磁带库等）和存储架构。确定存储容量、存储位置，并根据数据的重要性、访问频率等因素，制订数据存储的分层策略。例如，近期频繁访问的数据存储在高速磁盘中，而历史数据可以存储在相对低速的大容量存储介质中。

(2) 数据备份策略：建立数据备份计划，明确备份的周期（如每日、每周等）、备份的内容（全量备份或增量备份）和备份存储的位置。备份的数据要定期进行完整性检查，确保在需要恢复数据时能够正常使用。

(3) 数据清理与归档：对于一些陈旧的、不再有频繁使用需求的数据，需要进行清理和归档。可以将这些数据迁移到长期存储介质（如磁带）或离线存储设备，并在系统中做好记录，方便后续查找。但要注意确保数据的合规性保存期限要求。

3. 系统监控与维护

(1) 性能监控：对 PACS 系统的性能进行实时监控，包括服务器的 CPU 使用率、内存使用量、网络带宽、存储 I/O 等关键指标。当这些指标出现异常时，能够及时发现并采取措施进行优化，如增加服务器资源、优化网络配置等。

（2）安全监控：监控系统的安全状况，如检测是否有未经授权的访问尝试、数据传输过程中的异常加密解密情况等。通过安装安全监控软件和防火墙等措施，确保系统安全运行。同时，及时更新安全补丁，防止系统出现安全漏洞。

（3）故障排除：当系统出现故障（如影像传输中断、存储设备故障等）时，管理员要迅速进行故障排除。这可能包括检查硬件连接、重启相关服务、恢复备份数据等操作，尽量减少系统停机时间对医疗工作的影响。

（四）远程放射学

远程放射学是指通过网络通信技术，将医学影像从一个地方传输到另一个地方，让远方的放射科医生或专家能够对影像进行诊断、会诊或咨询的技术领域，其主要涉及以下方面。

1. 影像传输 利用高速宽带网络，如专用医疗网络或互联网（通过 VPN 等安全通道），将 X 线检查、CT、MRI 等医学影像数据从患者所在的基层医院或检查中心传输到专家所在的远程诊断中心。影像传输要确保数据完整、不失真。

2. 诊断流程 基层的技术人员将患者影像资料上传，并附上患者基本信息和相关病史等临床资料。远程端的放射科医生在接收到后，在专门的影像显示工作站上查看、分析影像，给出诊断意见。

3. 设备要求 采集端需要有合适的影像采集设备和初步处理设备，确保影像质量。远程端需要有高质量的显示设备来准确呈现影像细节，保证诊断的准确性。

4. 应用场景 偏远地区医疗资源有限，通过远程放射学可让当地患者得到专家级的影像诊断服务；在紧急情况下，如重大事故时，远程放射学有助于快速诊断，为抢救患者争取时间。

（五）PACS 系统如何保证影像数据的安全性

PACS 系统可通过以下多种方式保证影像数据的安全性。

1. 访问控制与权限管理

（1）用户身份认证：对系统的使用者进行严格的身份验证，例如采用用户名和密码、数字证书、指纹识别、智能卡等多种认证方式，确保只有经过授权的人员能够登录系统。每个用户都有唯一的账号，系统会记录用户的登录信息和操作行为，以便后续的审计和追踪。

（2）权限分级：根据用户的角色（如医生、技师、管理员等）和工作需求，为其分配不同级别的访问权限。例如，医生可能具有查看、诊断和编辑影像报告的权限，而技师主要负责影像的采集和传输，管理员则拥有系统管理和配置的权限。对于敏感的影像数据或操作，还可以设置额外的审批流程，确保操作的合法性和安全性。

（3）数据访问范围限制：通过设置访问控制列表（ACL）或基于角色的访问控制（RBAC）等技术，限制用户只能访问与其工作相关的影像数据和功能模块。例如，按照科室、患者、检查类型等条件对数据进行分类和授权，防止用户越权访问其他科室或患者的影像信息。

2. 数据加密

（1）传输加密：在影像数据传输过程中，采用加密技术（如 SSL/TLS 协议）对数据进行加密，防止数据在网络传输过程中被窃取或篡改。即使数据被非法拦截，也无法获取其中的有效信息，保证了数据的机密性和完整性。

（2）存储加密：对存储在服务器或存储设备中的影像数据进行加密处理，使用对称加密算法

（如 AES）或非对称加密算法（如 RSA）等对数据进行加密，确保即使存储设备被盗或遭受物理攻击，数据也不会轻易泄露。

3. 数据备份与恢复

（1）定期备份：制订完善的数据备份策略，定期对影像数据进行备份，包括全量备份和增量备份。备份数据存储在不同的物理位置或存储设备上，以防止因硬件故障、自然灾害、人为误操作等原因导致数据丢失。例如，可以将备份数据存储在本地的备份服务器、磁带库或云存储中。

（2）快速恢复：建立快速的数据恢复机制，确保在数据丢失或损坏的情况下，能够及时恢复数据。定期进行数据恢复演练，检验备份数据的有效性和恢复过程的可行性，以便在实际发生故障时能够快速恢复系统的正常运行。

4. 网络安全防护

（1）防火墙设置：在 PACS 系统与外部网络之间设置防火墙，阻止未经授权的访问和恶意攻击。防火墙可以根据预设的规则对网络流量进行过滤和监控，只允许合法的通信通过，防止外部网络的攻击和入侵。

（2）入侵检测与防御系统：部署入侵检测系统（IDS）和入侵防御系统（IPS），实时监测网络中的异常行为和攻击行为。当发现有可疑的网络活动时，及时发出警报并采取相应的防御措施，如阻断攻击源、记录攻击行为等，保护 PACS 系统的网络安全。

（3）漏洞管理：定期对 PACS 系统的软件、硬件和网络设备进行漏洞扫描和安全评估，及时发现并修复系统中存在的安全漏洞和风险。同时，关注厂商发布的安全补丁和更新，及时对系统进行升级，以提高系统的安全性和稳定性。

5. 系统监控与审计

（1）实时监控：对 PACS 系统的运行状态、网络流量、用户操作等进行实时监控，及时发现系统中的异常情况和安全事件。监控系统可以设置阈值和警报规则，当监测到的数据超过预设的阈值时，自动发出警报，以便管理员及时采取措施。

（2）审计日志记录：记录系统中所有用户的操作行为和系统事件，包括登录、访问、修改、删除等操作，以及系统的运行状态、错误信息等。审计日志可以用于事后的安全分析和调查，帮助管理员发现潜在的安全问题和违规行为，同时也可以作为证据用于法律诉讼和责任追究。

6. 物理安全保障

（1）机房安全：PACS 系统的服务器和存储设备所在的机房应具备良好的物理安全措施，如门禁系统、监控摄像头、防火、防水、防雷等。只有经过授权的人员才能进入机房，确保设备的物理安全。

（2）设备保护：对服务器、存储设备、网络设备等硬件设备进行定期维护和保养，确保设备的正常运行。同时，对设备进行物理保护，如使用机柜锁、防盗设备等，防止设备被盗或损坏。

（六）PACS 系统日常维护

PACS 系统日常维护主要包括以下几个方面。

1. 硬件维护

（1）存储设备检查：定期查看磁盘阵列、光盘库等存储设备的状态。例如，检查磁盘的可用空间，确保有足够的容量来存储新的影像数据。同时，查看存储设备的硬件指示灯，及时发现硬盘故障等问题。

（2）服务器维护：检查服务器的运行状况，包括 CPU 使用率、内存占用等。定期清理服务器的灰尘，保证散热良好，防止因过热导致服务器故障。

（3）网络设备检查：查看交换机、路由器等网络设备的工作状态，确保网络连接稳定，保障影像数据能够高效传输。

2. 软件维护

（1）系统更新：及时安装 PACS 系统软件的更新补丁，这些补丁可能包含安全漏洞修复、性能优化等内容。同时，要关注操作系统和数据库等相关软件的更新情况，确保系统兼容性。

（2）数据备份与恢复测试：定期备份影像数据，并测试备份数据的恢复功能。确保在出现数据丢失或损坏的情况下，能够快速恢复数据。

（3）用户权限管理：根据医院科室人员的变化和工作需求，调整用户权限。比如，当有新医生入职时，为其开通相应的影像查看和诊断权限。

3. 影像质量维护

（1）定期校准显示设备：使用专业工具对影像显示工作站的显示器进行校准，保证影像显示的准确性，如亮度、对比度、色彩等参数符合医学诊断要求。

（2）检查影像传输质量：通过传输测试影像，检查影像在采集、传输和显示过程中是否存在失真、数据丢失等情况。

（七）PACS 系统的标准和规范

PACS 系统的标准和规范主要包括以下方面。

1. 数据传输与通信标准

（1）DICOM 标准：DICOM（digital imaging and communications in medicine，DICOM）是医学数字影像及通信的国际标准。它定义了医学影像图像的采集、归档、通信、显示及查询等所有信息交换的协议。几乎现代医学影像设备都支持 DICOM 标准，PACS 系统必须能够与这些设备进行无缝的 DICOM 数据传输，包括接收、存储、发送 DICOM 格式的影像数据，以及处理 DICOM 标签中的患者信息、检查参数等内容。这确保了不同厂商的设备所产生的影像能够在 PACS 系统中准确地传输、显示和存储。

（2）HL7 标准：HL7（health level seven，HL7）是医疗领域中用于信息交换的标准协议，主要用于 PACS 系统与医院信息系统（HIS）、放射信息系统（RIS）等其他医疗信息系统之间的数据通信。例如，PACS 系统需要通过 HL7 标准将患者的基本信息、检查申请信息等从 HIS 系统中获取，同时将影像诊断报告等信息回传给 HIS 系统，以实现医疗信息的共享和协同工作。

2. 影像质量标准

（1）图像分辨率：对于不同类型的医学影像，如 X 线检查、CT、MRI 等，PACS 系统中显示的图像分辨率应符合相应的临床要求。例如，CT 图像的分辨率应能够清晰地显示人体的解剖结构和病变细节，以便医生进行准确的诊断。一般来说，图像的分辨率越高，医生能够获取的信息就越详细，但同时也会占用更多的存储空间和网络带宽，因此需要在图像质量和系统性能之间进行平衡。

（2）灰度级和色彩准确性：对于灰度图像，如 X 光片、CT 图像等，PACS 系统应能够准确地显示不同灰度级的差异，以便医生区分正常组织和病变组织。对于彩色图像，如超声图像等，系统应确保色彩的准确性和一致性，避免出现颜色失真或偏差的情况。

（3）图像压缩标准：为了节省存储空间和提高网络传输效率，PACS 系统通常会对影像数据进行压缩。采用的压缩算法应符合 DICOM 标准支持的压缩算法，如 JPEG、JPEG Lossless、JPEG2000、JPEG-LS 和 Deflate 等，并且在压缩过程中要保证图像质量的损失在可接受的范围内。压缩后的图像在解压后应能够恢复到原始图像的质量水平，以便医生进行准确的诊断。

3. 数据存储与管理标准

（1）存储格式：PACS 系统中的影像数据应以 DICOM 3.0 格式进行存储，这是国际上通用的医学影像存储格式。DICOM 3.0 格式不仅包含了影像的像素数据，还包含了患者的基本信息、检查参数、影像设备的信息等元数据，这些元数据对于影像的诊断和管理具有重要的意义。

（2）存储容量和性能：PACS 系统需要具备足够的存储容量来保存大量的医学影像数据。存储设备应采用高性能的磁盘阵列、光盘库等，以确保数据的快速读写和访问。同时，系统应具备数据备份和恢复功能，以防止数据丢失或损坏。例如，可以采用定期备份、异地备份等方式，确保在系统出现故障或数据丢失的情况下能够快速恢复数据。

（3）数据安全和隐私保护：PACS 系统中存储的医学影像数据包含了患者的个人隐私信息，因此系统必须具备严格的数据安全和隐私保护措施。这包括访问控制、用户认证、数据加密等技术，确保只有经过授权的用户能够访问和处理患者的影像数据，防止数据泄露和滥用。

4. 系统功能标准

（1）影像处理功能：PACS 系统应提供丰富的影像处理功能，如缩放、移动、镜像、反相、旋转、滤波、锐化、伪彩、播放、窗宽窗位调节等，以便医生对影像进行深入的分析和诊断。同时，系统应支持对影像的测量功能，如测量 ROI 值、长度、角度、面积等，并能够对测量结果进行标注和注释。

（2）报告管理功能：PACS 系统应具备完善的报告管理功能，包括报告的生成、编辑、审核、打印等。报告应包含患者的基本信息、检查结果、诊断意见等内容，并且格式应符合临床的要求。系统应支持报告模板的定制，以便医生快速生成报告，提高工作效率。

（3）查询和统计功能：PACS 系统应提供方便的查询和统计功能，医生能够根据患者的姓名、影像号、检查时间等信息快速查询到所需的影像和报告。同时，系统应能够对工作量、门诊量、胶片量、费用等信息进行统计，为医院的管理和决策提供数据支持。

5. 系统集成与互操作性标准

（1）与其他医疗系统的集成：PACS 系统应能够与医院的其他医疗信息系统，如 HIS、RIS、LIS 等进行无缝的集成，实现信息的共享和协同工作。例如，PACS 系统能够从 HIS 系统中获取患者的基本信息和检查申请信息，同时将影像诊断报告等信息回传给 HIS 系统，以便医生在一个统一的平台上查看患者的所有医疗信息。

（2）系统的扩展性和兼容性：PACS 系统应具备良好的扩展性和兼容性，能够支持新的医学影像设备的接入和新的功能模块的添加。同时，系统应能够与不同厂商的设备和软件进行兼容，避免出现兼容性问题导致的系统故障或数据丢失。

二、 CT 影像存储与传输系统的临床应用

（一）PACS 系统在临床中的应用

PACS 系统在临床中有诸多重要应用。

1. 影像诊断 医生可以在影像显示工作站上查看患者的 X 线检查、CT、MRI、超声等多种影像。通过窗宽窗位调整、放大、缩小等影像处理功能，清晰地观察组织结构和病变特征。例如，在观察肺部 CT 影像时，能够精准判断结节的大小、形态、位置等细节信息，辅助医生诊断疾病。

2. 远程会诊 不同地区的医疗专家可通过 PACS 系统共享患者影像资料。比如，基层医院遇到疑难病例，可将影像传输给上级医院专家。专家在远程工作站查看影像，结合病史给出诊断意见，这有助于提高基层医疗诊断水平，减少患者奔波。

3. 教学培训 可以为医学教学提供丰富的影像资源。教师在课堂或培训中调取典型病例影像，向学生展示讲解疾病的影像学表现。学生也可以通过系统进行自主学习，对比不同病例影像的差异，加深对医学知识的理解。

4. 科室协同 方便医院内部各科室间的协作。临床科室医生能快速获取影像科的检查结果，如外科医生在术前可以查看患者的影像，准确了解病变范围，制订更合理的手术方案；同时，影像科医生也能根据临床反馈，更好地优化检查流程和诊断思路。

5. 医疗质量评估 管理者可利用 PACS 系统存储的影像和诊断报告，对影像诊断的准确性、及时性进行评估。通过统计分析影像检查的阳性率、误诊率等指标，加强医疗质量控制。

（二）PACS 系统的进展和发展

1. PACS 系统的发展

（1）早期阶段（20 世纪 80—90 年代）

1）起源与初步应用：PACS 系统最初是为了解决医学影像存储和传输的难题而出现。当时，随着 CT、MRI 等数字化影像设备的逐渐普及，医疗机构面临着大量胶片存储和传递不便的问题。PACS 系统开始兴起，主要实现了基本的影像数字化存储和简单的科室内部传输，但其功能相对有限，影像的质量和传输速度也有待提高。

2）技术限制：这一时期的网络技术和存储技术还不够发达，影像数据传输主要依赖于医院内部的局域网，带宽较窄，传输大尺寸影像时速度慢。存储设备的容量也较小，价格昂贵，限制了 PACS 系统的大规模应用。

（2）成长阶段（2000—2010 年）

1）功能拓展：PACS 系统的功能不断丰富，除了存储和传输，还增加了影像处理功能，如窗宽窗位调节、缩放、旋转、测量等。系统开始与医院的其他信息系统（如 HIS、RIS）进行初步集成，实现了部分信息共享。例如，医生可以在查看影像的同时获取患者的基本信息和检查申请单内容。

2）技术进步推动：计算机技术和网络技术的快速发展为 PACS 系统提供了有力支持。网络带宽增加，存储设备的成本降低、容量增大，使得影像传输更快、存储更方便。同时，DICOM 标准的不断完善，保障了不同设备和系统之间影像数据的兼容性。

（3）融合阶段（2010 年至今）

1）系统融合与互操作性增强：PACS 系统与医院的 HIS、RIS、LIS（检验信息系统）等系统深度融合，形成了完整的医院信息平台。影像数据可以在各个系统之间无缝流动，医生可以在一个终端上获取患者的全部医疗信息。例如，在临床诊断过程中，医生可以同时查看患者的检验报告、影像资料和病历，进行综合分析。

2）云计算和移动技术的应用：云计算技术使得 PACS 系统的存储和计算资源可以按需分配，一些医疗机构开始采用云存储来降低成本和提高数据安全性。移动技术让医生可以通过移动设备（如平板电脑、智能手机）访问 PACS 系统，随时随地查看影像和诊断报告，提高了医疗服务的及时性和灵活性。

3）人工智能的融合：人工智能技术开始融入 PACS 系统，辅助医生进行影像诊断。例如，通过深度学习算法对 X 线检查、CT 等影像进行自动检测和初步诊断，帮助医生发现潜在的病变，提高诊断效率和准确性。这一时期 PACS 系统的发展为智慧医疗的实现提供了重要支撑。

2. PACS 系统的进展

（1）技术融合方面的进展

1）与人工智能融合加深：①智能影像诊断是 PACS 系统的重要进展方向。人工智能算法，特别是深度学习模型，如卷积神经网络（CNN），能够对影像进行自动分析。例如，在胸部 X 线检查影像中，可以自动检测出肺结节、气胸等病变，并且可以对病变的严重程度进行初步分级。这不仅提高了诊断效率，还能为医生提供参考意见，减少漏诊和误诊的情况。②辅助影像处理功能也在增强。AI 算法可以根据影像内容自动调整窗宽窗位，使医生能够更快地观察到关键信息。同时，在影像分割方面，能够精准地勾勒出器官、肿瘤等组织的边界，为后续的测量和分析提供便利。

2）与物联网技术结合：①PACS 系统通过物联网技术与各种医疗设备更好地连接。例如，影像采集设备（如 CT、MRI）可以通过物联网传感器实时传输设备状态信息（如设备的温度、湿度、运行参数等）到 PACS 系统。一旦设备出现异常，能够及时通知维护人员进行维修，确保影像采集的稳定性和准确性。②利用物联网还可以实现患者身份识别与影像数据的精准匹配。通过患者佩戴的带有物联网标签的手环等设备，在影像采集时自动关联患者信息，减少人为错误，提高数据录入的准确性。

（2）数据管理方面的进展

1）大数据应用：①PACS 系统积累了海量的影像数据，这些数据成为医疗大数据的重要组成部分。利用大数据技术，可以对影像数据进行挖掘和分析。例如，通过分析大量同类疾病的影像特征，建立疾病预测模型。在心血管疾病方面，可以根据患者的心脏影像数据以及其他临床数据，预测疾病的发生风险和进展情况。②大数据还可以用于医疗质量评估的精细化管理。除了传统的阳性率、误诊率等指标，还可以分析不同医生对不同疾病影像的诊断习惯、诊断时间等，为医生的培训和绩效评估提供更全面的数据支持。

2）数据安全提升：①随着数据隐私法规的日益严格，PACS 系统的数据安全措施不断加强。采用更高级的加密技术如同态加密，在保证数据安全性的同时，允许对加密后的影像数据进行特定的计算和分析。②建立多因素身份认证机制，除了传统的用户名和密码，还加入生物识别技术（如指纹识别、面部识别），确保只有授权人员能够访问和处理影像数据。

（3）用户体验和功能拓展方面的进展

移动应用增强：①PACS 系统的移动应用功能越来越强大。医生可以通过手机或平板电脑随时随地查看高分辨率的影像，并且可以进行简单的影像处理操作。例如，在紧急情况下，医生可以在赶往医院的途中查看患者的关键影像，提前作出诊断判断，为抢救患者争取时间。②移动应用还支持语音指令和语音注释功能。医生可以使用语音来快速检索影像、添加诊断注释等，提高工作效率，尤其在双手不便的情况下（如穿着手术服时）更具优势。

（4）虚拟现实和增强现实技术应用

1）虚拟现实技术可以让医生身临其境地查看三维影像。例如，在神经外科手术规划中，医生可以通过 VR 设备进入患者脑部的虚拟影像空间，更直观地观察病变与周围组织的空间关系，制订更精准的手术方案。

2）增强现实技术则可以在手术过程中实时提供影像辅助。将患者的影像信息叠加在手术视野中，帮助外科医生更准确地定位病变组织，提高手术的精准性和安全性。

（三）PACS 系统的应用评价

1. 诊断效率方面

（1）优点

1）快速调阅影像：PACS 系统使医生能够快速检索和查看患者的多种影像，如 X 线检查、CT、MRI 和超声等。在紧急情况下，如急诊创伤患者，医生可以在短时间内获取全部影像信息，无须等待胶片冲洗和传递，大大缩短了诊断的准备时间。

2）多模态对比方便：方便医生对同一患者不同类型的影像进行对比观察。例如，在诊断脑部疾病时，同时查看 CT 和 MRI 影像，可以从不同角度观察病变的位置、大小、形态以及与周围组织的关系，有助于更准确地判断疾病类型和程度。

3）影像处理功能助力诊断：系统提供的影像处理功能，如窗宽窗位调整、放大、旋转、测量等，帮助医生更好地观察病变细节。例如，通过调整窗宽窗位，可以使某些在原始影像中难以发现的微小病变清晰地显示出来，提高了诊断的敏感度。

（2）局限

1）系统响应时间问题：在网络繁忙或系统负载较大时，影像的加载和处理可能会出现延迟。例如，在大型医院的高峰时段，同时有多个科室大量调用影像数据，可能会导致系统响应变慢，影响医生的诊断效率。

2）影像质量受网络影响：如果网络不稳定，可能会出现影像传输中断、影像数据丢失或影像显示质量下降（如图像模糊、分辨率降低）等情况，干扰医生的正常诊断。

2. 诊断准确性方面

（1）优点

1）综合信息参考：PACS 系统可以与医院的其他信息系统（如 HIS、RIS）集成，医生在查看影像时能够同时获取患者的基本信息、病史、检验结果等综合信息，有助于更全面地评估病情，提高诊断的准确性。

2）多学科会诊便利：方便开展多学科会诊（MDT）。不同科室的医生可以通过 PACS 系统同时查看影像，进行交流和讨论。例如，对于复杂的肿瘤患者，外科、内科、放疗科、影像科等多科室医生共同查看影像，从不同专业角度分析病情，为患者制订更科学合理的治疗方案，间接提高了诊断准确性。

3）历史影像对比功能：能够存储患者的历史影像，方便医生进行动态观察。通过对比不同时间点的影像，医生可以追踪疾病的发展过程、治疗效果等，对疾病的诊断和预后判断更准确。

（2）局限

1）影像解读的主观性依然存在：尽管有影像处理功能辅助，但不同医生对影像的解读可能会因个人经验、专业水平等因素存在差异。例如，对于一些不典型的影像表现，可能会出现不同的诊断意见。

2）系统显示可能存在偏差：如果显示器未经过专业校准，或者系统的影像显示参数设置不合理，可能会导致影像的色彩、对比度等显示不准确，影响医生对病变特征的判断。

3. 治疗决策方面

（1）优点

1）手术规划的重要依据：外科医生可以根据 PACS 系统中的影像详细了解病变的位置、大小、与周围组织和血管的关系等信息，从而更精准地制订手术方案。例如，在骨科手术中，通过查看骨骼的三维重建影像，医生可以更好地规划手术切口、植入物的型号和位置等。

2）介入治疗的实时引导支持：在介入治疗过程中，PACS 系统可以实时提供影像引导，帮助医生准确地进行操作。如在血管介入治疗中，实时的血管造影影像可以让医生清楚地看到导管、支架等器械在血管内的位置和状态，确保治疗的准确性和安全性。

3）治疗方案的动态调整支持：医生可以根据治疗过程中的影像变化，及时调整治疗方案。例如，在肿瘤化疗过程中，通过定期查看肿瘤的影像，判断肿瘤大小和形态的变化，评估化疗效果，决定是否需要更换药物或调整剂量。

（2）局限

1）影像与实际情况可能存在差异：尽管影像能够提供很多信息，但人体组织结构复杂，存在个体差异，影像可能无法完全准确地反映实际的病理情况。例如，在某些炎症病变中，影像上显示的病变范围可能与实际炎症累及范围不完全一致，导致治疗决策出现偏差。

2）对新技术的支持可能不足：随着医疗技术的不断发展，一些新的治疗技术可能需要特殊的影像支持，但 PACS 系统可能无法及时更新或提供相应的功能。例如，新型的消融技术可能需要更精准的实时温度监测影像，而现有系统可能暂未具备此功能。

4. 教学培训方面

（1）优点

1）丰富的教学资源：为医学教学提供了大量真实的影像案例。教师可以在系统中方便地检索和展示各种典型病例和罕见病例的影像，向学生讲解疾病的影像学表现、诊断思路和治疗方法，使教学内容更加生动、直观。

2）模拟诊断训练：学生可以利用 PACS 系统进行影像诊断的模拟训练。通过查看大量病例影像，尝试作出诊断，然后与系统中的正确诊断结果或教师的讲解进行对比，提高自己的影像诊断能力。

3）促进跨学科学习：不同学科的学生和教师可以通过 PACS 系统共享影像资源，促进医学知识的交叉融合。例如，影像科学生可以了解临床科室对影像的需求，临床学生可以学习影像诊断的方法和重要性。

（2）局限

1）缺乏互动性教学功能：目前大部分 PACS 系统在教学方面主要是提供影像展示功能，缺乏互动性较强的教学工具，如虚拟操作、病例讨论社区等，不利于学生的主动参与和深入讨论。

2）权限管理与教学需求的平衡：在医院实际使用过程中，需要平衡患者数据安全和教学需求。如果为教学开放过多权限，可能会涉及患者隐私泄露的风险；而权限限制过严，又会影响教学效果。

5. 医疗协作方面

（1）优点

1）科室间协作便利：促进了医院内部各科室之间的协作。临床科室可以快速获取影像科的检查结果，影像科也可以根据临床反馈及时调整检查重点和方式。例如，临床医生对患者病情有疑问时，可以直接在系统中与影像科医生沟通，共同探讨诊断和治疗方案，提高了医疗团队的协作效率。

2）远程医疗协作支持：支持远程医疗协作，基层医院可以将患者影像通过 PACS 系统传输给上级医院专家进行会诊。这不仅有助于提高基层医疗水平，还能使患者在当地享受到更高级别的医疗服务，减少患者的就医成本和奔波。

（2）局限

1）系统兼容性和互操作性问题：不同医院或不同部门的 PACS 系统可能存在兼容性和互操作性问题。例如，在进行远程会诊时，可能会出现影像无法正常传输、接收方无法打开或正确显示影像等情况，影响医疗协作的顺利开展。

2）数据标准和安全协议差异：各医疗机构的数据标准和安全协议可能不同，在数据共享和协作过程中，需要花费额外的时间和精力来解决数据格式转换、安全认证等问题，增加了医疗协作的复杂性。

第六节　CT 图像的质量控制

一、 CT 图像质量的影响因素

（一）患者相关因素

1. 患者的配合程度

（1）运动伪影：患者在扫描过程中未能保持静止，如身体移动、吞咽、咳嗽等，会导致图像出现运动伪影，严重影响图像质量。特别是在进行头部、胸部等部位的扫描时，轻微的运动都可能使图像模糊不清，如图 3-6-1 所示。

（2）呼吸运动：在胸部和腹部扫描中，呼吸运动对图像质量影响较大。如果患者不能按照要求进行屏气，呼吸运动将导致图像模糊和伪影，如图 3-6-2 所示。

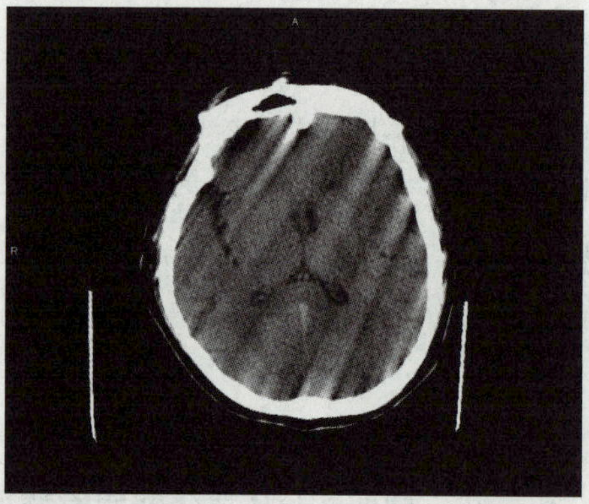
图 3-6-1　运动伪影

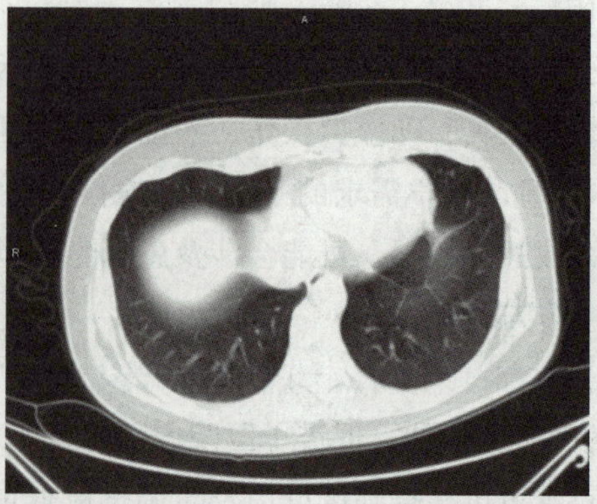
图 3-6-2　呼吸运动

2. 患者的体型和金属植入物

（1）肥胖：肥胖患者由于身体厚度较大，X 射线在穿透过程中会发生更多的衰减，导致图像噪声增加，对比度下降。为了获得足够的图像质量，可能需要增加扫描剂量，但这又会增加患者的辐射暴露风险。此外，肥胖患者的脂肪组织也会影响图像的分辨率，使器官边界变得模糊。

（2）金属植入物：患者体内的金属植入物（如骨折固定钢板、人工关节等）和高密度的骨骼结构会引起射线硬化伪影。这些金属和骨骼会使 X 射线发生强烈的衰减，导致在图像中出现明暗不均的伪影，干扰周围组织的观察，如图 3-6-3 所示。

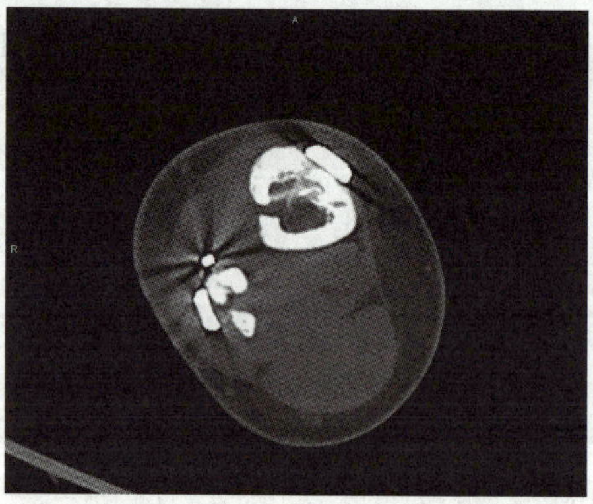
图 3-6-3　金属伪影

（二）设备相关因素

1. CT 设备的性能

（1）空间分辨率：空间分辨率决定了 CT 图像对细小结构的显示能力。它受到探测器的尺寸、数量、排列方式以及重建算法等因素的影响。探测器尺寸越小、数量越多，空间分辨率越高，对于微小病变（如肺部小结节、脑部小血管病变等）的检测更加敏感。

（2）密度分辨率：密度分辨率反映了 CT 图像区分不同组织密度差异的能力。它与 X 射线的能量、探测器的灵敏度、噪声水平等因素有关。低噪声水平和高灵敏度的探测器能够提高密度分辨率，使图像中不同组织的对比度更加明显。例如，在进行肝脏 CT 检查时，高密分辨率的 CT 设备能够更好地区分肝脏内的正常组织、病变组织以及血管结构。

（3）时间分辨率：时间分辨率主要影响动态器官（如心脏）的扫描图像质量。对于心脏 CT 检查，时间分辨率高的扫描仪能够在心脏快速跳动的过程中捕捉到清晰的图像，减少运动伪影。时间分辨率取决于扫描机架的旋转速度、探测器的采集速度等因素。

2. 扫描参数的影响

（1）管电压和管电流：管电压决定了X射线的能量，管电流决定了X射线的强度。较高的管电压和管电流可以提供更多的X射线光子，从而提高图像的信噪比，使图像更加清晰。但是，过高的管电压和管电流会增加患者的辐射剂量。因此，在设置扫描参数时，需要根据患者的体型、检查部位和临床需求进行合理调整。

（2）螺距和层厚：螺距决定了扫描时间长短，较大的螺距可以减少患者的运动伪影和辐射剂量，但过大的螺距容易丢失图像细节。层厚则影响图像的空间分辨率，较薄的层厚可以提供更高的空间分辨率，但同时也会增加图像噪声。在实际应用中，需要根据检查目的和患者情况选择合适的扫描时间和层厚。

（3）重建算法：不同的重建算法对图像质量有不同的影响。常用的重建算法包括滤波反投影法和迭代重建算法。迭代重建算法可以在较低的辐射剂量下获得较好的图像质量，减少图像噪声和伪影。

（三）操作相关因素

1. 扫描前准备工作

（1）患者定位：准确的患者定位对于获得高质量的CT图像至关重要。如果患者在扫描床上的位置不准确，可能会导致图像偏移、变形或部分组织未被扫描到。

（2）去除体外金属异物：金属异物对X射线的吸收和散射与人体组织有很大差异。当存在体外金属异物时，会产生严重的伪影。例如，金属假牙、发卡、项链等在CT扫描图像中会出现放射状或条状的高密度伪影。这些伪影会掩盖其周围组织的真实结构，使医生难以准确判断病变情况。

（3）进行屏气训练：在扫描过程中，人体的呼吸运动尤其是胸腹部的呼吸运动，会使器官产生明显的位移。当患者未进行屏气训练或不能很好地配合屏气时，这种呼吸运动导致的器官移动就会在CT图像上产生运动伪影。

2. 扫描定位及图像重建

（1）扫描范围：正确选择扫描范围可以确保需要检查的部位被完整地扫描到，同时避免不必要的扫描，减少患者的辐射剂量。如果扫描范围选择不当，可能会遗漏病变或包含过多无关的组织，影响图像质量和诊断准确性。

（2）图像重建：图像重建过程中的参数设置（如窗宽、窗位、重建矩阵等）会影响图像的显示效果。窗宽和窗位的选择决定了图像中不同组织的对比度和亮度，合适的窗宽窗位可以使病变更加清晰地显示出来。

二、CT图像质量管理的内容

（一）CT设备管理

1. 设备性能监测

（1）性能检测：包括空间分辨率、密度分辨率、噪声水平、均匀性等参数的测量。这些参数直接影响 CT 图像的质量，通过定期检测可以及时发现设备性能的变化，采取相应的维护措施。

（2）剂量监测：确保患者接受的辐射剂量在合理范围内。这可以通过剂量监测仪或设备自带的剂量监测功能来实现。

2. 设备维护与校准

（1）定期对 CT 设备进行维护保养，包括清洁、润滑、紧固等常规维护工作，以及对关键部件（如探测器、球管、高压发生器等）的保养。

（2）对 CT 设备进行定期校准，包括几何校准、密度校准等。几何校准确保图像的空间位置准确，密度校准保证不同组织在图像中的灰度值正确反映其实际密度。

（二）技术操作管理

1. 规范扫描方案

（1）根据患者的具体情况（如年龄、体型、病情等）和检查目的，制订合理的扫描方案。这包括选择合适的扫描参数（如管电压、管电流、扫描时间、层厚等）、扫描范围和重建算法。

（2）对于需要使用对比剂的检查，制订合理的对比剂注射方案，包括对比剂的类型、剂量、注射速度和扫描时机。

2. 规范操作流程

（1）严格按照操作规程进行 CT 扫描，确保患者的正确定位、固定和扫描过程中的安全。例如，在扫描头部时，使用头托和固定带确保患者头部保持稳定；在进行腹部扫描时，要求患者空腹并进行适当的呼吸训练，以减少呼吸运动伪影。

（2）规范技术操作流程，包括扫描前的准备工作（如询问病史、去除金属物品等）、扫描过程中的操作（如启动扫描、监控患者状态等）和扫描后的处理工作（如图像传输、存储等）。

（三）图像后处理管理

1. 图像重建

（1）选择合适的图像重建算法，根据检查目的和患者情况进行图像优化。例如，对于需要高空间分辨率的检查（如肺部小结节的检测），选择高分辨率重建算法；对于需要减少噪声的检查（如低剂量 CT 扫描），选择标准重建算法。

（2）调整图像的窗宽、窗位，以突出显示不同组织的结构和病变。例如，在观察肺部组织时，选择合适的肺窗（窗宽 1500~2000HU，窗位-700~-500HU）；在观察骨骼结构时，选择骨窗（窗宽 2000~3000HU，窗位 200~400HU）。

2. 图像重组 规范化图像重组能够确保在不同设备上获得的图像在重组后具有一致的质量和表现，不会因为图像重组方式不同而造成不同的诊断结果。

（四）人员管理

1. 人员培训与考核

（1）对相关医务人员（包括技师、医生、护士等）进行定期的专业培训，内容包括 CT 设备的操作、图像质量控制、诊断技能等方面。

（2）建立人员考核制度，对医务人员的专业技能和工作质量进行定期考核。考核内容包括扫描技术的熟练程度、图像质量的评价、诊断的准确性等方面。

2. 明确人员职责

（1）明确 CT 检查各环节人员的职责分工，确保工作的有序进行。

（2）建立质量责任追究制度，对于因人为因素导致的图像质量问题，追究相关人员的责任。

（五）质量控制管理

1. 内部质量控制

（1）建立内部质量控制体系，制订质量控制标准和流程。例如，制订 CT 图像质量评价标准，包括图像的清晰度、对比度、噪声水平、伪影情况等方面的要求；建立图像质量检查制度，定期对 CT 图像进行质量检查和评价。

（2）对质量控制数据进行统计分析，及时发现问题并采取改进措施。例如，统计每月的图像质量不合格率，分析原因并制订针对性的整改措施；对不同型号的 CT 设备进行质量比较分析，为设备的更新和采购提供参考。

2. 外部质量控制

（1）参加外部质量控制活动，如国家或地区组织的室间质评。这可以通过向指定的机构提交 CT 图像和诊断报告，接受专家的评价和反馈，以了解本单位的 CT 图像质量在同行业中的水平，并学习其他单位的先进经验。

（2）与其他医疗机构进行交流和合作，分享质量控制经验和方法。例如，组织学术交流活动，邀请其他医院的专家来本单位进行指导和交流；参加学术会议，了解最新的 CT 技术和质量控制方法。

三、 CT 图像质量控制的方法

（一）设备性能的监测与维护

1. 日常设备检查

（1）每天开机前，对 CT 设备进行外观检查，确保设备无明显损坏、部件连接正常。检查控制台显示屏、指示灯等是否正常工作。

（2）检查设备的环境条件，包括温度、湿度等。CT 设备通常要求在一定的温度和湿度范围内运行，以保证设备的稳定性和图像质量。温度一般应保持在 18～24℃，相对湿度在 30%～70%。可使用温湿度计进行监测，若超出范围，应及时调整室内环境或采取相应的除湿、降温等措施。

2. 定期性能监测

（1）空间分辨率测试：使用空间分辨率测试模体。通过扫描模体并分析图像中能够清晰分辨的最小线对宽度或细节，来评估设备的空间分辨率。

（2）密度分辨率测试：采用密度分辨率测试模体，通常包含不同密度的物质。通过观察图像中不同密度物质之间的对比度和可分辨程度，来评价设备的密度分辨率。

（3）噪声水平测试：在空扫描的情况下，分析图像的噪声水平。可以通过计算图像中特定区域的标准差来定量评估噪声大小。噪声水平应在合理范围内，过高的噪声会降低图像质量，影响病变的检测和诊断。

（4）均匀性测试：使用均匀性测试模体。扫描模体后，分析图像中不同区域的灰度值均匀程度。理想情况下，图像中的灰度值应在整个扫描区域内保持相对均匀，计算水模体图像中不同位置的灰度值标准差，若标准差较小，则表明均匀性较好。

3. 设备维护与校准

（1）定期清洁设备：包括扫描机架、探测器、控制台等部件。清除灰尘、污垢和杂物，防止其影响设备的性能和图像质量。例如，使用专用的清洁工具和清洁剂，定期清洁探测器表面，确保探测器的灵敏度和准确性。

（2）球管维护：定期检查球管的冷却系统、灯丝状态和曝光次数。确保球管冷却良好，灯丝正常工作，并且在达到规定的曝光次数后及时更换球管。例如，根据设备使用说明书和厂家建议，定期检查球管的冷却水流速、温度等参数，保证球管的正常运行。

（3）探测器校准：定期对探测器进行校准，以确保探测器的响应一致性和准确性。探测器校准可以通过软件自动校准或使用特定的校准模体进行。例如，在设备维护周期内，进行探测器的增益校准和偏移校准，使探测器对 X 射线的响应更加准确和稳定。

（4）几何校准：定期检查和校准 CT 设备的几何参数，确保图像的空间位置准确。几何校准包括床的移动精度、机架的旋转精度等。例如，使用特定的几何校准工具，检查床的移动距离是否与设定值一致，机架的旋转中心是否稳定。

（二）扫描参数的优化与控制

1. 管电压和管电流

（1）根据患者的体型、检查部位和临床需求，合理选择管电压和管电流。对于体型较小的患者或儿童，可适当降低管电压和管电流，以减少辐射剂量同时保证图像质量。对于体型较大的患者或需要观察高密度组织的情况，可以适当提高管电压和管电流，以确保图像有足够的对比度和信噪比。

（2）采用自动曝光控制技术，根据患者的体型和扫描部位自动调整管电流，在保证图像质量的前提下降低辐射剂量。通过定位像测量患者的衰减系数，然后自动计算出合适的管电流值。

2. 螺距和层厚

（1）合理选择螺距，提高螺距可以缩短扫描时间，减少运动伪影的产生。对于动态器官（如心脏）的扫描，需要选择较短的扫描时间以捕捉到清晰的图像。较大的螺距可能损失图像细节，对于静态器官的扫描，可以根据图像质量要求和患者的耐受程度适当调整螺距。

（2）选择合适的层厚，根据检查目的、目标脏器、病变的大小来确定合适的层厚。对于观察细微结构或小病变，应选择较薄的层厚，以提高空间分辨率。对于快速筛查或对空间分辨率要求不高的情况，可以选择较厚的层厚以缩短扫描时间。

3. 重建算法

（1）根据不同的检查部位和临床需求，选择合适的重建算法。常用的重建算法包括滤波反投影法和迭代重建算法。滤波反投影法算法速度快，但图像噪声相对较高。迭代重建算法可以在较低的辐射剂量下获得较好的图像质量，减少图像噪声和伪影。

（2）对于特定的检查部位（如心脏、肺部等）可以选择专门的重建算法。例如，在心脏 CT 检查中，使用心脏专用的迭代重建算法可以提高心脏图像的质量，减少运动伪影。在肺部 CT 检查中，选择高分辨率的重建算法可以更好地显示肺部的细微结构和病变。

（三）患者准备与配合

1. 患者信息采集　在扫描前，详细采集患者的病史、症状、过敏史等信息。这些信息对于确定扫描方案和评估图像质量非常重要。例如，如果患者有对比剂过敏史，在进行增强 CT 检查时需要采取特殊的预防措施或选择其他检查方法。了解患者的病史和症状也有助于更好地设计扫描方案，提高扫描的精准性。

2. 患者准备工作

（1）去除患者身上的金属物品和异物，如项链、耳环、手表、钥匙等。金属物品会在图像中产生伪影，影响图像质量和诊断。

（2）对于特定部位的扫描，要求患者进行相应的准备。例如，腹部 CT 扫描前，患者需要空腹 4～6 小时，以减少胃肠道内的气体和内容物对图像的影响。盆腔 CT 扫描前，患者需要憋尿，使膀胱充盈，以便更好地显示盆腔内的器官和病变。

3. 患者训练

（1）在扫描过程中，指导患者保持正确的体位和姿势，避免移动和呼吸运动。对于需要屏气的扫描，向患者详细说明屏气的方法和时间要求，并进行适当的训练。

（2）对于儿童、老年患者或意识不清的患者，需要有家属或医护人员陪同，并给予适当的安抚和固定，以确保患者在扫描过程中的安全和配合。例如，对于儿童患者，可以使用儿童专用的固定装置，如头托、安全带等，确保患者在扫描过程中保持稳定的体位。对于老年患者或意识不清的患者，可以由家属在旁边陪伴，给予心理支持，并协助医护人员进行患者的固定和配合。

（四）图像后处理与质量评估

1. 图像重建与图像重组

（1）选择合适的重建参数，如重建 FOV、重建算法等，以获得最佳的图像质量。合理的重建 FOV 可以提高图像的空间分辨率，适合的重建算法可以增强图像细节，例如，在观察软组织病变时，可以选择标准算法或软组织算法；观察骨骼病变时可以选择骨算法或锐利算法，以提高病变的对比度和清晰度。

（2）进行图像的多平面重组（MPR）、曲面重组（CPR）、三维重组等后处理操作，以更好地显示病变的形态、位置和与周围组织的关系。例如，对于复杂的骨折病例，可以进行三维重组，从不同角度观察骨折的情况，为手术方案的制订提供更直观的信息。对于血管病变，可以进行曲面重组，沿着血管走行显示血管的形态和狭窄程度。

2. 图像质量评估

（1）建立图像质量评估标准，包括图像的清晰度、对比度、噪声水平、伪影情况等方面的要求。根据这些标准，对 CT 图像进行评估，确保图像质量符合临床诊断的要求。例如，可以使用主观评价方法，由经验丰富的医生对图像进行打分，评估图像的质量等级。也可以使用客观评价方法，如计算图像的信噪比、对比度噪声比等指标，定量评估图像质量。

（2）对图像质量进行定期统计分析，发现问题及时调整扫描参数和后处理方法。例如，统计一段时间内图像质量不合格的比例，分析原因并采取相应的改进措施。如果发现某个部位的图像质量普遍较差，可以调整该部位的扫描参数、重建算法或后处理方法，以提高图像质量。

3. 图像存储与传输

（1）确保图像的存储和传输安全可靠，采用标准化的图像存储格式和传输协议。例如，使用 DICOM（digital imaging and communications in medicine）格式存储图像，并通过医院内部的网络系统进行传输。确保图像在存储和传输过程中不会丢失、损坏或被篡改。

（2）建立图像备份制度，定期对图像进行备份，以防止数据丢失。例如，可以将图像备份到外部存储设备（如硬盘、光盘等）或云端存储系统，确保在设备故障或其他意外情况下能够恢复图像数据。

▶知识拓展

CT 图像质量控制的临床意义

高质量的 CT 图像能够清晰呈现人体组织结构的细节，比如器官的形态、大小、密度等特征，有助于医生准确分辨正常组织与病变组织，减少误诊、漏诊的发生概率，为精准诊断疾病提供可靠依据。

同时避免因图像质量不佳需要重复检查的情况，节省患者的时间、费用以及医疗设备的使用频次，也提高医疗资源的整体利用效率，进一步减轻了患者反复检查带来的经济负担和辐射损伤。

CT 图像质量控制是影像互认的基础，各医疗机构可以放心地共享影像资源，不同的医疗机构可以基于互认的高质量影像开展会诊、病例讨论等交流活动，提升整体医疗水平，推动分级诊疗等制度更好地落地实施。

第七节　CT 辐射安全管理

一、X 线辐射的基本概念

（一）定义

X 线是一种波长极短、能量很高的电磁波。它的波长范围在 0.001~10nm，介于紫外线和 γ 射线之间。X 线是由高速运动的电子撞击物质的原子内层电子而产生的。当高速电子与原子内层电子相互作用时，芯电子被激发或击出，外层电子跃迁到内层填补空位，这个过程会释放出具有特定能量的 X 线光子。

（二）产生原理

以 X 线球管为例，它主要由阴极和阳极组成。阴极灯丝在电流加热下会发射出热电子，这些热电子在阴极和阳极之间的高电压作用下被加速，以极高的速度撞击阳极靶面。当电子撞击靶面时，大部分能量转化为热能（约 99%），只有约 1%的能量转化为 X 线。例如，在医用 X 线设备中，通过调节管电压和管电流可以控制 X 线的产生。管电压决定了电子的加速程度，从而影响 X 线的能量和穿透力；管电流则决定了单位时间内撞击阳极靶面的电子数量，进而影响 X 线的强度。

（三）特性

1. 穿透性 X 线具有很强的穿透能力，能够穿透许多物质，如人体组织。其穿透能力与 X 线的能量有关，能量越高（即波长越短），穿透能力越强。例如，在胸部 X 线检查中，X 线可以穿透胸壁、肺组织、心脏等结构，使胶片或探测器记录下这些组织的影像。但是不同组织对 X 线的吸收程度不同，如骨骼吸收 X 线较多，在影像上呈现白色；而肺组织含气较多，吸收 X 线较少，呈现黑色。

2. 荧光效应 X 线能使某些物质（如钨酸钙）产生荧光。当 X 线照射到这些荧光物质上时，它们会发出可见光。这一特性是 X 线透视检查的基础。在早期的 X 线透视设备中，医生通过观察荧光屏上的荧光影像来诊断疾病。

3. 感光效应 X 线能使胶片感光。在传统的 X 线摄影中，X 线照射到胶片上，使胶片上的卤化银发生光化学反应，经过显影、定影等处理后，形成 X 线影像。现在虽然数字化成像技术广泛应用，但感光效应仍然是 X 线成像的重要原理之一。

4. 电离效应 这是 X 线辐射最重要的危害效应之一。X 线通过物质时，能使物质的原子发生电离，产生正离子和负离子。在人体组织中，X 线的电离效应可能会破坏生物分子的化学键，如 DNA 分子，从而对细胞和组织造成损伤，引发一系列生物效应，包括确定性效应和随机性效应。

（四）辐射剂量相关概念

1. 吸收剂量（absorbed dose，简写 D） 是指单位质量的受照物质吸收的辐射能量，单位是戈瑞（Gy）。它反映了物质吸收 X 线能量的多少。例如，人体组织吸收一定量的 X 线能量后，根据吸收剂量的大小来衡量组织所受到的辐射能量程度。

2. 当量剂量（equivalent dose，简写 H） 考虑了不同类型辐射对人体组织的不同生物效应。它是吸收剂量与辐射权重因数的乘积，单位是希沃特（Sv）。因为 X 线是电离辐射，其辐射权重因数为 1，所以对于 X 线，当量剂量在数值上等于吸收剂量乘以 1。

3. 有效剂量（effective dose，简写 E） 是衡量辐射对人体产生随机性效应的一个综合指标。它考虑了不同组织或器官对辐射的不同敏感性以及辐射照射的范围等因素。有效剂量等于各组织或器官的当量剂量与组织权重因数的乘积之和，单位也是希沃特（Sv）。例如，在全身 X 线扫描和局部 X 线扫描中，有效剂量的计算会因为照射范围和不同组织的权重因数而有所不同。

二、 X 线辐射危害

（一）X 线辐射效应

1. 确定性效应 射线照射人体全部组织或局部组织，若能杀死相当数量的细胞，而这些细胞又不能由活细胞的增殖来补充，则这种照射可引起人类的确定性效应。由此引起的细胞丢失可在组织或器官中产生临床上可检查出的严重功能性损伤。由此可以预计，确定性效应的严重程度与剂量有关，存在一个阈剂量。

（1）皮肤损伤：当皮肤受到高剂量的 X 线辐射后，可能会出现急性放射性皮肤损伤。早期表现为皮肤红斑，这是因为辐射引起皮肤血管扩张。随着剂量的增加，会出现皮肤干燥、脱屑，就像严重的晒伤一样。如果辐射剂量更高，会出现水疱，这是由于皮肤组织的细胞受损，导致组织液渗出。在极端情况下，可能会出现皮肤坏死、溃疡，这种情况通常发生在长时间、高剂量的辐射暴露下，例如在一些工业探伤事故或者多次高剂量放射治疗过程中出现。

（2）白内障：晶状体对 X 线辐射比较敏感。当眼部晶状体受到一定剂量的 X 线照射后，晶状体内的细胞会发生损伤。早期可能没有明显症状，但随着时间推移，会逐渐出现视力下降、视物模糊等情况。一般来说，晶状体混浊是白内障形成的主要表现，它会阻挡光线正常进入眼内，影响视力。职业性放射工作人员如果长期接受过量的眼部 X 线辐射，患白内障的风险会显著增加。

（3）生育系统损伤：对于生殖腺（睾丸和卵巢），X 线辐射可能会导致生育功能下降。在男性中，较高剂量的 X 线辐射可能会损伤睾丸中的生精细胞，减少精子数量、降低精子活力，甚至导致无精子症。在女性中，辐射可能会影响卵巢的功能，导致月经周期紊乱，减少卵子的产生和质量下降。如果在孕期接受了过量的 X 线辐射，还可能会对胎儿造成严重伤害，如胎儿畸形、智力发育障碍等。

2. 随机性效应 电离辐射的随机性效应被认为无剂量阈值，其有害效应的严重程度与受照射剂量的大小无关。

（1）致癌效应：X 线辐射是一种电离辐射，它可以使人体细胞中的 DNA 分子发生电离，破坏 DNA 的化学结构，导致基因突变。这些突变的细胞如果逃脱了机体的免疫监视和修复机制，就有可能无限增殖，形成肿瘤。例如，甲状腺、乳腺、肺等组织对辐射致癌比较敏感。长期接受低剂量 X 线辐射的人群，如放射科工作人员或者经常接受 X 线检查的患者，患癌症的相对风险会增加。有研究表明，儿童时期接受 X 线辐射，其患癌症的风险可能比成年人更高，因为儿童的细胞分裂更加活跃，DNA 更容易受到辐射损伤。

（2）遗传效应：X 线辐射引起的 DNA 损伤可能会发生在生殖细胞（精子和卵子）中。如果这些受损的生殖细胞参与受精过程，就可能会将突变的基因传递给后代。这种遗传突变可能会导致后代出现各种先天性缺陷，如先天性心脏病、智力障碍、肢体畸形等。不过，遗传效应通常很难直接观察到，因为它可能需要经过几代人的遗传积累才会表现出来，而且还会受到其他多种因素（如环境因素、其他基因的相互作用等）的影响。

（二）不同辐射效应与辐射剂量、照射方式等因素的关系

1. 确定性效应与辐射剂量、照射方式的关系

（1）剂量阈值关系：确定性效应存在明显的剂量阈值。只有当辐射剂量超过这个阈值时，相应的效应才会出现。例如，对于急性放射性皮肤损伤，一般认为皮肤接受的吸收剂量达到 2～3Gy 时，才会出现红斑；当剂量达到 6～8Gy 时，可能会出现水疱。不同组织和器官的确定性效应剂量阈值不同，晶状体出现可见浑浊的阈值为 2～5Gy，而骨髓抑制导致白细胞减少等血液系统损伤的阈值可能在 0.5～1Gy。

（2）剂量-效应关系：一旦超过阈值，确定性效应的严重程度通常与辐射剂量呈正相关。即剂量越高，效应越严重。以皮肤损伤为例，在剂量为 2～3Gy 时可能仅出现轻微红斑，随着剂量增加到

10~12Gy 以上，可能会出现皮肤坏死、溃疡等严重后果。对于生育系统，较高的辐射剂量会导致更严重的生育功能损害，如在男性中，睾丸接受的剂量越高，精子数量减少和质量下降的程度越明显，甚至可能导致永久性不育。

（3）照射方式的影响：照射方式主要包括外照射和内照射。对于确定性效应来说，外照射的情况较为常见。在同等剂量下，局部照射和全身照射产生的确定性效应有所不同。局部照射可能只在照射部位引发确定性效应，如只对胸部进行高剂量 X 射线照射，可能主要引起胸部皮肤、心肺组织等局部的损伤；而全身照射可能会导致多个系统同时出现确定性效应，例如全身大剂量照射后可能同时出现皮肤损伤、造血系统损伤、胃肠道损伤等。照射时间也会影响确定性效应，短时间内接受高剂量照射（急性照射）比长时间接受相同总剂量的照射（慢性照射）更容易引发严重的确定性效应。例如，一次性接受 10Gy 的全身照射比将这 10Gy 分成多次在较长时间内照射更易导致严重的确定性损伤。

2. 随机性效应与辐射剂量、照射方式的关系

（1）剂量-效应关系：随机性效应没有明显的剂量阈值。这意味着任何微小的辐射剂量都可能引发随机性效应，只是发生的概率随着剂量的增加而增加。例如，辐射致癌效应，即使是很低剂量的长期累积照射，也可能增加患癌的风险。根据线性无阈理论，在辐射防护的剂量范围内，辐射剂量与癌症发生的概率呈线性关系。如在低剂量范围内，每增加 10mSv 的有效剂量，癌症发生的相对风险可能会增加一定比例（不同组织对辐射致癌的敏感性不同，增加的比例也不同）。

（2）照射方式的影响：对于随机性效应，外照射和内照射都可能引发。内照射是指放射性物质进入人体内部后产生的照射，其危害性通常比外照射更复杂和持久。例如，放射性碘进入人体后，会在甲状腺浓集，长时间对甲状腺组织产生照射，增加甲状腺癌的发生风险。照射时间和频率对随机性效应也有影响，慢性低剂量照射可能会使细胞在较长时间内持续受到辐射损伤，增加基因突变和癌变的概率。与急性照射相比，慢性照射下细胞有更多机会进行错误修复或在受损状态下进行分裂，从而增加随机性效应的发生风险。在辐射防护中，对于长期从事放射性工作的人员，要特别关注慢性照射的累积剂量，以降低随机性效应的发生概率。

（三）CT 辐射剂量

1. CT 辐射剂量管理 CT 在疾病诊断与治疗中发挥了重要的作用，但也加重了受检者的辐射剂量风险。近年来我国 CT 检查的频率呈逐年增长的趋势，已成为不容忽视的医疗辐射源。CT 辐射剂量是指在 CT 扫描过程中，扫描被检体所使用的 X 线的剂量。CT 辐射剂量管理是指在保证 CT 图像满足临床诊断要求的前提下，采用各种措施尽量减少受检者的辐射剂量。

2. CT 辐射剂量的影响因素

（1）管电压：管电压决定 X 线的质，即 X 线的硬度，它决定了 X 线的穿透能力。X 线管的管电压越高，X 线的质越硬，穿透力越强。适当增加管电压和滤过板的厚度，可降低受检者的辐射剂量。

（2）管电流：管电流决定 X 线的量，管电流与扫描时间的乘积为 X 线量。毫安秒与噪声成负相关，即毫安秒增加，噪声下降，但与此同时也相应增加了受检者的辐射剂量。适当降低毫安秒，可降低受检者的辐射剂量。

（3）扫描长度：扫描长度是 CT 检查时被检部位被曝光的范围。扫描长度与受检者的辐射剂量呈正相关。在定位像和检查扫描中必须合理地选择扫描长度，以减少受检者不必要的辐射剂量。

（4）扫描方式：由于螺旋 CT 扫描成像两点之间有数据插值，图像重建所需数据采集的半径较

大，所以螺旋扫描会产生过扫范围，起始和结束都需要额外增加半个旋转周期，即在扫描的起始和结束都会额外增加相应的扫描，以适应横断面图像重建的需要，这样会增加受检者的辐射剂量，螺旋扫描辐射剂量均大于非螺旋扫描方式的辐射剂量。

（5）扫描时间：扫描时间与辐射剂量线性正相关。适当加快扫描速度，缩短扫描时间和较宽的辐射束可降低辐射剂量。

（6）螺距：对于单层螺旋 CT，在其他参数恒定的条件下，增加螺距可成比例降低受检者的辐射剂量。选择小螺距（螺距小于 1），辐射剂量高；选择大螺距（螺距大于 1），辐射剂量低。

（7）层厚：薄层扫描时，曝光次数增多，受检者的辐射剂量增加；增加层厚，曝光次数减少，受检者的辐射剂量减少。

（8）心电门控：冠状动脉 CT 采用回顾性门控触发扫描，扫描剂量增加；采用前瞻性门控触发扫描，扫描剂量降低。

三、CT 检查的安全防护措施

（一）设备与技术

1. 优化设备参数

（1）调整管电压（kV）和管电流（mA）：在满足诊断需求前提下，合理降低管电压和管电流。如 CT 扫描中，体型较小患者或者低对比分辨率要求部位（如肺部），可适当降低管电压。每降低 10kV，辐射剂量一般降低 30%～50%；同时，依据患者体重、身体厚度调整管电流，避免过高电流带来不必要辐射。

（2）优化螺距：在螺旋 CT 扫描中，增大螺距可加快扫描速度，同时减少辐射剂量。例如，将螺距从 1.0 增至 1.5，辐射剂量降低约 30% ，但需要注意的是，过大的螺距可能会导致图像质量下降，出现伪影，因此需要在剂量和图像质量之间进行平衡。

（3）调整层厚：适当增加层厚可减少扫描层数，降低辐射剂量。不过，层厚增加会降低图像的空间分辨率，所以要根据检查目的来选择合适的层厚。例如，初步筛查可用较厚层厚，精细观察解剖结构则用较薄层厚，并谨慎考虑剂量问题。

2. 使用迭代重建技术 传统 CT 图像重建的滤波反投影（FBP）在低剂量扫描时易产生噪声，影响图像质量。迭代重建技术是一种新型的图像重建算法，它可以在较低的辐射剂量下获得质量较好的图像。该技术通过多次迭代计算，优化图像，减少噪声，可在降低辐射剂量的同时保持图像诊断价值，使用后 CT 扫描辐射剂量可降低 30%～70%，降幅取决于扫描部位和设备性能。

（二）患者防护

1. 使用屏蔽防护用品

（1）铅防护用品：为患者提供合适的铅衣、铅帽、铅围脖等防护用品，是减少辐射暴露的有效方法。如头颈部 CT 扫描佩戴铅围脖防护甲状腺，铅衣防护胸腹部等主要部位。0.5mm 铅当量防护用品可阻挡约 90%辐射，儿童患者需配备合适尺寸防护用品。

（2）铅防护帘和铅屏风：在 CT 扫描室内合理设置铅防护帘和铅屏风，可减少散射线对患者辐射。

2. 调整患者体位　根据检查部位合理调整患者体位，可减少辐射敏感部位暴露。如胸部 CT 扫描让患者双臂上举，避免手臂受过多辐射并减少伪影；腹部 CT 扫描根据目的改变仰卧位或俯卧位，减少卵巢或睾丸等器官辐射剂量；脊柱 CT 检查根据要求选择合适体位并放置支撑物，精准定位扫描区域。

3. 控制扫描范围　操作人员需根据临床诊断要求和患者具体情况，精确确定扫描范围，避免扫描过多正常组织。如肺部 CT 检查需根据症状和病变位置划定肺部扫描区域，减少辐射剂量。

（三）医护人员防护

1. 穿戴防护装备　医护人员进入扫描室协助患者检查时，必须穿戴铅衣、铅围脖、铅帽、铅手套等防护装备，这些防护装备能够有效阻挡 X 射线，减少医护人员的辐射剂量。

2. 保持安全距离和时间　在不影响检查操作的前提下，医护人员尽量与辐射源（CT 球管）保持距离，启动扫描后迅速退到防护屏蔽墙后观察患者，缩短在扫描室内停留时间，熟练掌握操作流程，减少辐射暴露。

3. 辐射防护职业素养

（1）安全意识：树立强烈的辐射安全意识，将患者和工作人员的辐射防护放在检查操作的首要位置。严格遵守辐射安全规定和操作规程。对设备老化导致辐射泄漏、不合理扫描参数设置等风险因素保持敏感并及时防范。

（2）责任意识：明确个人在 CT 辐射安全管理中的职责，在设备维护、参数设置、人员培训、安全监督等环节确保辐射安全措施落实到位，配合开展辐射防护培训、设备检测、应急演练等活动，营造安全的 CT 检查环境。

（四）操作流程与人员培训

1. 精准定位扫描区域　操作人员准确确定扫描区域，避免不必要的大范围扫描。如脊柱 CT 检查应根据临床需求和患者症状，精确划定扫描的椎体节段，减少辐射剂量并提高工作效率。

2. 辐射安全培训　对放射科工作人员进行全面的辐射安全培训，内容涵盖辐射剂量控制重要性、设备参数优化方法、患者防护措施等。通过定期组织知识讲座、操作技能培训和考核，确保工作人员熟练运用降低辐射剂量方法。

（五）设备安全与环境防护

1. 监测设备运行　密切关注 CT 设备运行状态，包括辐射剂量输出、扫描参数等。利用现代 CT 设备的实时剂量监测系统，实时监测当前扫描的剂量参数。若 CT 剂量指数（CTDI）等剂量参数异常升高，立即停止扫描并检查设备故障，及时维修。

2. 扫描室环境防护　确保 CT 扫描室墙壁、防护门和观察窗等防护设施完整性，定期检查防护门关闭和密封情况、观察窗铅玻璃是否损坏，同时，在扫描室内合理布置防护帘和防护屏风等设施，进一步减少散射射线的传播。

▶知识拓展

CT 辐射安全管理在医疗工作中的重要性

CT 作为一种广泛应用的医学影像检查技术，在疾病诊断中发挥着关键作用，但同时其产生的辐射也给患者和医务人员带来潜在风险，因此 CT 辐射安全管理在医疗工作中具有不可忽视的重要性。

从患者角度来看，合理的辐射安全管理能有效降低辐射危害。CT 检查所涉及的 X 射线辐射具有一定的致癌风险，尤其是对于需要多次进行 CT 扫描的患者，如肿瘤患者的病情监测或患有复杂疾病需反复评估的人群，累积辐射剂量可能对身体造成严重损害。对于特殊人群，如儿童和孕妇，其身体组织对辐射更为敏感。通过严格的辐射安全管理，包括精准的扫描参数设定、合适的防护措施实施等，能够最大限度减少患者不必要的辐射暴露，保障其健康权益。

对于医务人员而言，CT 辐射安全管理是职业健康的重要保障。长期暴露在 CT 辐射环境中会对操作人员身体造成一定的辐射伤害。完善的辐射安全管理体系，如配备优质的防护设备、合理安排工作时间和岗位轮换、进行定期的辐射剂量监测与健康检查等，能有效降低职业辐射风险，确保其长期、安全地从事相关医疗工作。

在医疗管理层面，良好的 CT 辐射安全管理有助于提升医院的整体医疗质量和形象。精确控制辐射剂量可在保证图像质量满足诊断要求的前提下，减少因辐射剂量过高或过低导致的误诊、漏诊情况，提高诊断的准确性。同时，遵循严格的辐射安全规范，可避免因辐射事故引发的医疗纠纷，维护医院的正常医疗秩序和社会声誉，增强患者对医院的信任度。

综上所述，CT 辐射安全管理贯穿医疗工作的各个环节，对于保护患者健康、保障医务人员职业安全以及提升医院医疗服务水平和社会形象都有着极为重要的意义，是现代医疗工作中不可或缺的重要组成部分。

—• 考试知识点总结 •—

—• 本章小结 •—

—• 协和云课堂…… 拓展练习及参考答案 •—

（葛欢欢　陈　铭　张　艳　邱建星　张　磊）

第二篇

CT 检查技术的临床应用

第四章　各部位 CT 检查技术

教学课件

学习目标

素质目标

（1）牢固树立“生命至上、患者优先”的职业价值观，在各部位 CT 检查操作中践行高尚的职业道德与医德，主动关注受检者的身体状况和心理需求，以温和耐心的态度提供服务。

（2）强化爱护受检者身体的意识，充分尊重患者隐私，在检查过程中最大限度减少不必要的身体暴露与潜在伤害。

（3）培养高度的团队协作意识，与临床医护、技术人员密切配合，高效解决检查过程中的各类问题。

（4）养成爱护仪器设备的职业习惯，严格遵循操作规范，确保设备安全稳定运行，同时持续提升分析和解决实际问题的能力，保障检查工作高质量完成。

知识目标

（1）掌握：颅脑、头颈部、胸部、腹部、脊柱、四肢等各部位 CT 检查技术的适应证、禁忌证、注意事项，熟练掌握检查前准备工作及标准扫描方法。

（2）熟悉：各部位 CT 检查的图像处理与后处理技术。

（3）了解：CT 图像排版及打印的规范与流程、图像存储、传输及报告输出的相关知识，构建完整的各部位 CT 检查技术知识体系。

能力目标

（1）能掌握各部位 CT 检查的操作流程与技术要点，能够精准操作设备完成颅脑、头颈部等部位的 CT 检查，胜任临床 CT 技师岗位工作。

（2）能根据不同患者的个体特征和临床需求，灵活调整检查方案，合理选择扫描参数，确保获取高质量的影像资料。

（3）能具备熟练的图像后处理能力，能够运用相关软件对图像进行优化处理，为临床诊断提供清晰、准确的影像依据。

（4）能严格落实受检者防护措施，熟练掌握辐射防护技能，有效降低辐射剂量，同时具备处理检查过程中突发状况的应急能力，保障受检者安全与检查工作顺利进行。

· 核心知识拆解 ·

CT 检查技术作为重要的影像检查手段，在人体各个系统疾病的诊断中发挥着重要作用。颅脑 CT 检查对脑血管疾病、颅内肿瘤、外伤等疾病的诊断具有重要价值，能够快速准确地显示颅内病变和急性出血。头颈部 CT 检查适用于鼻咽、口咽、甲状腺等部位病变的检查，可清晰显示这些部位的解剖结构和病理改变。胸部 CT 检查对肺部肿瘤、肺栓塞、纵隔病变等诊断有独特优势，能够发现胸片难以显示的微小病变。腹部 CT 检查可清晰显示肝、胆、胰、脾、肾等器官形态结构，对腹部肿瘤、炎症、外伤等疾病的诊断意义重大。盆腔 CT 检查对膀胱、前列腺等盆腔器官病变有重要诊断价值。脊柱 CT 检查能够精确显示椎体、椎间盘及椎管结构，对脊柱骨折、椎间盘病变等诊断准确性高。四肢骨关节及软组织 CT 检查可清晰显示骨骼、关节等病变。心脏与血管 CT 检查在冠心病筛查、血管狭窄评估方面具有重要价值。CT 介入检查技术为精准诊疗提供实时影像引导。

各部位 CT 检查的适应证广泛，包括肿瘤、炎症等多种疾病的诊断。禁忌证主要包括妊娠期妇女、严重对比剂过敏史等，需严格评估患者情况。因此，掌握各部位 CT 检查的标准化流程，对确保检查质量、提高诊断准确性具有重要意义。

微课：颅脑 CT 操作流程

第一节　颅脑 CT 检查技术

案例导入

【案例】

患者，男性，52 岁。突发左侧上下肢无力，言语不清入院就诊，血压 133/81mmHg，脉搏 92 次/分，无外伤史。初步诊断急性缺血性脑卒中，为明确诊断，需进行 CT 检查。

【问题】

1. 该患者首选哪种 CT 检查？
2. 若确诊为急性脑梗死，应进一步进行哪种 CT 检查？
3. 该患者在 CT 检查时需要注意哪些事项？

一、适应证与禁忌证

（一）适应证

1. 常规平扫　可应用于颅脑外伤、脑出血、脑梗死、脑萎缩、脑先天性发育异常、脑积水、颅内感染、寄生虫病、颅骨骨源性疾病，以及脑肿瘤、脑神经退行性病变等。

2. 冠状面扫描　当疑似垂体瘤、鞍区占位、颅底病变、小脑病变，以及大脑凸面病变时，可加做冠状面扫描。但是由于冠状面扫描时患者体位不适，难固定，容易移动，同时颅底及鼻窦、鼻腔等含气结构的 X 线吸收差别较大，容易产生伪影而影响图像质量，所以冠状面扫描一般不作为颅脑的常规扫描方法，目前多排 CT 多以三维重建方式取代。

3. 增强扫描 在平扫的基础上，若怀疑血管性、感染性或占位性等病变，均需要加做增强扫描。脑瘤术后随访可直接做增强扫描。临床怀疑垂体微腺瘤的患者可以直接进行冠状位薄层的增强扫描。

4. 脑血管 CTA 可应用于脑血管畸形、脑动脉瘤、脑血管狭窄或血管闭塞性疾病，以了解病变的部位，以及病变与血管的关系。

5. 脑 CT 灌注成像 对早期脑梗死的诊断具有明显的优越性，可以半定量分析及观察脑内缺血性病变的位置范围、程度；在脑肿瘤的诊断、鉴别诊断、评价肿瘤放化疗疗效等方面拥有很大优势。

（二）禁忌证

颅脑 CT 检查没有绝对禁忌证。但以下情况应慎做检查。

1. 妊娠期妇女、婴幼儿及病情极其危重随时有生命危险的受检者不宜做颅脑 CT 检查。
2. 对碘对比剂有禁忌的受检者不能进行 CT 增强扫描及 CT 血管造影等检查。

二、检查前准备

（一）受检者准备

1. 去除受检者扫描区域表面（头颅表面）所有金属物及异物，如发卡等，以防止金属伪影产生。
2. 增强扫描前禁食 4 小时，不需禁水，需要受检者或家属签署碘对比剂应用知情同意书，并向受检者讲解注入对比剂后身体上的一些不良反应，如发热、恶心等，减少受检者紧张情绪，使之能够更好地配合检查。增强扫描前应充分水化，并提前建立静脉通道。
3. 固定头部，避免漏扫及减少运动伪影。

（二）技师准备

1. 阅读 CT 检查申请单，核对信息，了解受检者的基本情况和检查目的。
2. 告知受检者扫描过程中应保持头部不动及检查所需时间；对于不配合的受检者或婴幼儿，可以采用外固定或药物镇静。
3. 对眼球、甲状腺、生殖腺等 X 线敏感部位进行辐射防护。并注意受检者家属的防护。
4. CT 室需配备常规急救器械和药品。增强扫描结束后，受检者留院观察 30 分钟，无不适方可离开，若病情允许，嘱受检者多饮水，以利于对比剂排泄。
5. 危重受检者需临床相关科室的医生陪同检查，对病情的变化进行实时监护和处理。

三、扫描方法

（一）CT 扫描的基准线

1. 听眦线 听眦线（orbitomeatal line，OML）为眼外眦与同侧外耳门中点的连线，又称眦耳线、眶耳线。颅脑横断面扫描多用此基准线。在临床应用中，根据检查目的的不同，常将扫描定位基准线与 OML 成± 0°~25°。

2. 听眶上线 听眶上线（supraorbital line）为两眼眶上缘（或眉上缘）连线的中点与外耳门中点的连线，又称听眉线（eye-meatal line，EML）、上眶耳线（supraorbitomeatal line，SML）。临床影像检查中，按照此基准线扫描，有利于显示颅后窝的结构并减少颅骨伪影。

3. 听眶下线 听眶下线（infraorbitomeatal line）为眼眶下缘与同侧外耳门中点的连线，又称听眶线、Reid 基线（Reid base line，RBL）。作为扫描基线时，断面经过眼窝、颅中窝和颅后窝上部。冠状位扫描的基准线常与此线垂直。

4. 瞳间线 瞳间线（interpupillary line）为两瞳孔间的连线。该线与水平面平行，作为基准线，是颅脑 CT 成像检查的体表定位标志。实际工作中常使用两侧外眦间的连线。

（二）常用扫描方法

1. 常规平扫

（1）扫描体位：受检者仰卧于检查床上，头置于头架中，下颌内收，听眦线垂直于床面，两侧外耳门与台面等距。头部正中矢状面与正中定位线重合，水平定位线与外耳门齐平。体位要摆正，使每层图像左右两侧对称，以准确地反映该层面的解剖结构且便于双侧对照。外伤及术后等不易搬动头部的受检者，可放宽标准摆位，将其置于舒适位置，但头部一定要放置在扫描野中心。

颅脑 CT 检查扫描基线多选用听眦线，即眼外眦与外耳门中点的连线。听眉线作为基线扫描对第四脑室和基底节区组织结构显示较好；听眶线是眼眶下缘与同侧外耳门中点的连线，作为基线扫描时，断面经过眼窝、颅中窝和颅后窝上部，如图 4-1-1 所示。

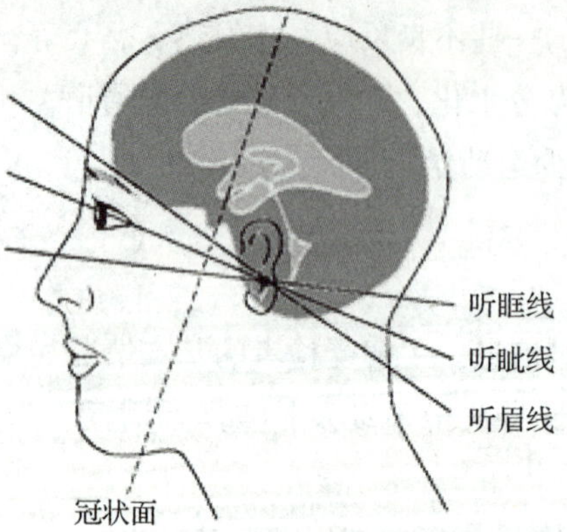

图 4-1-1 颅脑横断面 CT 扫描的基线

（2）扫描方式与重建参数如下。

1）扫描方式：横轴位非螺旋连续扫描，急诊或受检者躁动，建议螺旋扫描缩短扫描时间减少运动伪影。

2）扫描范围：从基线向上扫描至颅顶。

3）呼吸方式：平静呼吸。

4）定位像：侧位（图 4-1-2）。

5）管电流：190~430mA；0~1 岁：105~135mA。1~2 岁：130~170mA。2~6 岁：175~225mA。6~16 岁：220~285mA。16 岁以上：280~360mA。

6）管电压：成年人 120~130kV，未成年人 100~120kV。

7）采集矩阵：512×512。

8）显示矩阵：512×512。

9）显示野：200～250mm。

10）采集层厚：0.5～1.5mm。

11）重建层厚：5～10mm。

12）重建间距：5～10mm。

13）重建算法：标准算法、骨算法。

14）窗宽、窗位：具体如下。①脑组织：窗宽 75～90HU，窗位 30～35HU。②骨组织：窗宽 1500～2500HU，窗位 250～500HU。

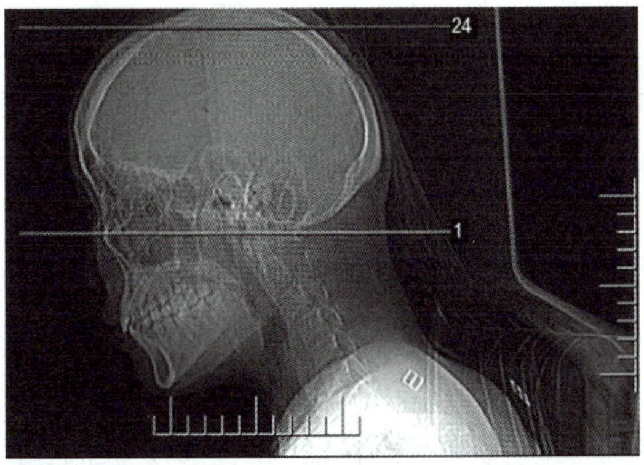

图 4-1-2　颅脑 CT 平扫定位图

2. 冠状面扫描（脑垂体 CT 常规扫描）

（1）扫描体位：进行脑垂体冠状面扫描时，患者取仰卧位或俯卧位，头部过伸，头先进。仰卧位时取颌顶位（图 4-1-3），俯卧位时取顶颌位（图 4-1-4），两者均要求使扫描层面与 OML 垂直。一般顶颌位较常用，患者也比较容易配合，要求以下颌为支点，头颅两侧基本对称。

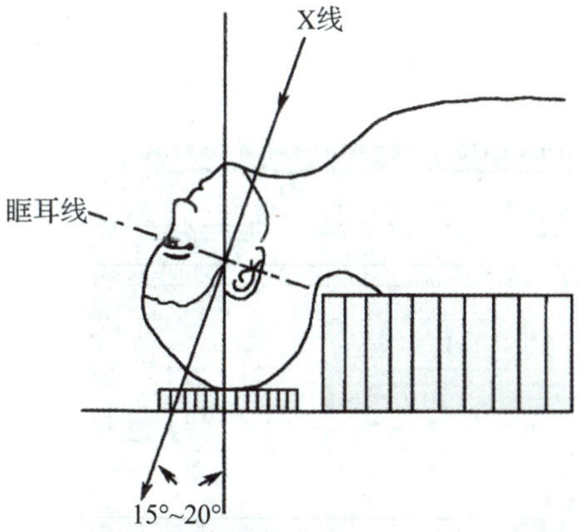

图 4-1-3　颅脑冠状位扫描示意图（仰卧位）

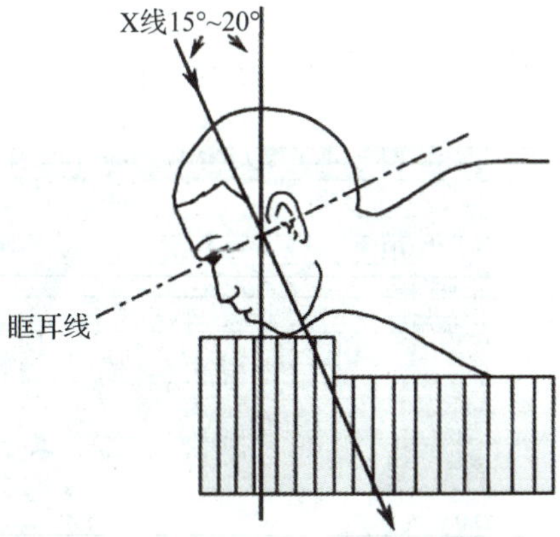

图 4-1-4　颅脑冠状位扫描示意图（俯卧位）

（2）扫描方式与重建参数如下。

1）扫描方式：非螺旋扫描。

2）扫描范围：前床突至后床突，尽可能与蝶鞍后床突平行或与鞍底垂直；需扫描颅脑冠状位时，扫描范围应从额叶至枕叶。

3）呼吸方式：平静呼吸下屏气。

4）定位像：侧位。

5）管电流：250~350mA。

6）管电压：100~120kV。

7）采集矩阵：512×512。

8）显示矩阵：512×512。

9）显示野：150~200mm。

10）采集层厚：0.5~1.5mm。

11）重建层厚：1~3mm。

12）重建间距：1~3mm。

13）重建算法：常规软组织重建算法；病变侵犯骨组织时加骨组织重建算法。

14）窗宽、窗位：具体如下。①脑组织：窗宽 75~90HU，窗位 30~35HU。②骨组织：窗宽 1500~2500HU，窗位 250~500HU。

随着 CT 设备的更新，为提高受检者检查舒适性，现今多采用颅脑横断螺旋方式扫描，进行冠状面与矢状面重建。该情况下需使用薄层螺旋重叠扫描，便于病变的显示与重建。

一般情况下，鞍区不主张增强扫描，磁共振检查是首选方法。需要进行增强扫描时，对比剂用量为 50~70ml，注射速率为 2.5~3.0ml/s，由于鞍区毗邻眼组织，而晶状体等组织对 X 线极其敏感，为保护眼组织，一般情况下鞍区增强扫描常采用单期扫描，扫描时间设定为 20~25 秒，视病情可延时 50~60 秒扫描。扫描体位和其他扫描参数同平扫。

3. 增强扫描 扫描体位、扫描范围、扫描方式和参数均同常规平扫。

建议使用高压注射器经上肢静脉注射含碘对比剂，注射流率为 2.5~3ml/s，用量为 50ml（儿童按体重给药，用量为 1.0~1.5ml/kg，最少不低于 30ml，注射流率为 0.5~1.0ml/s）。根据病变的性质设置头部增强的延迟扫描时间，血管性病变延迟 25 秒，感染、囊肿延迟 3~5 分钟，转移瘤、脑膜瘤延迟 5~8 分钟。

颅脑横断面平扫及增强图像如图 4-1-5 所示。

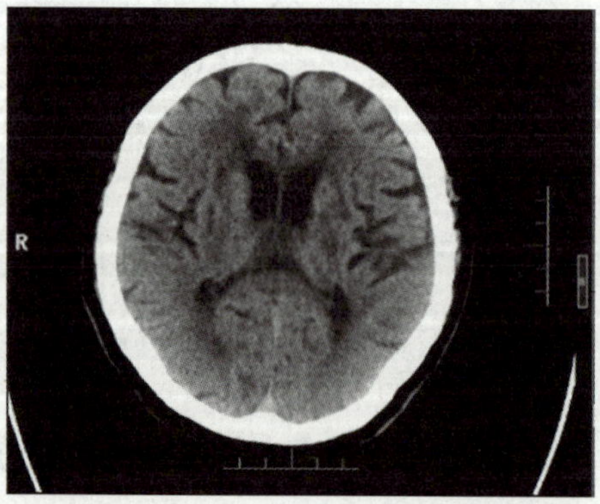

（a）

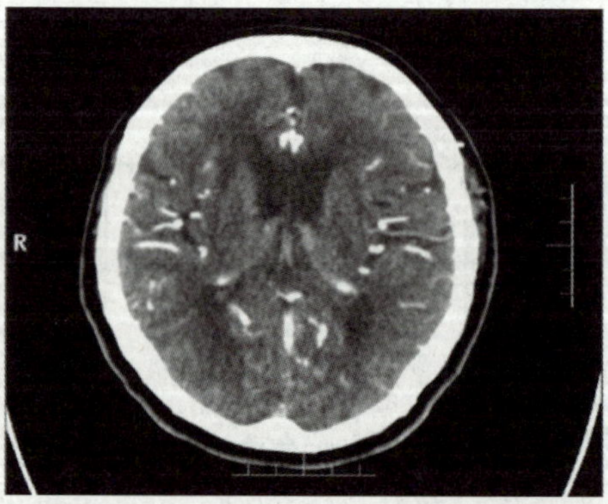

（b）

图 4-1-5 颅脑横断面 CT 图像——侧脑室水平

（a）平扫；（b）增强

4. 颅脑 CTA

（1）扫描体位：颅脑 CTA 常规取仰卧位，头先进，头部用绑带固定于头架内以减少移动伪影。为了获得优质的颅脑 CTA 图像，应使用至少 4 层以上的多层螺旋 CT。

（2）扫描方式与重建参数如下。

1）扫描类型：螺旋扫描。

2）扫描范围：C_1~颅顶。

3）呼吸方式：平静呼吸。

4）定位像：正侧位。

5）管电流：200~300mA。

6）管电压：100~120kV。

7）螺距因子：0.5~1.2。

8）采集矩阵：512×512。

9）显示矩阵：512×512。

10）显示野：200~250mm。

11）采集层厚：0.5~1.0mm。

11）重建层厚：0.6~1.2mm。

12）重建间距：0.5~1.0mm。

13）重建算法：软组织重建算法。

14）窗宽、窗位：具体如下。软组织：窗宽 300~400HU，窗位 35~50HU。

建议使用高压注射器经上肢静脉注射含碘对比剂及后续注射 20~50ml 生理盐水。注射流率为 4~7ml/s，对比剂总量 30~100ml。体弱或体重指数（body mass index，BMI）<18 的受检者，对比剂用量应酌减。

对于脑实质有病变者，在 CTA 扫描结束后可以再行颅脑常规增强扫描，既可了解脑血管情况，也可了解脑组织及病变的情况。

（3）扫描开始时间：确定 CTA 扫描开始时间是 CTA 扫描成功的关键，有以下几种方法。

1）经验法：推注对比剂后 16~22 秒开始扫描。

2）小剂量预实验法：应用小剂量预实验法测定靶血管 CT 值到达顶峰的时间，以该时间作为延迟时间开始扫描。具体方法为：碘对比剂总量为 20ml，生理盐水为 20ml，注射速率同前，监测点为 C_4 水平的颈总动脉或鞍上池层面的大脑中动脉，推注 12 秒后对监测点进行靶扫描，持续到对比剂浓度减低停止，计算出感兴趣血管 CT 值达到峰值的时间，此时间为延迟扫描时间。

3）对比剂团注跟踪法：将感兴趣区置于颈内动脉 C_1 水平，触发阈值为 80~100HU，达到阈值自动或手动触发扫描，得到颅脑 CTA 图像。

5. 脑 CT 灌注成像 随着 CT 技术不断发展和软件功能的不断提升，脑 CT 灌注成像（CT perfusion imaging，CTPI）在临床的应用也越来越广泛，且在急性脑卒中、脑血管痉挛、脑外伤、脑肿瘤的评估与诊断中发挥重要的作用。其主要技术要点是对比剂团注速度要快，时间分辨力要高。

（1）扫描体位与扫描范围：扫描前的准备工作和扫描体位同脑血管 CTA。扫描时应先进行横断面平扫，根据平扫图像及临床要求，选择好合适的感兴趣区层面（根据 CT 机性能及病变范围取 20mm 至全脑覆盖），应包括一条大的血管（如上矢状窦），以利于参数计算。

（2）扫描方式与重建参数如下。

1）扫描方式：轴扫或螺旋扫描。

2）扫描范围：根据 CT 机性能及病变范围取 20mm 至全脑覆盖。

3）呼吸方式：平静呼吸。

4）定位像：正侧位。

5）管电流：自动管电流调制，参考值 200~300mA。

6）管电压：自动管电压调制，参考值 80~110kV。

7）螺距因子：2.0~3.0。

8）采集矩阵：512×512。

9）显示矩阵：512×512。

10）显示野：200~250mm。

11）采集层厚：0.5~1.0mm。

12）重建层厚：0.5~1.0mm。

13）重建间距：0.4~0.8mm。

14）重建算法：常规组织重建算法。

15）窗宽、窗位：具体如下。软组织：窗宽 300~400HU，窗位 35~50HU。

使用高压注射器经肘静脉团注 50ml 碘对比剂、30ml 生理盐水、注射速度通常宜大于 5.0ml/s，注射开始后 4~6 秒对选定的层面进行连续多次扫描，共扫描 40~50 次，然后在后处理工作站利用专用的软件计算出各灌注参数值并制成伪彩图。

6. 颅脑 3D 扫描 颅脑 3D 扫描获得的是连续颅脑图像，不会遗漏病灶。单位时间内扫描速度提高，减少了运动伪影。

扫描方式与重建参数如下。

1）扫描方式：螺旋扫描。

2）扫描范围：枕骨大孔至颅顶。

3）呼吸方式：平静呼吸。

4）定位像：侧位。

5）管电流：300~450mA。

6）管电压：120~140kv。

7）螺距因子：0.5~0.8。

8）采集矩阵：512×512。

9）显示矩阵：512×512。

10）显示野：200~250mm。

11）采集层厚：0.5~1.0mm。

12）重建层厚：5~10mm。

13）重建间距：5~10mm。

14）重建算法：常规组织重建算法；外伤时加骨组织重建算法。

15）窗宽、窗位：具体如下。①脑组织：窗宽 75~90HU，窗位 30~35HU。②骨组织：窗宽 1500~2500HU，窗位 250~500HU。

颅脑 3D 扫描后可进行任意地回顾性重建，无层间隔大小的约束和重建次数的限制。提高了多方位和三维重建图像的质量，可以清晰、逼真地显示颅骨形态。对颅骨缺损、颅骨外伤及鼻骨外伤的诊断及整体形态的观察有很大帮助。

（三）颅脑 CT 扫描注意事项

1. 放射线的防护 CT 机及机房本身结构需达到防护标准，以减少候检者、工作人员和与 CT 机房相邻房间人员的 X 线辐射剂量。检查时要根据受检者情况正确、合理地设置参数，避免不必要的曝光。对受检者的非受检部位及必须留在扫描室内的陪同人员应采取防护措施。对育龄妇女及婴幼儿更应严格掌握适应证，非特殊需要，孕妇禁忌 CT 检查。

2. 碘对比剂不良反应的预防及处理 增强扫描使用碘对比剂的剂量较大，注射速度快，有引起不良反应，甚至变态反应的可能，CT 室应常备必需的急救药品、器械，以备抢救之用。注意药品的有效期，定时添补、更新。过敏体质的受检者更应谨慎，检查过程中要严密观察，一旦出现不良反应，必须及时处理、抢救，否则可能危及生命。为避免迟发型变态反应的发生，检查后应让受检者留在 CT 室内观察 30 分钟后再离开，观察期间应保留静脉通路。

3. 危重症受检者的处理 病情危重或过多搬动有生命危险的受检者，临床应先控制病情，可待病情较为稳定后再做 CT 检查。搬动和检查重症受检者时应迅速、轻柔，检查以满足诊断需要为标准，不宜苛求图像标准而延误抢救时间。

四、图像处理与后处理、排版与打印

（一）图像处理与后处理

1. 窗口技术 颅脑 CT 图像的显示有脑组织窗和骨窗。观察脑组织结构时，取窗宽 75～90HU，窗位 30～35HU；观察颅骨结构时，取窗宽 1500～2500HU，窗位 250～500HU。对于颅脑外伤的受检者，常规要重建骨窗，以免遗漏骨折的诊断。

一些特殊病变，需要对窗宽、窗位进行调整，以利于病变观察。少量硬脑膜下血肿，调高窗宽至 100～120HU，增加图像层次，窗位为 40～50HU；早期脑梗死，降低窗宽至 60～70HU，窗位增加至 40～45HU，以增加图像对比；囊性病变，增加窗宽至 100～120HU，窗位降低至-10～10HU，以观察囊壁或鉴别脂肪成分与液体；颅外病变（头皮下血肿、脂肪瘤、血管瘤）以窗宽 300HU、窗位 40HU 显示皮下组织和病变。

2. 图像重组

（1）颅脑 CTA：可进行最大密度投影（MIP）、多平面重组（MPR）、表面阴影显示（SSD）、容积再现（VR）等多种方式的重组，重组时可以通过裁剪去除骨骼的影响。颅脑 CTA 图像一般可以清晰显示四级以上脑血管，并可以旋转图像从多角度观察，获得多种二维、三维图像。动脉瘤以 VR 后处理为主，重点显示动脉瘤位置、形态、瘤颈与载瘤动脉的关系等，动脉瘤的大小、瘤颈/瘤体比等径线测量应在 MPR 图像上进行。血管畸形以 MIP 后处理为主，重点显示畸形血管、供血动脉、引流静脉等。了解肿瘤与血管的关系时，以 MPR 和层块 MIP 后处理技术为主。

（2）CTPI：首先在工作站的浏览表中选中受检者的增强灌注图像并点击灌注软件，进入 CT 灌注模式选择界面，根据临床检查要求选择不同算法和不同功能灌注模式，然后进行图像校正以减少图像在 X、Y 轴方向的运动。下一步是调整 CT 值的阈值，再选择感兴趣区和附近的代表动脉与静脉的兴趣区域，软件会自动描绘出各兴趣区的时间-密度曲线（time-density curre，TDC），设置最后一幅增强前的图像和第一幅增强后的图像，点击“下一步”即可重建出各种血流灌注参数的功能图。如果选择的是脑卒中灌注软件并以彩图模式观察，则可以分别得到脑血流量（cerebral blood flow，CBF）、脑血容量（cerebral blood volume，CBV）、达峰时间（time to peak，TTP）和平均通过时间（mean transit time，MTT）等功能彩图，如果选择的是脑肿瘤的灌注软件，则可以得到 CBF、CBV、MTT 和表面通透性（permeability surface，PS）功能彩图。

（3）3D 扫描：用薄层横断面数据进行 MPR 重组，可获得脑组织的冠状面、矢状面、斜面图像。运用 VR 显示颅骨的骨折线，病变与周围解剖结构的关系。

3. 测量与标注 测量和标注是图像后处理的重要环节，包括 CT 值、距离、病变大小的测量与标注等。在颅脑 CT 检查中可以得到颅内出血的位置、大小、出血量等，并进行标注；也可在 CTPI 中，对相关灌注参数进行测量标注，为临床的诊断与治疗提供切实的影像学依据。

（二）图像排版与打印

1. 颅脑 CT 平扫及增强扫描 普通受检者常规颅脑 CT 平扫胶片打印为脑组织窗，需包含定位像；外伤患者需加照骨窗。增强扫描排版打印同常规 CT 平扫。特殊情况可重建矢状面、冠状面及 VR 图像后进行排版打印。

2. 脑垂体 CT 常规扫描 常规脑垂体胶片打印为脑组织窗，观察颅骨时需加照骨窗。范围从前床突根部至鞍背，层厚 1~3mm、层间距 1~3mm。如冠状面显示不佳，重建矢状面图像。VR 或 SSD 有助于显示鞍区骨性三维结构。

3. 颅脑 CTA 颅脑 CTA 可在重建横断面、冠状面、矢状面图像、血管 VR 图像及 MIP 图像后进行排版打印，图像应可以清晰显示病变的情况及肿瘤与血管的关系。

4. 颅脑 CT 灌注成像 颅脑灌注成像时，需分别对原始层面的 CBF、CBV、MTT、TTP 图像进行排版打印。

▶知识拓展

颅脑 CT 检查技术对确诊脑卒中的重要性

颅脑 CT 检查技术在确诊脑卒中中具有极其重要的意义。

首先，通过颅脑 CT 检查，医生能够迅速区分出血性脑卒中和缺血性脑卒中。这两种类型的脑卒中在治疗方法上截然不同，因此快速准确的诊断对于及时采取适当的治疗措施至关重要。

其次，颅脑 CT 检查是脑卒中的首选检查方法，因为它操作快捷，对出血性脑卒中非常敏感。这有助于医生在最短时间内确定患者是否为出血性脑卒中，从而决定是否需要紧急止血或手术治疗。然而，需要注意的是，颅脑 CT 检查并不能完全取代颅脑 MRI 检查。对于部分缺血性脑卒中患者，尤其是发病 24 小时后的病例，颅脑 CT 可能无法显示梗塞的部位和大小。在这种情况下，进一步进行头颅 MRI 检查是必要的，因为 MRI 对缺血性脑卒中的诊断更为敏感，能够在发病几个小时内显影。此外，在进行颅脑 CT 检查时，还应注意一些细节，如检查前摘掉被检查者身上的金属异物，告知医生病史，并在检查过程中保持静止。检查完成后如出现不良反应，通常静坐一会儿症状就会缓解和消失。

综上所述，颅脑 CT 检查在脑卒中的诊断和治疗过程中起着关键作用，能够迅速区分不同类型的脑卒中，为医生提供重要的诊断依据。然而，在某些情况下，还需要结合其他检查方法以确保诊断的准确性。

第二节 头颈部 CT 检查技术

案例导入

【案例】

患者，女性，25 岁。以“发现甲状腺左叶肿物 1 天”之主诉入院，患者 1 天前体检发现甲状腺左叶包块，伴怕热，食欲亢进，无发热，无声嘶、饮水呛咳，无易怒。多汗，无气短、呼吸困难，查体颈软，颈部两侧不对称，于甲状腺左叶可触及一包块，约 2.5cm×2.0cm 大小，表面光滑，质韧，界尚清，触痛（-），活动欠佳，可随吞咽上下活动；甲状腺右叶、峡部及颈部淋巴结未触及明显肿大。初步诊断为甲状腺右叶肿瘤性病变，为明确诊断，需进行 CT 检查。

【问题】

1. 该患者采用哪种 CT 检查?
2. 该患者在 CT 检查时需要注意哪些事项?

一、适应证与禁忌证

（一）适应证

1. 眼部 CT 检查，可显示出眼部软组织和骨结构。主要应用于眼球突出的病因诊断，一般对眼眶各骨骨质、眶内肿瘤、炎性假瘤、眼肌肥大、血管性疾病、泪囊造影、眼外伤、眼球异物定位及先天性眼部发育异常，具有很高的诊断价值。

2. 耳部 CT 检查，主要适用于耳部外伤、外耳道炎性疾病、周围性面神经疾病、眩晕症、听力障碍、耳部占位性疾病及人工电子耳蜗植入术术前评估。

3. 鼻与鼻窦 CT 检查，适用于鼻骨骨折、鼻窦癌及其他恶性肿瘤、转移瘤、良性肿瘤、鼻窦黏液囊肿、鼻腔息肉等，也适用于上颌窦、筛漏斗开口等部位和形态及先天异常等情况。

4. 颌面部 CT 检查，一般多用于口腔颌面部疾病的检查，如口腔颌面部的囊肿、肿瘤、唾液腺疾病、颌面部外伤、颌面部发育不良或畸形、整形或正畸术前检查，尤其是在疑似有颌面深部的肿瘤、炎症，以及复杂的颌面骨多发骨折时，均可以行口腔颌面部 CT 检查。

5. 颈部 CT 检查

（1）颈部占位性疾病：颈部各种包块，如甲状腺良性肿瘤、恶性肿瘤等。

（2）颈部淋巴结肿大：各种原因引起的淋巴结肿大。

（3）颈部血管性病变：颈动脉狭窄、扩张，颈动脉体瘤、颈动脉畸形及大血管栓塞等。

（4）茎突疾患：如茎突过长。

（5）甲状旁腺疾病：如甲状旁腺功能亢进症。

（6）颈部气管病变：了解颈部肿瘤对气管的压迫情况。

（7）颈部外伤：确定颈部外伤后有无血肿与骨折等。

（二）禁忌证

头颈部 CT 检查没有绝对禁忌证，但以下情况应慎做检查。

1. 妊娠期妇女及婴幼儿外伤，非必要情况下不建议行 CT 检查。

2. 对碘对比剂过敏的受检者不能进行 CT 增强及 CT 血管造影等检查。

二、检查前准备

（一）受检者准备

1. 去除受检区域金属异物，如眼镜、发卡、义齿、项链、耳环等，以防止金属伪影的产生。

2. 增强扫描前需要受检者或家属了解并签署碘对比剂应用知情同意书，并向受检者讲解注入对比剂后身体上的一些不良反应，例如发热、恶心等以减少受检者紧张情绪，使之能够更好地配合检查。增强扫描前应充分水化，并提前建立静脉通道。

3. 固定头部，避免漏扫及减少运动伪影。

（二）技师准备

1. 阅读 CT 检查申请单，核对身份信息，了解受检者的基本情况、检查部位、检查目的。

2. 告知受检者扫描过程中应保持头部不动及检查所需时间；对于不配合的受检者或婴幼儿，可以采用外固定或药物镇静。

3. 对甲状腺、生殖腺等 X 线敏感部位进行辐射防护。并注意对受检者家属的防护。

4. CT 室需配备常规急救器械和药品。增强扫描结束后，受检者留院观察 30 分钟。

5. 危重受检者需临床相关科室的医生陪同检查，对病情的变化进行实时监护和处理。

三、扫描方法

（一）眼部

1. 扫描体位 受检者仰卧于检查床，将头部置于近扫描孔一侧托架内，嘱咐受检者下颌稍内收，闭上双眼并保持眼球不动，使听眶线与床面垂直，避免受检区域组织重叠，双侧外耳孔与床面等距，光栅冠状线与外耳孔上缘 10mm 齐平，以保证受检区域图像居中、对称；扫描基线定于听眶线，有利于受检区域的结构和病变的显示；受检者双手交叉置于上腹部，以免检查床移动夹伤手指。无论是常规扫描，还是增强扫描受检者体位应一致。

2. 常用扫描方法

（1）常规平扫：采用正侧位定位像，首先行定位像扫描（图 4-2-1）。扫描参数：扫描范围预设 150mm，80kV，10mA，在侧位定位像上以外耳孔为定位标志，外耳孔与鼻根连线的中点为扫描的中心，利用正位像使扫描中心点居于鼻根部（相当于双眼眶内侧中点），上缘超出眶上缘 2～3 个层厚，下缘低于眶下缘 2～3 个层厚，扫描视野为 200～250mm，一般超出左右两侧眶外皮肤各表面 10mm 为标准，由眶下缘至眶上缘逐层扫描（图 4-2-2）。扫描参数见表 4-2-1。

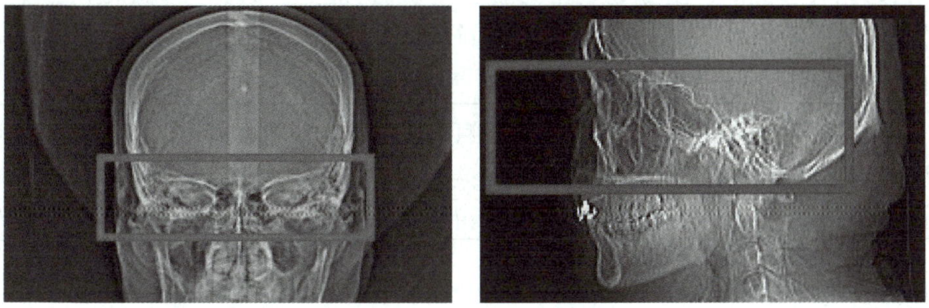

（a）　　　　（b）

图 4-2-1　眼部 CT 常规扫描定位像

（a）眼部正位定位像；（b）眼部侧位定位像

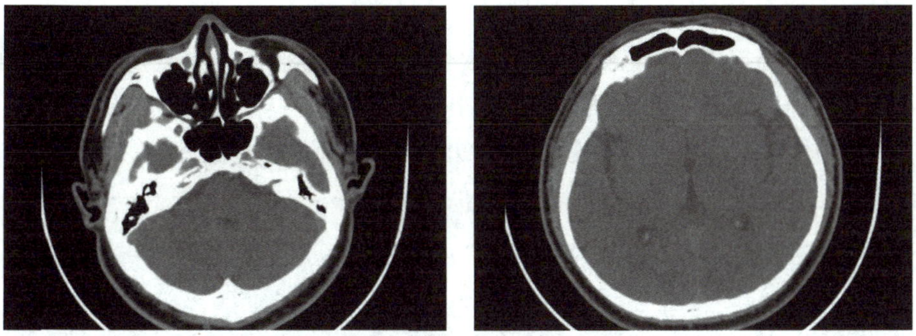

（a）　　　　（b）

图 4-2-2　眼部 CT 常规逐层扫描

（a）眼部起始层；（b）眼部结束层

表 4-2-1　眼部 CT 常规平扫参数

项目	参数	项目	参数
扫描方式	螺旋扫描	采集层厚	0. 625～1. 250mm
扫描范围	眶下缘至眶上缘	重建层厚	1. 0～2. 5mm
管电压	120kV	重建间距	1. 0～2. 5mm
管电流	200～250mA	重建矩阵	512×512
螺距因子	（0. 986∶1）～（1. 375∶1）	滤波函数	Bone/Std
矩阵	512×512	旋转时间	0. 5～1. 0r/s
扫描野	20～25cm	倾斜角度	0

（2）增强扫描：由于眼部软组织对 X 线极其敏感，常规平扫发现病变后，一般首选磁共振进一

步扫描检查，如病情急需 CT 增强扫描，需严格遵守适应证，扫描方法：经肘正中浅静脉注射对比剂，注射方法采用团注法；对比剂总量按 0.8～1.0ml/kg 计算，注射速率为 2.5～3.0ml/s，留置针采用 20～22G。常规采用两期扫描，扫描延迟时间，动脉期为 20～30 秒，静脉期为 60～65 秒。如可疑视网膜血管性病变、黄斑部病变时，可选择眼底荧光造影检查。扫描体位和参数同常规扫描。

（3）注意事项：由于眼部组织、器官对 X 线非常敏感，所以眼部 CT 扫描时，尽可能降低扫描参数，尤其是婴幼儿和青少年处于生长发育期，过量的 X 线辐射对其生长发育危害较大，为此应做好以下几点。

1）熟悉受检部位及其相邻组织解剖知识，明确检查部位。

2）制订精确的扫描范围，避免无效照射。

3）kV 、mA、层厚扫描范围、扫描类型等影响剂量的扫描参数，需根据受检者 BMI 适量调整。

4）婴幼儿及青少年检查时，不合作者应提前采取镇静措施，避免重复扫描。

5）注意受检者检查区域之外的防护，尤其是甲状腺和性腺。

（二）耳部

1. 扫描体位 受检者仰卧于检查床，头部置于近扫描孔一侧托架内，头部稍微抬起，使听眶线垂直于检查床面，避免受检区域组织重叠；双侧外耳孔与床面等距，以保证受检区域图像居中、对称；扫描基线定于眶下缘，冠状线与外耳孔齐平；双手交叉置于上腹部，以免检查床移动夹伤手指。

2. 常用扫描方法

（1）常规平扫：耳部扫描采用正侧位定位像（图 4-2-3）。定位扫描参数扫描范围，预设 120mm，80kV，10mA。定位像扫描完成后，在侧位定位像上设定扫描范围：上缘包括岩骨上缘，下缘与乳突尖齐平，中心点定于外耳孔水平，扫描视野预设 200mm，利用正位像居中，以保证扫描部位双侧对称，由颅底至颅顶逐层扫描。扫描参数见表 4-2-2。

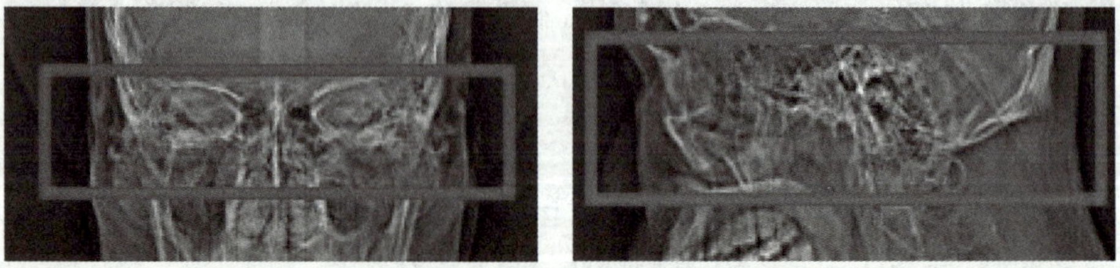

（a）　　　　（b）

图 4-2-3　耳部常规平扫定位像

（a）耳部正位定位像；（b）耳部侧位定位像

表 4-2-2　耳部常规平扫参数

项目	参数	项目	参数
扫描方式	螺旋扫描	采集层厚	0.625～1.250mm
扫描范围	乳突尖至岩尖	重建层厚	0.625～1.250mm
管电压	120kV	重建间距	0.625～1.250mm
管电流	250～300mA	重建矩阵	512×512
螺距因子	（0.562：1）～（0.928：1）	滤波函数	Bone/Std
矩阵	512×512	旋转时间	0.5～1.0r/s
扫描野	20～25cm	倾斜角度	0

（2）增强扫描：由于耳部器官多为骨和软骨组成，一般 CT 常规扫描即可进行诊断，耳部肿瘤或软组织发生病变时可考虑增强扫描。增强扫描方法：经肘正中浅静脉注射对比剂，注射方法采用团注法：留置针采用 18~20G，对比剂总量为 0.8~1.0ml/kg，注射速率为 2.5~3.0ml/s，扫描延迟时间设为 20~30 秒。软组织占位性病变时，可加扫描静脉期。

（3）低剂量扫描：由于采用 HRCT 扫描，相对于其他扫描方式辐射剂量稍大，而耳部疾病发病率以青少年居多，为使受检者减少不必要的辐射损伤，又能够达到检查目的，在优化扫描参数的同时应做到以下几点。

1）熟悉耳部及其相邻组织解剖关系，精确制订扫描范围避免受检者受到多余辐射。

2）增强扫描时严格控制适应证及禁忌证。

3）根据受检者 BMI 适当调整 kV、mA、螺距、层厚、扫描范围、扫描类型等扫描参数。

4）对受检者注意检查区域之外的防护。

（三）鼻与鼻窦

微课：鼻和鼻窦 CT 操作流程

1. 扫描体位

（1）横断面扫描：常规采用仰卧位，该体位受检者舒适易配合。具体方法：受检者仰卧于检查床，头部置于托架内，嘱受检者下颌尽量内收，使听眦线垂直检查床面，避免受检区域组织重叠，双侧外耳孔与床面等距，正中矢状面垂直并居于检查床，冠状线与外耳孔上缘齐平，以保证受检区域图像居中、对称，以利于受检区域显示；双手交叉置于上腹部，以免检查床移动夹伤手指，检查过程中，受检者需保持体位一致。横断面扫描侧位定位像见图 4-2-4。

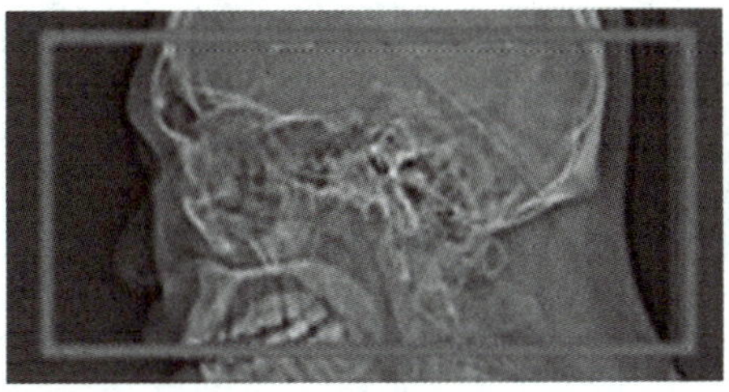

图 4-2-4　鼻与鼻窦侧位定位像

（2）冠状面扫描：受检者仰卧位，头部尽量后伸呈标准颏顶位，两外耳孔与床面等距，听眦线与床面平行，可适当倾斜机架角度（多数已被设备计算机冠状面重建代替）。

2. 常用扫描方法

（1）横断面扫描：一般采取侧位定位像，侧位像能够观察到额窦与上颌窦形态，是确定鼻窦扫描范围的重要标记。定位像扫描基线与硬腭平行，扫描范围从上颌窦后壁至额窦前壁，一般超出左右两侧眶外皮肤表面各 10mm 为标准（图 4-2-5）。

（2）冠状面扫描：采用头颅侧位定位像，扫描层面与听眦线垂直或平行于上颌窦后缘，扫描范围包括额窦、筛窦、蝶窦和鼻腔。扫描条件与横断面扫描相同。对怀疑脑脊液鼻漏受检者应薄层扫描冠矢状面重建，寻找漏口。鼻骨外伤怀疑鼻骨骨折受检者，以扫描层面平行于鼻根至鼻尖连线，沿鼻背部做冠状面薄层扫描。

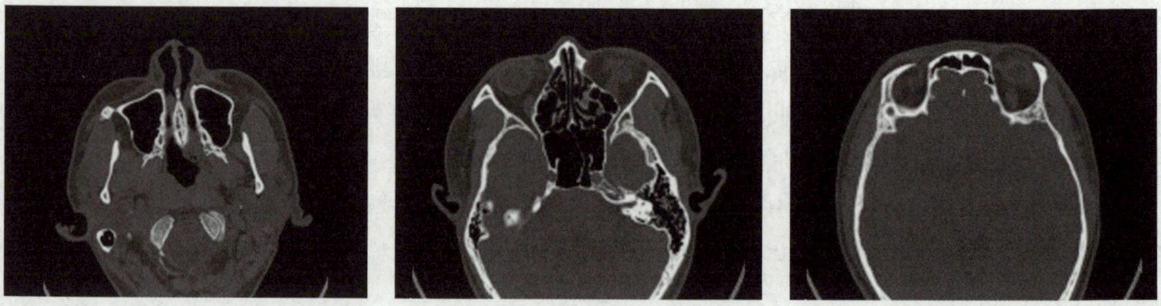

（a）（b）（c）

图 4-2-5　横断面扫描图像

扫描参数见表 4-2-3 和表 4-2-4。

表 4-2-3　鼻窦横断位常规平扫参数

项目	参数	项目	参数
扫描方式	螺旋扫描	采集层厚	0.625~1.250mm
扫描范围	从颅顶到颅底逐层扫描	重建层厚	1.25~2.50mm
管电压	120~140kV	重建间距	1.25~2.50mm
管电流	200~250mA	重建矩阵	512×512
螺距因子	（0.562：1）~（0.938：1）	滤波函数	Bone/Std
矩阵	512×512	旋转时间	0.5~1.0r/s
扫描野	20~25cm	倾斜角度	0

表 4-2-4　鼻窦冠状面扫描参数

项目	参数	项目	参数
扫描方式	螺旋扫描	采集层厚	0.625~1.250mm
扫描范围	额窦前缘至蝶窦后缘	重建层厚	1.25~2.50mm
管电压	120~140kV	重建间距	1.25~2.50mm
管电流	200~250mA	重建矩阵	512×512
螺距因子	（0.562：1）~（0.938：1）	滤波函数	Bone/Std
矩阵	512×512	旋转时间	0.5~1.0r/s
扫描野	20~25cm	倾斜角度	0

（3）增强扫描：静脉注射水溶性有机碘对比剂，增加受检区域组织对比度，增强有助于发现普通扫描未显示或显示不清的病变。经肘正中浅静脉注射对比剂，注射方法采用团注法；留置针采用 20~22G，对比剂总量为 0.8~1.0ml/kg，注射速率为 2.5~3.0ml/s，采用两期，扫描延迟时间，动脉期为 25~35 秒，静脉期为 60~70 秒。扫描体位与其他扫描参数同常规平扫。检查过程中，受检者需保持体位一致。

（四）口腔颌面部

1. 扫描体位　常规采用仰卧位，该体位受检者舒适易配合。具体方法：受检者仰卧于检查床，头部置于托架内，嘱受检者下颌尽量内收，使听眦线垂直于检查床面，避免受检区域组织重叠，必要时咬合纱布卷以避免上、下牙齿重叠，避免上、下颌骨重叠；双侧外耳孔与床面等距，正中矢状面垂直并居中于检查床，冠状线与外耳孔上缘齐平，以保证受检区域图像居中、对称，以利于受检区域显示；双手交叉置于上腹部，以免检查床移动夹伤手指，检查过程中，受检者需要保持体位一致（图 4-2-6）。

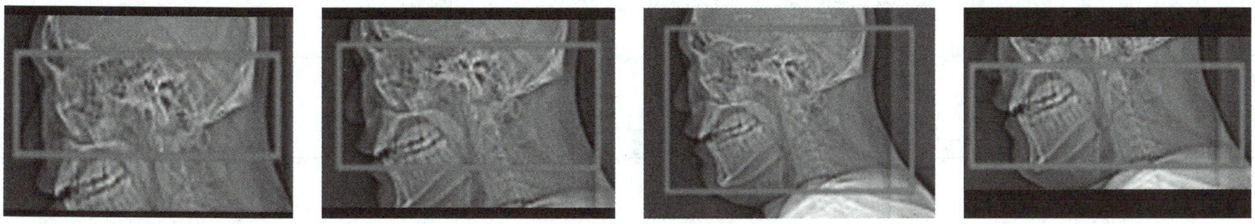

（a）　　（b）　　（c）　　（d）

图 4-2-6　口腔颌面部 CT 扫描体位

（a）鼻咽部；（b）腮腺；（c）颌面部；（d）牙齿

2. 常用扫描方法

（1）常规平扫：横断面一般采取侧位定位像，鼻咽部扫描时，定位像扫描基线与硬腭平行，扫描范围从鞍底至口咽部；腮腺扫描时，定位像以听眦线为基线，扫描范围从外耳孔至下颌角支；颌面部三维扫描时，定位像以听眦线为扫描基线，扫描范围从眉弓至舌骨平面；牙齿三维扫描时，从上牙床上缘 1cm 至下牙床 1cm。

扫描参数见表 4-2-5。

表 4-2-5　颌面部常规扫描参数

项目	参数	项目	参数
扫描方式	螺旋扫描	采集层厚	0. 625～1. 250mm
扫描范围	从眉弓至舌骨平面	重建层厚	1. 25～2. 50mm
管电压	120～140kV	重建间距	1. 25～2. 50mm
管电流	200～250mA	重建矩阵	512×512
螺距因子	（0. 562：1）～（0. 938：1）	滤波函数	Bone/Std
矩阵	512×512	旋转时间	0. 5～1. 0r/s
扫描野	20～25cm	倾斜角度	0

（2）增强扫描：静脉注射水溶性有机碘对比剂，增加受检区域组织对比度的扫描。有助于发现常规平扫未显示或显示不清的病变。经肘正中浅静脉注射对比剂，注射方法采用团注法；留置针采用 20～22G，对比剂总量 0. 8～1. 0ml/kg，注射速率为 2. 5～3. 0ml/s，对比剂注入后 20～25 秒开始扫描。扫描体位和其他扫描参数同常规平扫。

（五）颈部

1. 扫描体位　受检者采用头先进，仰卧位，听眶线垂直于台面，两外耳孔与床面等距离。

微课：颈部 CT 操作流程

2. 扫描范围

（1）全颈部：颞骨岩部上缘至胸骨颈静脉切迹。

（2）甲状腺：自舌骨平面至 T_1 椎体下缘；胸内甲状腺扫描下界应达主动脉弓水平。

（3）茎突：自外耳道至 C_5 椎体上缘。

（4）鼻咽部：定位像扫描基线与硬腭平行，扫描范围从鞍底至口咽部。

（5）腮腺：定位像以听眦线为基线，扫描范围从外耳门至下颌角支。

（6）牙齿：从上牙床上缘 1cm 至下牙床 1cm。

3. 常用扫描方法

（1）常规平扫：定位像扫描常规用侧位定位像，必要时可扫描正、侧位双定位像。行螺距扫描，扫描参数见表 4-2-6。

表 4-2-6　颈部常规扫描参数

项目	参数	项目	参数
扫描方式	螺旋扫描	采集层厚	0.5~1.0mm
扫描范围	颞骨岩部上缘至颈静脉切迹	重建层厚	2~5mm
管电压	120~140kV	重建间距	2~5mm
管电流	200~250mA	重建矩阵	512×512
螺距因子	（0.8∶1）~（1.2∶1）	滤波函数	FC10~FC20
矩阵	512×512	旋转时间	0.27~0.50r/s
扫描野	200~300cm	倾斜角度	0

（2）增强扫描：通常是在常规平扫发现病变基础上进行的。对比剂用量 60~80ml，静脉注射对比剂速率 2.5~3.0ml/s，动脉期扫描时间 35~10 秒。

（3）颈部血管 CTA：体位同颈部常规扫描，扫描范围从主动脉弓上缘至颅底，采用颈部正、侧位定位像，常规螺旋扫描，管电压为 120kV，有效管电流 200mA，矩阵 512×512，采集层厚为 0.6~1.0mm，重建层厚为 1.0mm，重建间距 0.6~1.0mm。对比剂注射速率为 4.0~5.0ml/s，对比剂用量 60~80ml，对比剂注射完毕后，再以相同流速注射生理盐水 20~30ml，延迟时间 15~18 秒或使用对比剂团注追踪技术自动触发扫描，感兴趣区域置于主动脉弓设定阈值为 80~100HU（图 4-2-7）。

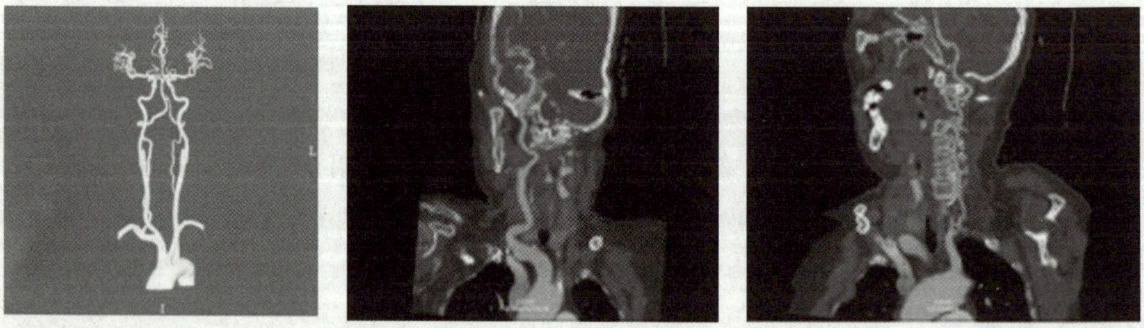

（a）　（b）　（c）

图 4-2-7　颈部 CTA 扫描图像

四、图像处理与后处理、排版与打印

（一）图像处理与后处理

1. 耳部 由于耳部组织器官细微复杂，因此图像后处理技术较为复杂，常规采用靶重建技术后处理后，再结合多平面重组（multi-planar reformation，MPR）和容积再现（volume reformation，VR）等图像后处理技术对耳部重组。MPR 和 VR 技术对听小骨、前庭窗结构及面神经走行效果明显。

（1）重建技术：是指使用原始容积数据，经计算机采用各种特定的重建方法，处理得到横断面图像的一种技术，具体参数包括重建范围、重建层厚、重建间距、显示视野、图像中心点、重建类型等。一次扫描通过不同的重建方法可获得不同的耳部图像，使诊断信息更加丰富。

（2）靶重建：为优化耳部组织结构显示，根据耳部横断面对左右侧分别进行靶重建。具体方法：以左右侧听小骨为中心，分别测得各自中心位置，输入测得的坐标方位数据，显示视野采用 120mm，左右侧分别重建，所得数据输入到后处理工作站，通过重组技术进行冠状位和横断位后处理，靶重建可清晰显示外耳道、鼓室、耳蜗导管、鼓膜、咽鼓管、颈动脉管、乳突气房、乙状窦，前庭窗、听小骨等。

（3）窗口技术：利用窗口技术对原始图像进行整合，打印成可携带的胶片。颞骨骨窗 CT 值设定为窗宽 1500～3000HU，窗位 350～400HU；软组织窗 CT 值设定为：窗宽 350～400HU，窗位 35～50HU。为便于耳部器官的显示，不论是骨窗的窗宽窗位还是软组织窗的窗宽窗口位，其调节范围比较大。

2. 眼部 眼部图像后处理根据病变性质而定，常规重建软组织窗，怀疑肿瘤骨质破坏或外伤时需重建骨窗，一般采用 MPR、VR 图像后处理重组方式。

（1）多平面重组：将一组横断面图像通过后处理使体素重新排列，获得同一组器官的横断面、冠状面、矢状面及任意斜面的二维图像处理方法，适用于全身各个器官的显示。

（2）容积再现：特点是图像准确性高、立体感强、层次丰富，可以从任意角度观察眼部各组织器官及其相邻组织在三维空间的位置，容积重组和多平面重组相结合，可为眼部手术入路提供直观、可靠的定位像，从而提高手术成功率。

（3）窗口技术：调节数字图像灰阶亮度的一种比较常用的方法，眼部窗口技术参数：标准窗窗宽 350～700HU，窗位 35～40HU；怀疑有颅骨骨折破坏时应选用骨窗重建，骨窗窗宽 1200～1300HU，窗位 250～300HU。

3. 鼻与鼻窦

（1）多平面重组：在横断层面图像上按需要任意确定一个解剖位置，进行冠状面、矢状面和任意角度斜位层面的重组。其最大优点是快速简洁，适用于身体各个部位。

（2）窗口技术：常规应用于软组织窗，窗宽 350～400HU，窗位 40～45HU。当外伤或肿瘤侵犯骨组织时，需加照骨窗像。观察蝶窦、筛窦及额窦有无分隔时，需调至窗宽 2000～3000HU，窗位-200～100HU。

4. 颌面部

（1）多平面重组：在横断面图像上，按需要任意确定一个解剖位置进行冠状面、矢状面和任意角度斜位层面的重组。容积再现技术是采用扫描容积数据的所有体素，并通过计算机重组直接投影以二维图像形式显示。VRT 结合 MPR 对原始数据进行重建，并根据需要进行多方位旋转观察、切割和保存，在牙齿重建中，可通过适当调整阈值，以去除牙齿以外骨组织，一般需要安装牙齿重建软件。

（2）窗口技术：骨算法和软组织算法重组。骨窗，窗宽 2000~3000HU，窗位 400~700HU；软组织窗，窗宽 300~400HU，窗位 35~45HU。

5. 颈部

（1）常规图像重建：颈部扫描图像常规将横断位选 3mm 层厚重建，冠状位选用 3mm 层厚重建。

（2）常规三维图像重组：通常对茎突常规扫描图像进行三维重组，以满足临床需要。

（3）CTA 三维图像重组：将颈部 CTA 容积数据传至工作站，进行血管容积再现、最大密度投影、曲面重组及多平面重组。旋转 CTA 图像的不同角度进行多方位观察，选择显示病变最佳层面的图像。

（4）窗口技术：颈部 CT 扫描图像常采用软组织窗显示，一般取窗宽 250~300HU，窗位 30~50HU；若病变侵犯骨组织时，需加骨窗像，窗宽 1000~1500HU，窗位 500~700HU。定位像的窗宽和窗位调至颈部软组织和椎体等结构清晰显示即可。

（二）图像排版与打印

1. 胶片打印原则

（1）耳部：常规采集骨窗图像排版打印，以横断面靶重建图像为主要采集对象，冠状面图像为辅。

（2）眼部：常规采集横断位及冠状位图像，进行打印。

（3）鼻与鼻窦：常规采集横断位及冠状位图像，进行打印。

（4）颌面部：常规采集横断位及冠状位图像，进行打印。

（5）颈部：常规采集横断位及冠状位图像，进行打印。

2. 注意事项

（1）耳部

1）耳部采用骨窗重建，排版打印以靶重建横断面为主要采集对象，必要时增加冠状面图像。

2）耳部占位性病变部位需标注病变大小、位置、形态，测量相关组织间距离。

3）耳部常规增强扫描时如发现病变累及颅内，应立即进行静脉期的全颅扫描，防止遗漏耳部之外的病变。

4）注意对扫描区域之外的部位进行防护，尤其注意对育龄妇女、婴幼儿的防护。

5）增强扫描时，密切观察受检者反应，遇有变态反应发生，应立即停止检查。

（2）眼部

1）受检者眼球保持不动，以免产生运动伪影影响诊断。

2）眼球内异物应标注方位与周围组织关系。

3）由于眼部组织结构对 X 线比较敏感，故不宜短期多次 CT 检查。

4）扫描过程中应注意辐射防护，尤其注意对育龄妇女、婴幼儿的防护。

5）增强扫描时密切观察受检者反应，遇有变态反应发生，应立即停止检查。

（3）鼻与鼻窦

1）预设扫描体位和实际扫描体位保持一致。

2）疑脑脊液鼻漏时，应薄层扫描，冠矢状面重建。

3）疑鼻窦外伤时，需行骨窗重建。

4）扫描过程中应注意对检查部位之外区域的防护，尤其注意对育龄妇女、婴幼儿的防护。

5）增强扫描时密切观察受检者反应，遇有变态反应发生，应立即停止检查。

（4）颌面部

1）预设扫描体位和实际扫描体位保持一致。

2）行牙齿三维重建时，应薄层扫描。

3）疑颌骨外伤时，需行骨窗重建。

4）扫描过程中应注意对检查部位之外区域的防护，尤其注意对育龄妇女、婴幼儿的防护。

5）增强扫描时密切观察受检者反应，遇有变态反应发生，应立即停止检查。

（5）颈部

1）颈部的图像采用软组织窗重建，排版打印以横断位及冠状位重建图像为主要采集对象。

2）颈部的占位性病变部位需要标注病变大小、位置、形态，测量相关径线。

3）扫描过程中应注意对检查部位之外区域的防护，尤其注意对育龄妇女、婴幼儿的防护。

4）增强扫描时密切观察受检者反应，遇有变态反应发生，应立即停止检查，并按照对比剂变态反应处理原则积极配合值班医师和护士进行抢救。

第三节　胸部 CT 检查技术

案例导入

微课：胸部 CT 操作流程

【案例】

患者，男性，70 岁。吸烟 50 年，咳嗽、咳痰 12 年余，持续痰中带血 11 月，无明显发热。

【问题】

1. 该患者首选哪种 CT 检查？

2. 若患者 CT 提示左肺上叶近肺门区占位，纵隔及肺门未见明显肿大淋巴结，高度可疑考虑肺恶性肿瘤，临床考虑手术治疗，术前检查需要明确与周围组织关系，需要做什么检查？

3. 该患者在 CT 增强检查后可选择的 CT 的后处理方式有哪些？

一、适应证与禁忌证

（一）适应证

1. 肺部疾病　肺良、恶性肿瘤，肺结核、肺部炎症、肺器官发育畸形、间质性肺病及肺挫裂伤等。

2. 纵隔　纵隔肿瘤、纵隔肿大淋巴结，食管、血管病变等。

3. 胸膜和胸壁　胸腔积液、气胸，胸膜、肋骨、肋间神经肿瘤等疾患。

4. 心脏与心包疾病　心包积液、心包膜病变，心脏形态改变、心脏原发或继发肿瘤等。

5. 胸部大血管病变 主动脉瘤、主动脉夹层、肺动脉栓塞、大血管畸形等。

6. 胸部创伤或治疗后评估、气管支气管异物等。

（二）禁忌证

胸部 CT 检查没有绝对禁忌证。但以下情况应慎行胸部 CT 检查。

1. 妊娠期妇女、婴幼儿及病情极其危重随时有生命危险的受检者不宜行胸部 CT 检查。
2. 急性出血性病变的受检者不宜进行增强扫描或 CT 血管造影检查。
3. 对碘对比剂有禁忌的受检者不能进行 CT 增强及 CT 血管造影等检查。

二、检查前准备

（一）受检者准备

1. 去除胸部饰品及金属异物，去除胸部所有金属物、饰物，如项链、胸罩等，以防止伪影产生，检查前做好呼吸训练。

2. 增强扫描前，需了解受检者有无碘对比剂禁忌证，有无其他药物过敏史，肾毒性药物使用情况，有无哮喘等。并需要受检者或家属签署碘对比剂应用知情同意书，签署对比剂过敏反应告知书。需禁食 4 小时以上。护士做好对比剂注入前的准备工作，建立外周静脉通道，并与高压注射器连接。增强扫描前应充分水化，并提前建立静脉通道。

（二）技师准备

1. 阅读 CT 检查申请单，核对信息，了解受检者的基本情况和检查目的。

2. 告知受检者扫描过程中应保持不动及检查所需时间；对于不配合的受检者或婴幼儿，可以采用外固定或药物镇静。训练受检者呼吸与屏气。耳聋及不配合屏气的受检者，可训练陪同人员帮助受检者屏气。

3. 向受检者说明检查床移动和扫描室噪声属于正常情况，并告知扫描所需时间，以消除受检者紧张心理。

4. 对眼球、甲状腺、性腺等 X 线敏感部位进行必要的防护，扫描过程需要陪同人员时，同时应注意对陪同人员的防护。

5. 增强扫描前，最好将对比剂加温至接近人体温度，减低对比剂黏稠度，提高图像质量，并减少对比剂在患者肾脏的停留时间，降低肾损害。

6. CT 室需配备常规急救器械和药品。增强扫描结束后，受检者留院观察 30 分钟；危重患者需临床相关科室的医生陪同检查，对病情的变化进行实时监护和处理。

三、扫描方法

（一）扫描体位

受检者常规取仰卧位，头先进，胸部正中矢状面垂直于扫描床平面并与床面长轴中线重合，双上肢自然上举抱头，若受检者上肢上举困难可自然置于身体两侧。驼背、不宜仰卧者，或需对少量胸腔积液和胸膜增厚进行鉴别诊断等特殊情况，可取侧卧位或俯卧位。

（二）常用扫描方法

1. 常规平扫

（1）定位像：常规扫描胸部前后位正位像（图 4-3-1）。

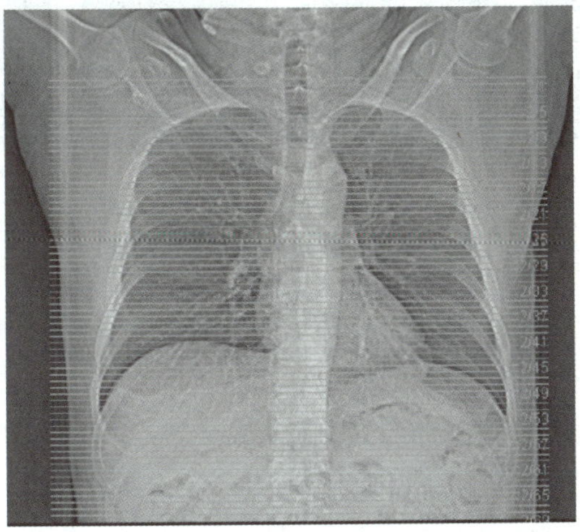

图 4-3-1 胸部 CT 定位像

（2）呼吸方式：扫描时受检者需先深吸气后屏气。

（3）扫描及重建参数如下。扫描类型：螺旋扫描；扫描范围：肺尖至肺底（肺尖至较低的肋膈角下 2~3cm）；管电压：100~120kV；管电流：180~300mA（多为设备自动调节）；螺距因子：0.986~1.375；采集矩阵：512×512，1024×1024；层厚：5~7mm；间距：5~7mm；窗宽窗位：肺窗（窗宽 1000~1500HU，窗位 -800~-600HU）；纵隔窗（窗宽 300~500HU，窗位 30~50HU）；骨窗（窗宽 1000~1500HU，窗位 250~350HU）；重建算法：软组织重建算法及高分辨重建算法（图 4-3-2）。

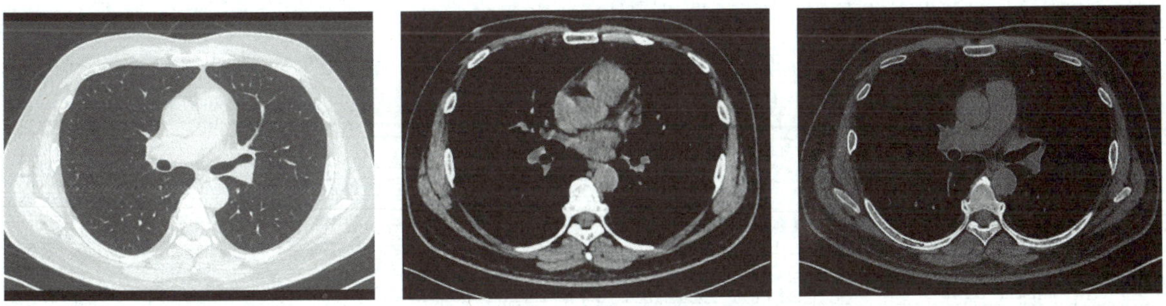

（a） （b） （c）

图 4-3-2 胸部平扫肺窗、纵隔窗及骨窗

2. 增强扫描 增强扫描通常是在常规平扫发现病变的基础上进行的。增强扫描对胸膜、纵隔病变及肺内实质性病灶的诊断及鉴别诊断具有重要意义。使用对比剂的主要目的是评价软组织强化情况和显示血管，明确纵隔病变与心脏大血管的关系，协助病变的定位与定性诊断，尤其是良、恶性病变的鉴别诊断。

（1）扫描体位、扫描范围及呼吸方式，同胸部常规平扫。

（2）增强扫描参数设置同胸部常规平扫。静脉注射对比剂 60~70ml，注射速率一般为 2.5~4.0ml/s，扫描延迟时间从开始注射对比剂时计时，动脉期扫描开始时间为注射对比剂后 25~30 秒，静脉期为 55~65 秒，可同时增加延迟期扫描（图 4-3-3）。

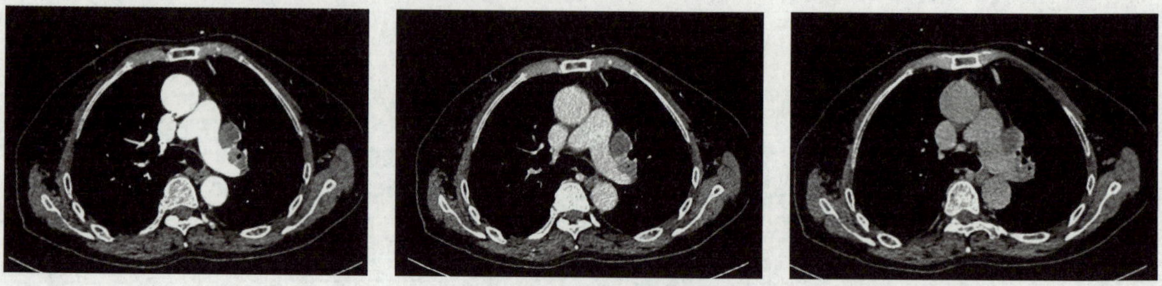

（a）　（b）　（c）

图 4-3-3　肺动脉三期增强扫描

3. 胸部高分辨力 CT 扫描　由于胸部高分辨力 CT 扫描的高分辨力对于病灶细节的显示有较大的意义，可显示 0.3mm 以上的支气管增厚及直径达 0.3mm 的血管显示，常用于气道疾病诊断及鉴别诊断，肺部弥漫性、网状病变的诊断及鉴别诊断，肺囊性病变、结节状病变的诊断与鉴别诊断，肺部炎症、胸膜疾病的诊断，以及职业病的诊断和鉴别诊断。

（1）扫描体位、扫描范围及呼吸方式，同胸部常规平扫。

（2）扫描参数：采用高管电流（180~300mA）及高管电压（100~120kV）。管电流多为设备自动调节。层厚：0.5~1.0mm。重建矩阵以设备的性能，优先选择较大矩阵如 1024×1024。采用肺窗高分辨方式重建。

4. 低剂量 CT 扫描　随着 CT 检查技术的广泛应用，辐射剂量所致的潜在损害越来越得到关注，低剂量胸部 CT 扫描通过减低辐射剂量以减少对患者的辐射暴露，同时保持足够的图像质量以检测胸部疾病。对于儿童或需要多次 CT 复查的患者，低剂量胸部 CT 扫描可明显减低患者的辐射剂量，在临床应用较多。

（1）扫描体位、扫描范围及呼吸方式，同胸部常规平扫。

（2）扫描参数设置：管电压 120kV。管电流：20~50mA。

5. 血管 CTA　参见本章第八节心脏与血管 CT 检查技术。

6. 胸椎扫描　见本书脊柱 CT 检查章节。

（三）胸部 CT 扫描注意事项

1. 对于呼吸困难、屏气困难者或者婴幼儿，扫描中应适当增大螺距，缩短扫描时间，减少运动伪影。

2. 扫描结束时，观察患者的憋气情况，因呼吸运动导致的部分容积效应可使小病灶显示不清及漏诊；如呼吸运动较大，可选择重新局部加扫。因肺底部的呼吸动度较大，对于屏气时间不足的患者，可选择由肺底向肺尖的扫描方式扫描；同时注意由于呼吸动度过大而导致肺底扫描不全，需要加扫肺底。

3. 放射线的防护等同于其他检查的防护。对育龄妇女及婴幼儿更应严格掌握适应证，非特殊需要，孕妇禁忌 CT 检查。

4. 危重症受检者的处理。病情危重或过多搬动有生命危险的受检者，尽量一次性检查完所用 CT 项目后，再离开检查室；原则是临床应先控制病情，可待病情较为稳定后再做 CT 检查。搬动和检查重症受检者时应迅速、轻柔，检查以满足诊断需要为标准，不宜苛求图像标准而延误抢救时间。

5. 碘对比剂不良反应的预防及处理：全面评估患者的情况，充分沟通，优选等渗或低渗造影剂、水化治疗，在保证图像质量的前提下减少碘对比剂用量，注射前加温，停用肾毒性药物如二甲双胍等；对于轻度不良反应可大量饮水，吸氧等一般无须药物治疗；中度不良反应，立即停止注射，保持呼吸道通畅并给予高流量面罩吸氧，静脉注射糖皮质激素，必要时皮下注射肾上腺素，并严密监测患者生命体征，必要时联系急诊科或临床医生处理。对于重度不良反应，出现喉头水肿、惊厥、抽搐、意识丧失、休克等，立即心肺复苏、气管切开等，并迅速联系急诊科、麻醉科进一步处理。

6. 扫描结束后，注意常见危急值的上报，如急性肺栓塞、主动脉夹层、大量气胸（肺组织压缩70%以上）、胸部脏器多发挫裂伤、多发肋骨骨折（连枷胸）等应及时汇报至临床医生。

四、图像处理与后处理、排版与打印

（一）图像处理与后处理

1. 窗口技术　胸部 CT 图像的显示有肺窗和纵隔窗。观察肺组织结构时取肺窗（窗宽 1000～1500HU，窗位-800～-600HU），采用高分辨重建算法；观察软组织结构时取纵隔窗（窗宽 300～500HU，窗位 30～50HU），采用软组织重建算法；观察骨质结构时取骨窗（窗宽 1000～1500HU，窗位 250～350HU），采用高分辨重建算法。对于磨玻璃结节等，可根据实际情况调节窗宽、窗位，以利于病灶更好显示。

2. 图像重组

（1）胸部扫描结束后处理：可进行多平面重组（图 4-3-4、4-3-5）、曲面重组（图 4-3-6）、最大密度投影（图 4-3-7）、最小密度投影（图 4-3-8）、表面阴影显示（图 4-3-9）、容积再现（图 4-3-10）等多种方式的重组。通常采用 1mm 及以下的层厚进行重建；多平面重组可显示任意一个平面显示，也可采用 CRP 重建显示肋骨等结构的拉直显示；最大密度投影可显示高密度的组织如增强的血管、血管壁的钙化，食管支架、肋骨等；最小密度投影重建主要显示气管、支气管的病灶显示；表面阴影显示可用于支气管、血管以及肿瘤形态表面的显示，可显示空间立体结构，有利于病灶定位。容积再现显示病灶的立体结构。血管 CTA 检查时多采用 MIR 及多平面重组重建。

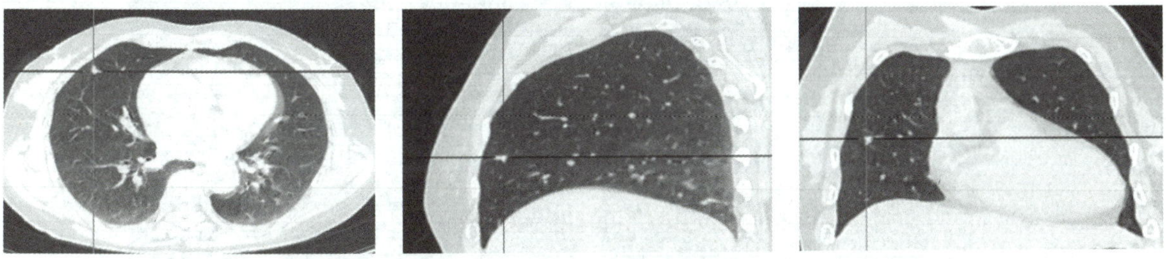

（a）　　（b）　　（c）

图 4-3-4　多平面重组（横轴位、矢状位及冠状位）

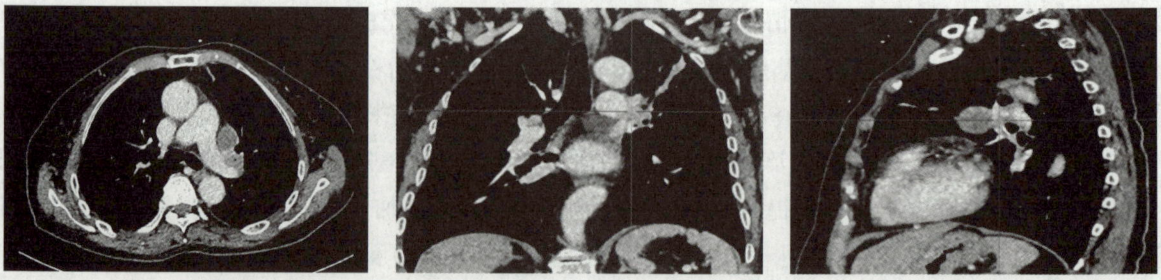

（a）　　　　（b）　　　　（c）

图 4-3-5　多平面重组（横轴位、冠状位及矢状位）

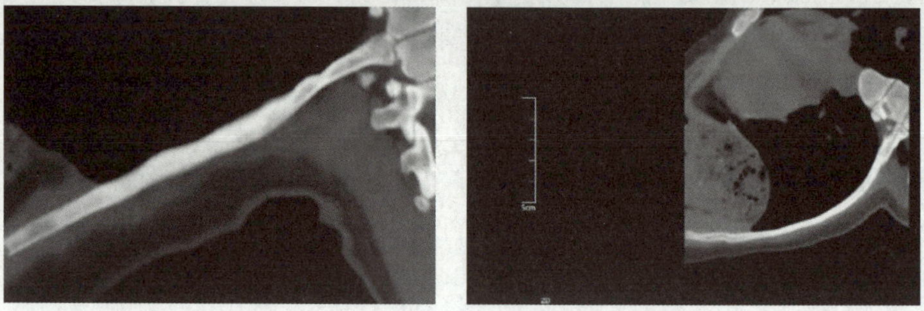

图 4-3-6　曲面重组

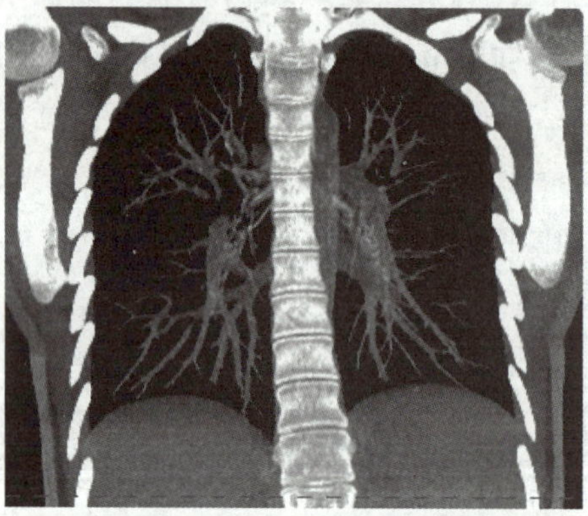

图 4-3-7　最大密度投影

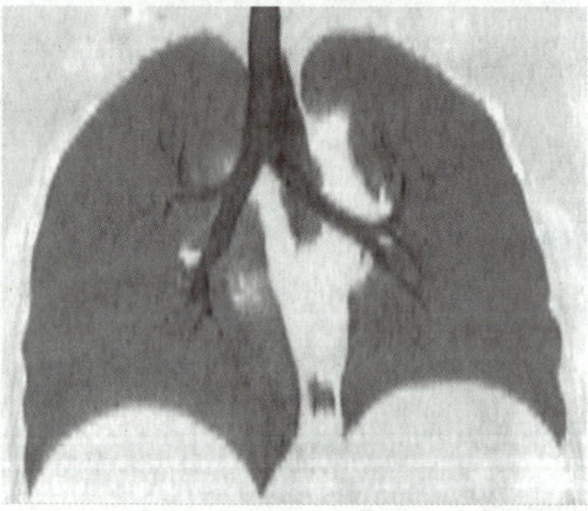

图 4-3-8　最小密度投影

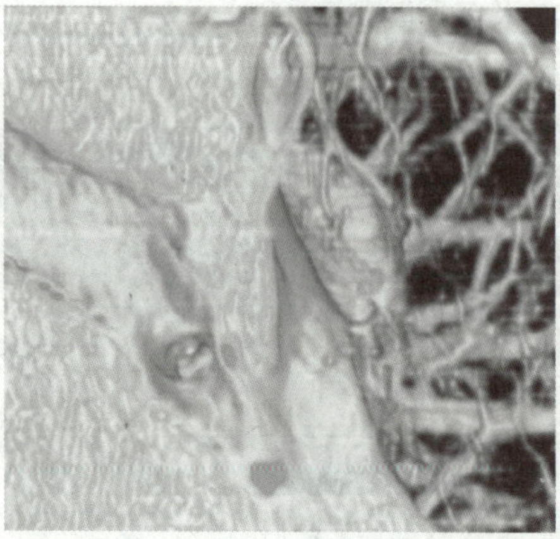

图 4-3-9　表面阴影显示

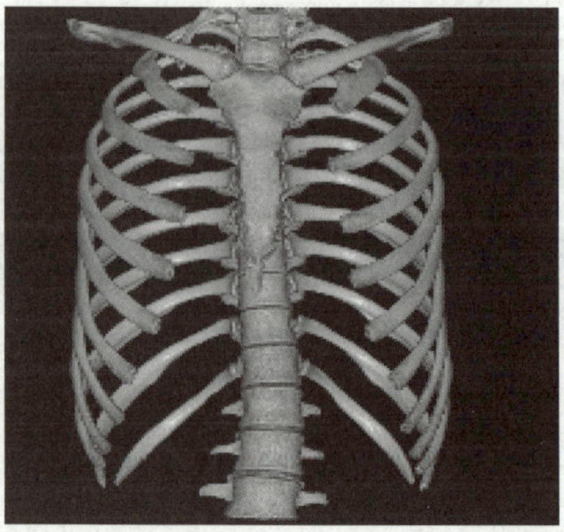

图 4-3-10　容积再现

（2）肺结节软件、肺功能定量分析软件等软件后处理：肺结节软件主要应用于肺结节的寻找、良恶性肿瘤分析等；肺功能定量分析软件可进行肺功能评价，以及肺体积、肺容积变化率、肺容积差计算等，主要应用于慢性阻塞性肺疾病。

3. 测量与标注　测量和标注是图像后处理的重要环节，包括 CT 值、距离、病变大小、病变体积的测量与标注等为临床的诊断与治疗提供切实的影像学依据。

（二）图像排版与打印

1. 胸部常规平扫及增强扫描　普通受检者胸部常规平扫胶片打印为肺窗及纵隔窗；外伤或局部骨质破坏时，患者需加照局部骨窗。增强扫描排版仅打印两期纵隔窗。特殊情况可重建矢状面、冠状面及图像后处理进行排版打印。

2. 肺结节分析　打印结节的横断面、矢状面、冠状面及表面阴影显示图及分析软件得出的一些参数图。

3. 影像存储与传输系统　利用影像存储与传输系统进行数字化存储和管理，来实现影像信息本地及远程查询、浏览、打印等功能。

▶知识拓展

胸部 CT 检查对肺部的重要性

胸部 CT 检查是肺部疾病首选的检查。

胸部 CT 检查可清晰显示肺组织、气道、胸膜、纵隔等。其次可以进行心脏大血管疾病诊断；还可以进行外伤的评估，应用于骨折、气胸、胸腔积液、软组织损伤等的诊断；其重要的一点就是应用于肺癌，为临床决策提供坚实的依据；特别是早期肺癌的早期诊断，具有很高的敏感性。

综上所述，胸部 CT 检查在是一种简便、高效的医学检查方法，能帮助医生对于胸部疾病做出精准的评估，为医生提供重要的诊断依据。然而，在某些情况下，还需要结合其他检查方法以确保诊断的准确性。

第四节　腹部 CT 检查技术

微课：腹部 CT 操作流程

案例导入

【案例】

患者，男性，50 岁。在建筑工地作业时不慎从 3 米多高的楼层跌落，被送至急诊。患者左侧上腹部肋下疼痛，血压 101/71mmHg，脉搏 84 次/分。

【问题】

1. 该患者首选哪种 CT 检查？

2. 若上腹部 CT 平扫仅见脾包膜下少量积液，临床高度怀疑脾脏损伤，应进一步进行哪种 CT 检查？

3. 该患者在 CT 检查时需要注意哪些事项？

一、适应证与禁忌证

（一）适应证

1. 常规平扫 适用于腹部实质性脏器损伤及破裂的判断和空腔脏器穿孔及断裂伤等疾病定位。亦可用于腹部脏器结石及良、恶性占位性病变的筛查。

2. 增强扫描 在常规平扫的基础上，若怀疑血管性、感染性或占位性病变，不明确的实质脏器损伤等病变，均需要加做增强扫描。

3. 腹部血管 CTA/CTV 可适用于腹部各脏器血管畸形、动脉瘤、动脉狭窄或闭塞性疾病，以及判断占位性病变与血管的关系。

4. 腹部 CT 灌注成像 适用于腹部疑难性肿瘤的诊断、鉴别诊断，评价肿瘤放、化疗疗效等。

（二）禁忌证

腹部 CT 检查没有绝对禁忌证。但以下情况应慎做检查。

1. 备孕期人群、妊娠期妇女、婴幼儿等需辐射防护的特殊人群慎行腹部 CT 检查。

2. 病情极其危重，随时有生命危险的受检者，不宜行腹部 CT 检查。

3. 腹部有开放性创伤并不断出血的受检者，慎腹部 CT 检查。

4. 肾功能不全的受检者慎行腹部增强扫描或 CT 血管造影检查。

5. 对碘对比剂有禁忌的受检者不能进行增强扫描及 CT 血管造影等检查。

二、检查前准备

（一）受检者准备

1. 去除受检者区域的金属异物，如皮带、钥匙等，以防止金属伪影产生。

2. 增强扫描前需要受检者或家属签署碘对比剂应用知情同意书，并向受检者讲解注入对比剂后身体上的一些不良反应，如发热、恶心等，减少受检者紧张情绪，使之能够更好地配合检查。增强扫描前应充分水化，并提前建立静脉通道。

3. 检查过程固定腹部并配合呼吸控制指令，避免漏扫及减少运动伪影。

4. 腹部检查前常规禁食 4~6 小时，若为增强扫描应检查前 2 小时饮水扩容进行水化，以减轻肾脏代谢损伤。检查前一周内避免进行消化道钡餐检查。

5. 若重点观察胃肠道病变，检查前一天应清肠，检查前 2 小时内，饮水充盈胃肠道。

（二）技师准备

1. 阅读 CT 检查申请单，核对信息，了解受检者的基本情况和检查目的。

2. 根据受检者情况设计合理的扫描条件，确定合理的曝光剂量，合理的对比剂使用方案，并根据受检者的疾病情况判断合理的延迟时间。

3. 告知受检者扫描过程中应保持身体不动及检查所需时间；对于不配合的受检者或婴幼儿，可以采用外固定或药物镇静。

4. 对辐射区外的眼球、甲状腺、生殖腺等 X 线敏感部位进行辐射防护。并注意受检者家属的防护。

5. CT 室需配备常规急救器械和药品。告知受检者注射对比剂可能产生的感觉。增强扫描结束后，受检者留院观察 30 分钟。

6. 危重受检者需临床相关科室的医生陪同检查，对病情的变化进行实时监护和处理。

三、扫描方法

（一）腹部 CT 扫描范围

腹部一般按照 9 分区法进行区分，由于 CT 是断层图像一般按照上腹部、中腹部和下腹部（盆腔）进行定位扫描（图 4-4-1）。

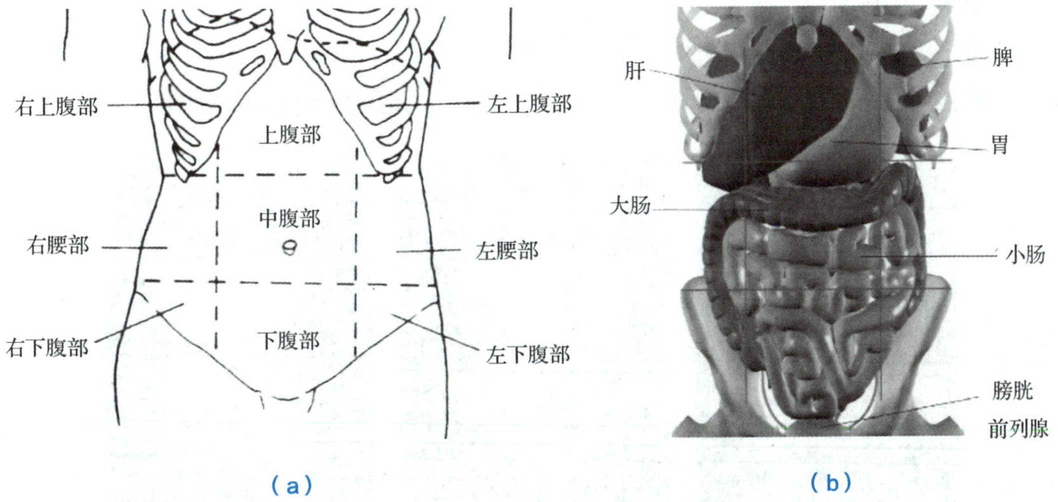

图 4-4-1　腹部扫描分区示意图

1. 上腹部 CT 扫描范围　上界膈顶上 2cm 至肝右叶下缘，主要包括肝、胆囊、脾、胰腺、胃、十二指肠，肾上腺和部分肾脏。

2. 中腹部 CT 扫描范围　肝下缘至髂前上棘，主要包括部分肾脏，输尿管和部分胃肠道。

3. 下腹部 CT 扫描范围　髂前上棘至耻骨联合，主要包括阑尾，部分输尿管及膀胱，女性子宫及附件；男性精囊及前列腺；部分肠道。

（二）常用扫描方法

1. 常规平扫

（1）扫描体位：受检者仰卧于检查床上，双手上举抱头，身体中心矢状面平行定位激光中心线并置于检查床中心，腋中线水平冠状面平对定位激光水平线。

（2）扫描方式与重建参数如下。

1）扫描方式：螺旋扫描。

2）扫描范围：参照腹部分区方法上腹部 CT 扫描范围，上界膈顶上 2cm 至肝右叶下缘；中腹部 CT 扫描范围，肝下缘至髂前上棘；下腹部 CT 扫描范围，髂前上棘至耻骨联合；全腹部 CT 扫描范围，上界膈顶上 2cm 至耻骨联合。

3）呼吸方式：平静吸气后屏气进行扫描。

4）定位像：正位（图 4-4-2）。

5）管电流：150~250mA。

6）管电压：80~120kV。

7）采集矩阵：512×512。

8）显示矩阵：512×512。

9）显示野：200~500mm（依据患者最大横径而定）。

10）采集层厚：0.5~1.5mm。

11）重建层厚：5~10mm。

12）重建间距：5~10mm。

13）重建算法：标准算法（软组织算法）。

14）窗宽、窗位：具体如下。腹部软组织：窗宽 250~300HU，窗位 45~50HU。

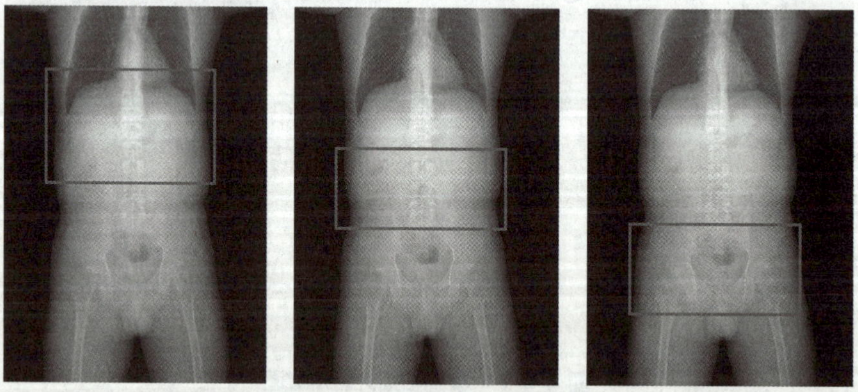

（a）　　（b）　　（c）

图 4-4-2　腹部 CT 平扫定位图

（a）上腹部；（b）中下腹部；（c）盆腔

2. 增强扫描　扫描体位、扫描范围、扫描方式和参数均同常规平扫。

使用高压注射器经静脉团注对比剂，团注流速为 2.0~3.5ml/s，用量为 50~70ml（儿童按体重给药，用量为 1.0~1.5ml/kg，最少不低于 15ml，注射速率为 0.5~1.0ml/s）。根据病变的特征设置腹部增强的延迟扫描时间，动脉期常规使用自动触发阈值方法启动扫描，门静脉期从对比剂开始注射延迟

40~60 秒，延迟期 90~180 秒。

腹部横断面平扫及增强扫描图像如图 4-4-3 所示。

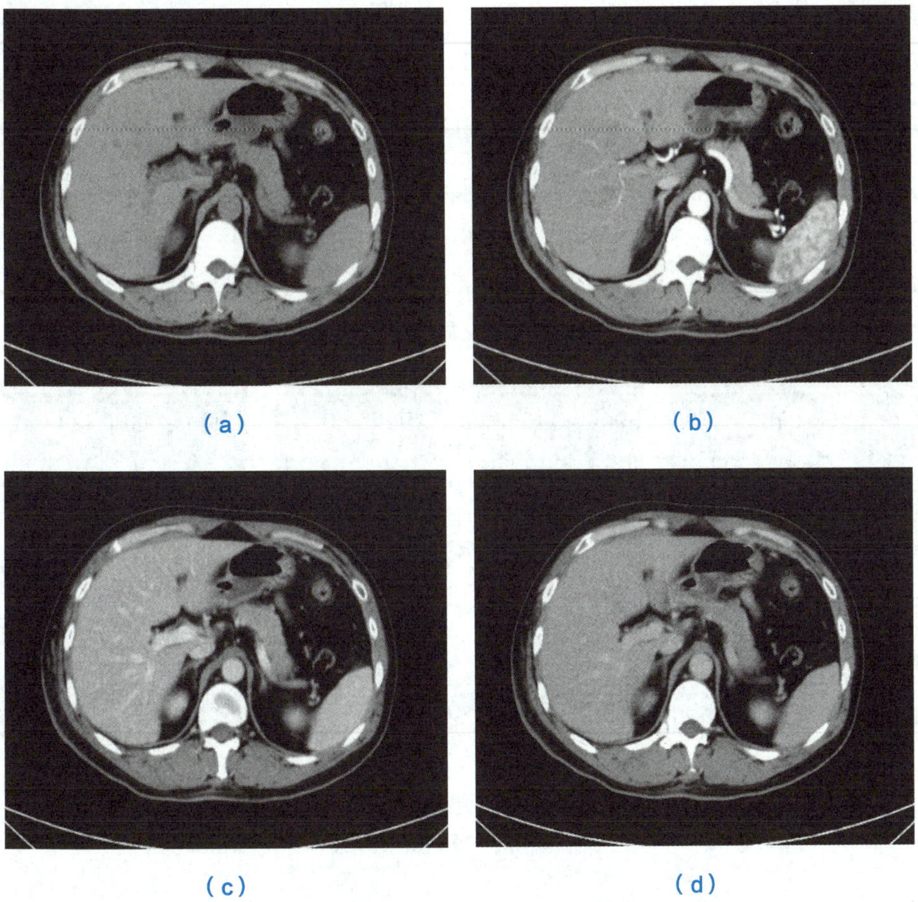

图 4-4-3　腹部横断面 CT 图像——第一肝门水平

(a) 平扫；(b) 增强动脉期；(c) 增强门静脉期；(d) 增强延迟期

3. 腹部血管 CTA

(1) 扫描体位：受检者仰卧于检查床上，双手上举抱头，身体中心矢状面平行定位激光中心线并置于检查床中心，腋中线水平冠状面平对定位激光水平线。为了获得更好的腹部血管 CTA 图像，建议使用至少 4 层以上的多层螺旋 CT。

(2) 扫描方式与重建参数如下。

1) 扫描方式：螺旋扫描。

2) 扫描范围：建议膈顶水平至耻骨联合水平。

3) 呼吸方式：平静吸气后屏气进行扫描。

4) 定位像：正位。

5) 管电流：150~250mA。

6) 管电压：70~120kV。

7) 螺距因子：0.5~1.2。

8) 采集矩阵：512×512。

9) 显示矩阵：512×512。

10）显示野：200~500mm。

11）采集层厚：0.5~1.0mm。

12）重建层厚：0.6~1.2mm。

13）重建间距：0.5~1.0mm。

14）重建算法：软组织重建算法。

15）窗宽、窗位：具体如下。软组织：窗宽 250~300HU，窗位 45~50HU。

建议使用高压注射器经静脉团注对比剂，注射流速为 4.0~5.0ml/s，对比剂用量为 50~80ml。体弱或体重指数（body mass index，BMI）<18 的受检者，对比剂用量和流速应酌减。

对于腹部发现实质性病变者，在腹部血管 CTA 扫描结束后可以再行腹部增强扫描，一次注射对比剂既可了解腹部血管情况，也可了解腹部组织及病变的情况（图 4-4-4）。

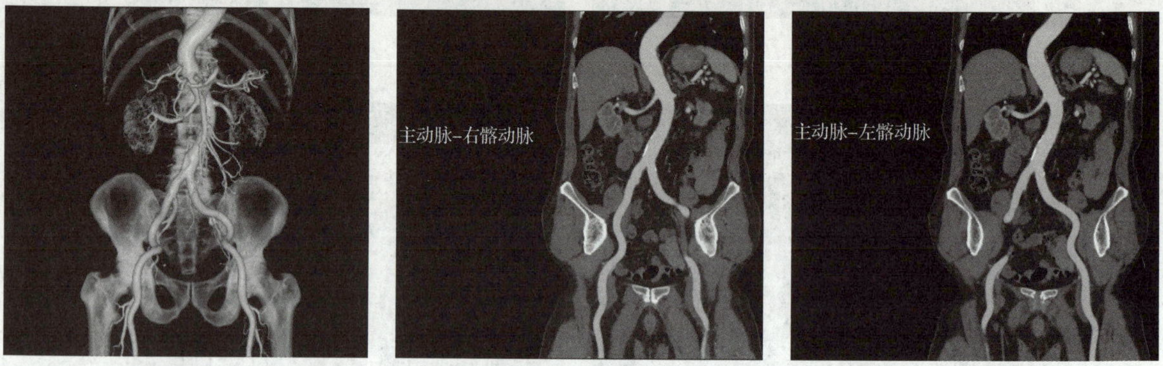

（a）　　（b）　　（c）

图 4-4-4　腹部血管 CTA

（a）VR 图；（b）主动脉–右髂动脉 CPR 图；（c）主动脉–左髂动脉 CPR 图

（3）扫描开始时间：确定腹部血管 CTA 扫描开始时间是 CTA 扫描成功的关键，有以下几种方法。

1）经验法：推注对比剂后 18~25 秒开始扫描。

2）小剂量预实验法：应用小剂量预实验法测定靶血管 CT 值到达顶峰的时间，以该时间作为延迟时间开始扫描。具体方法为：碘对比剂总量为 10~20ml，生理盐水为 20ml，注射速率为 4~5m/s，监测点为第一肝门层面的腹主动脉，推注 12 秒后对监测点进行靶扫描，持续到对比剂浓度降低停止，计算出感兴趣血管 CT 值达到峰值的时间，此时间为延迟扫描时间。第一肝门层面进行监测既可监测腹主动脉峰值时间，也可监测肝门静脉峰值时间，对于腹部 CTA 延迟时间的确定有重要意义。

3）对比剂团注跟踪法：将感兴趣区置于膈顶层面腹主动脉，触发阈值为 80~100HU，达到阈值自动或手动触发扫描，得到腹部血管 CTA 图像。

4. 腹部血管 CTV

（1）扫描体位：受检者仰卧于检查床上，双手上举抱头，身体中心矢状面平行定位激光中心线并置于检查床中心，腋中线水平冠状面平对定位激光水平线。

（2）扫描方式与重建参数如下。

1）扫描类型：螺旋扫描。

2）扫描范围：建议膈顶水平至耻骨联合水平。

3）呼吸方式：平静吸气后屏气进行扫描。

4）定位像：正位。

5）管电流：150~250mA。

6）管电压：70~120kV。

7）螺距因子：0.5~1.2。

8）采集矩阵：512×512。

9）显示矩阵：512×512。

10）显示野：200~500mm。

11）采集层厚：0.5~1.0mm。

12）重建层厚：0.6~1.2mm。

13）重建间距：0.5~1.0mm。

14）重建算法：软组织重建算法。

15）窗宽、窗位：具体如下。软组织：窗宽 250~300HU，窗位 45~50HU。

建议使用高压注射器经静脉团注对比剂，注射流速为 4.0~5.0ml/s，对比剂用量为 50~80ml。因腹部血管 CTV 常规显示强化值较动脉低，为更好地显示腹部静脉，建议使用较高含量的对比剂，如 350mgI/ml 以上浓度的对比剂，其次为提高静脉强化值可选择较低的管电压以提高静脉显示能力。体弱或体重指数（body mass index，BMI）<18 的受检者，对比剂用量和流速应酌减。

（3）扫描开始时间：确定腹部血管 CTV 扫描开始时间是 CT 血管扫描成功的关键，常规门静脉系统、肠系膜静脉等延迟时间为 40~60 秒，下腔静脉延迟时间为 70~90 秒（图 4-4-5）。

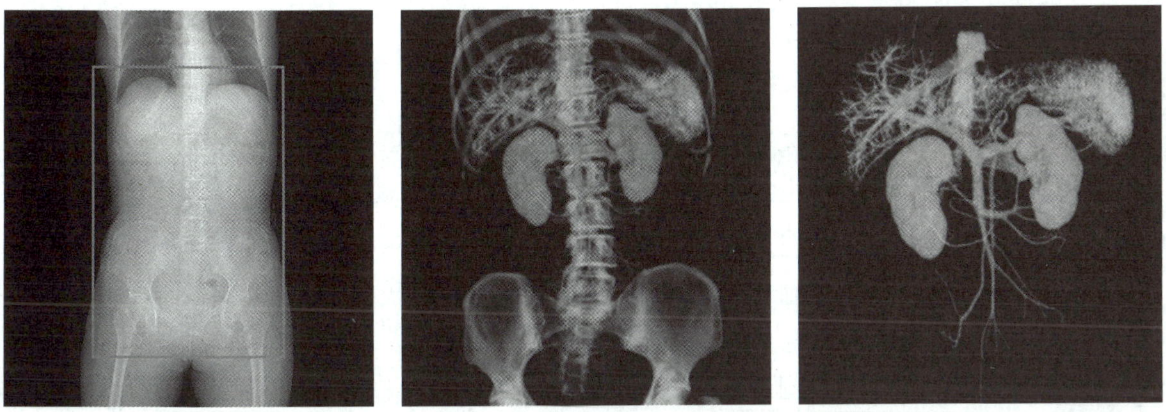

（a）　　　　（b）　　　　（c）

图 4-4-5　腹部血管 CTV 图像

（a）定位像，扫描范围可根据临床需求定；（b）门静脉及其汇合静脉图；（c）静脉及其属支去骨图

5. 腹部 CT 灌注成像　随着 CT 技术不断发展和软件功能的不断提升，腹部 CT 灌注成像（CT perfusion imaging，CTPI）在临床的应用也越来越广泛，且在肿瘤的评估与鉴别诊断中发挥重要的作用。其主要技术要点是对比剂团注速度要快，时间分辨力要高。

（1）扫描体位与扫描范围：扫描前的准备工作和扫描体位同腹部增强扫描。扫描时应先进行横断面平扫，根据平扫图像及临床要求，选择好合适的感兴趣区层面（根据 CT 机性能及病变范围取肿瘤层面/或整个实质脏器），应包括一条大的血管（如供血动脉），肝脏是双重供血至少应包含腹主动脉和门静脉，以利于参数计算。

（2）扫描方式与重建参数如下。

1）扫描方式：轴扫或螺旋扫描。

2）扫描范围：根据 CT 机性能及病变范围。

3）呼吸方式：平静呼吸。

4）定位像：正位。

5）管电流：自动管电流调制，参考值 150~300mA。

6）管电压：自动管电压调制，参考值 80~100kV。

7）螺距因子：2.0~3.0（宽体除外）。

8）采集矩阵：512×512。

9）显示矩阵：512×512。

10）显示野：200~250mm。

11）采集层厚：0.5~1.0mm。

12）重建层厚：0.5~1.0mm。

13）重建间距：0.4~0.8mm。

14）重建算法：常规组织重建算法。

15）窗宽、窗位：具体如下。软组织：窗宽 250~300HU，窗位 45~50HU。

使用高压注射器经肘静脉团注 50ml 碘对比剂、30ml 生理盐水、注射速度通常宜大于 5.0ml/s，注射开始后 4~6 秒对选定的层面进行连续间隔多次扫描，共扫描 20~25 次，约 60 秒，然后在后处理工作站利用专用的软件计算出各灌注参数值并制成伪彩图。

（三）腹部特殊部位扫描

1. 肾上腺 CT 扫描

（1）解剖：肾上腺是成对的内分泌腺，位于腹膜和腹后壁之间、两肾的上内方，属于腹膜外位器官，约与第 11 胸椎高度平齐，一般左肾上腺稍高于右肾上腺。肾上腺侧支厚度 5~7mm，体部较厚，但仍小于 10mm。

（2）适应证：不明原因的高血压、低钾血症或其他内分泌症状而临床不能确诊时；功能性肾上腺疾病；非功能性肾上腺肿瘤；肾上腺转移瘤等。

（3）扫描范围：常规自第 11 胸椎下缘至肾门水平（包括肾上极），根据临床需求适当调整扫描范围。

（4）受检者准备：①去除腹部扫描区域的金属异物，如皮带、钥匙等，以防止伪影产生。②增强检查前需要受检者或家属签署碘对比剂应用知情同意书，并向受检者讲解注入对比剂后身体上的一些不良反应，如发热、恶心等，减少受检者紧张情绪，使之能够更好地配合检查。增强检查前应充分水化，并提前建立静脉通道。③检查过程固定腹部并配合呼吸控制指令，避免漏扫及减少运动伪影。④腹部检查前常规禁食 4~6 小时，若为增强检查应检查前 2 小时饮水扩容进行水化，以减轻肾脏代谢损伤。检查前 1 周内避免进行消化道钡餐检查。

（5）扫描方法：受检者取仰卧位，选择螺旋扫描及靶扫描模式，根据受检者体型调整视野（visual field，FOV）200~300mm×200~300mm，图像重建采用薄层 1~2mm。根据临床需要，采取多期相动态增强扫描，肾上腺及其周围血管明显强化（图 4-4-6）。其他方法参照腹部扫描方法。

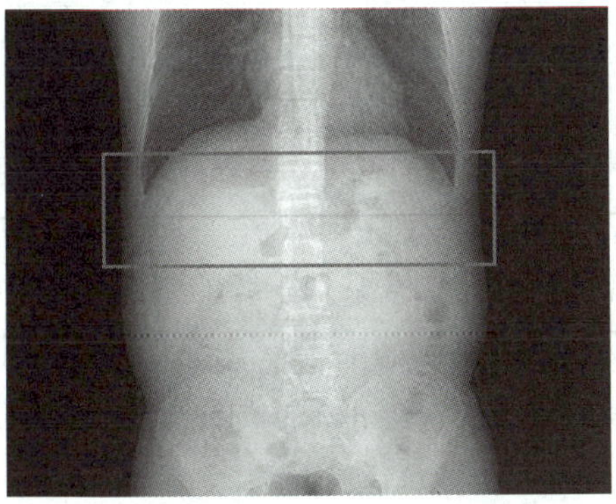

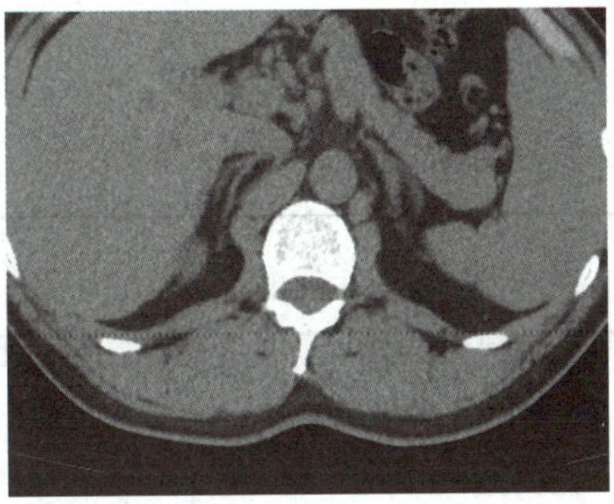

(a)　　(b)

图 4-4-6　肾上腺 CT 扫描图像

(a) 肾上腺定位图；(b) 肾上腺平扫靶区重建图

2. 泌尿系统 CT 扫描

(1) 解剖：泌尿系统 CT 扫描常包括肾脏、输尿管和膀胱。肾脏排泄尿液到肾盂、肾盏、输尿管、膀胱。进行憋尿或者注射对比剂后扫描排泄期可获得整个泌尿系统的 CT 图像。

(2) 适应证：尿路结石；肾、输尿管和膀胱其他疾病，如结核、肿瘤、畸形和积水；原因不明的血尿和脓尿；了解腹膜后包块与泌尿系统的关系；了解尿路损伤程度和损伤范围；肾血管性高血压的筛查等。

(3) 扫描范围：常规自第 11 胸椎下缘至耻骨联合水平，可根据临床需求适当调整扫描范围。

(4) 受检者准备：除腹部常规准备外，泌尿系统 CT 检查前患者应提前 30~60 分钟适当饮水，使膀胱处于充盈状态，再行检查更有利于泌尿系统成像。

(5) 扫描方法：受检者取仰卧位，双手上举。先定位像扫描，根据定位像确定扫描范围，常规先行泌尿系统 CT 平扫，再进行增强扫描。常规动脉期延迟 20~35 秒，为肾皮质期，以肾皮质显影为准，可用自动监测触发扫描。静脉期延迟 60 秒左右，为肾实质期，以肾实质均匀显影为准，俗称“大白肾”。延迟期即肾脏排泄期为 3~5 分钟，肾盏、肾盂集合系统显影。若要达到全泌尿系（肾盏、肾盂、输尿管、膀胱）均有对比剂充盈，需将延迟时间延长至 15~30 分钟，肾功能差、肾积水严重等受检者可能需要更长时间。其他方法参照腹部扫描方法（图 4-4-7）。

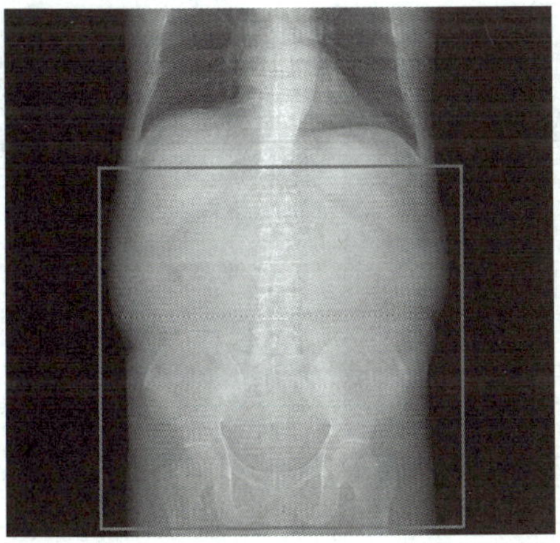

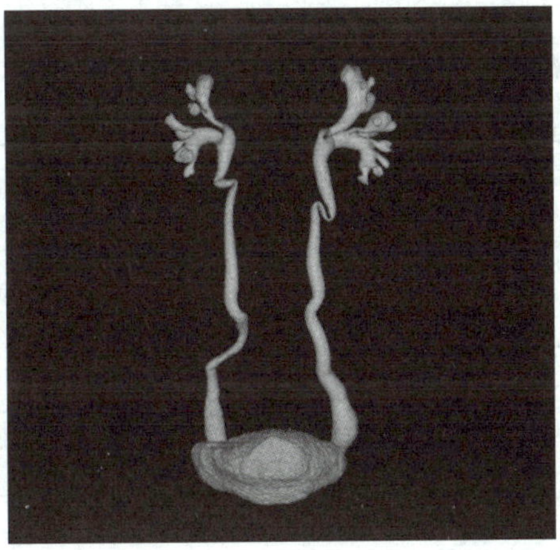

(a)　　(b)

图 4-4-7　泌尿系统 CT 扫描图像

(a) 泌尿系统定位图；(b) 泌尿系统 VR 重建图

3. 胃肠道 CT 扫描

（1）解剖：胃在CT影像上呈现为一个空腔器官，可分为胃底、胃体、胃窦等部分。胃壁在CT影像上表现为多层结构，包括黏膜层、黏膜下层、肌层和浆膜层。胃向下为十二指肠，是连接胃和空肠的短段肠道，可分为球部、降部、水平部和升部。在CT影像上，十二指肠的各部均清晰可见。再向下的空肠和回肠是小肠的主要部分，它们在CT影像上表现为一系列连续的空腔结构。空肠通常较粗且管壁较厚，而回肠则相对较细且管壁较薄。大肠位于胃和肝的下方，全程围绕在空肠、回肠的周围。大肠的直径较粗，肠壁较薄，长约1.5cm，起始于回盲部，终止于肛门。空腔脏器检查前应按照要求适度饮水充盈胃肠道，以便于更好地显示胃肠道壁。

（2）适应证：胃肠道肿瘤术前影像学分期；胃肠道肿瘤新辅助治疗后复查；临床怀疑胃肠道病变的定性诊断。

（3）扫描范围：常规自膈顶至耻骨联合水平，可根据临床需求适当调整扫描范围。

（4）受检者准备：除腹部常规准备外，胃肠道CT扫描前最重要的是受检者应提前进行肠道准备。急腹症受检者，以及因病情禁止饮食者不需要肠道准备，其余受检者按如下要求准备。①饮食控制：扫描前1日低渣饮食，扫描当日禁食早餐。②清洁肠道：扫描前1日晚餐（5点）后半小时，取复方聚乙二醇电解质散剂Ⅳ（舒泰清）1盒（1次6大包+6小包加入750ml温开水，2小时共喝2次，共计12大包+12小包或番泻叶6~10g约1500ml开水泡服），服用后，来回走动，一般半小时后可排便，需排便7~8次，当排泄物为无色或黄色透明水样便时，则为肠道准备结束。③呼吸训练：深吸一口气憋住15秒（憋气期间保持胸腹部无起伏），并反复训练达到检查要求。④检查当日：口服对比剂（25%甘露醇2000ml）充盈胃肠道。对比剂配制：20%甘露醇250ml+纯水1750ml，配置成25%甘露醇溶液2000ml。也可分5次配制：每次20%甘露醇50ml+纯水350ml。服用方法：检查当日于扫描前100、80、60、20、0分钟，分5次（每次400ml）将2000ml甘露醇溶液喝完，最后一次于临近扫描时口服（患者因身体原因不能按时完全喝完时，可适量口服）。

若只进行胃部CT扫描，仅需空腹在扫描前口服500~1000ml水充盈胃即可。

（5）扫描方法：受检者取仰卧位，双手上举。常规动脉期晚期扫描，延迟25~35秒，可用自动监测触发扫描。静脉期延迟60~120秒。可根据病变情况决定是否增加延迟期，一般3分钟左右。其他方法和扫描参照腹部扫描方法，如图4-4-8所示。

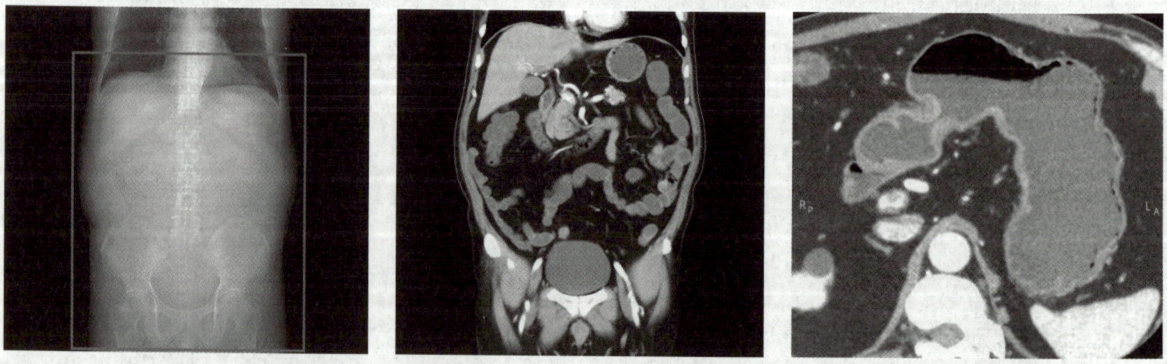

（a）　　（b）　　（c）

图4-4-8　胃肠道CT扫描图像

（a）胃肠道定位图；（b）肠道冠状位重建图；（c）胃重建图

（四）腹部 CT 扫描注意事项

1. CT 机及机房本身结构需达到防护标准，以减少候检者、工作人员和与 CT 机房相邻房间人员的 X 线辐射剂量。检查时要根据受检者情况正确、合理地设置参数，避免不必要的曝光。对受检者的非受检部位及必须留在扫描室内的陪同人员应采取防护措施。对育龄妇女及婴幼儿更应严格掌握适应证，非特殊需要，孕妇禁忌 CT 检查。

2. 增强扫描使用碘对比剂的剂量较大，注射速度快，有引起不良反应，甚至变态反应的可能，CT 室应常备必需的急救药品、器械，以备抢救之用。注意药品的有效期，定时添补更新。过敏体质的受检者更应谨慎，检查过程中要严密观察，一旦出现不良反应，必须及时处理、抢救，否则可能危及生命。为避免迟发型变态反应的发生，检查后应让受检者留在 CT 室内观察 30 分钟后再离开，观察期间应保留静脉通路。

3. 病情危重或过多搬动有生命危险的受检者，临床应先控制病情，可待病情较为稳定后再做 CT 检查。搬动和检查重症受检者时应迅速、轻柔，检查以满足诊断需要为标准，不宜苛求图像标准而延误抢救时间。

4. 腹部 CT 扫描前还应注意 1~2 周内不服用含重金属的药物，不做胃肠钡剂检查。已做胃肠钡剂检查的受检者，须待钡剂完全排空后方可进行腹部 CT 扫描。急诊受检者、急性胰腺炎及急性肠梗阻等需要禁食水的受检者，应该遵医嘱、无须饮水准备。

5. 在进行腹部 CT 扫描前需要饮水，让胃肠腔充盈，尤其是病变位于胃和肠管，饮水可以使肠管等空腔脏器充盈扩张，一些黏膜褶皱的病变就能显露出来，也就可以在进行检查的时候更直观地进行判断，提高检查的准确率。

6. 泌尿系统和盆腔 CT 扫描前不能排尿，膀胱中要储存适量的尿液，等膀胱充盈后再安排检查，更有利于病变检出。

四、图像处理与后处理、排版与打印

（一）图像处理与后处理

1. 窗口技术　腹部 CT 图像的显示以软组织窗为主。通常取窗宽 300~450HU，窗位 30~45HU；若观察小肠及网膜等可适当增加窗宽。

2. 图像重组

（1）腹部 CTA：可进行最大密度投影、多平面重组、表面阴影显示、容积再现等多种方式的重组，重组时可以通过裁剪去除骨骼的影响。腹部 CTA 图像一般可以清晰显示腹主动脉，髂动脉，腹腔干动脉，肠系膜动脉等血管，并可以旋转图像从多角度观察，获得多种二维、三维图像。血管畸形以最大密度投影后处理为主，重点显示畸形血管、供血动脉、引流静脉等。了解肿瘤与血管的关系时，以多平面重组和层块最大密度投影后处理技术为主。

（2）胃肠道 CT：胃肠道 CT 在常规平扫、动脉期和静脉期均采用冠状位和矢状位多平面重组图像。亦可进行最大密度投影、多平面重组、表面阴影显示、容积再现等多种方式的重组，重组时可以通过裁剪或者自动去除骨骼的影响。

（3）泌尿系统 CT：泌尿系统 CT 在常规平扫、动脉期和静脉期均采用最大密度投影、多平面重组、表面阴影显示、容积再现等多种方式的重组，重组时可以通过裁剪或者自动去除骨骼的影响。

（4）CTP 在工作站的技术操作过程：首先在工作站的浏览表中选中受检者的增强灌注图像并点击相应部位的灌注专用软件，进入 CT 灌注模式选择界面，根据临床检查要求选择不同算法和不同功能灌注模式，然后进行图像校正以减少图像在 X、Y 轴方向的运动，下一步是调整 CT 值的阈值，再选择感兴趣区和附近的代表动脉与静脉的兴趣区域（肝脏是动脉和门静脉双重供血，在进行肝脏灌注时不仅标注相应层面的肝动脉或者腹主动脉，也需要标注门静脉和脾脏），软件会自动描绘出各兴趣区的时间-密度曲线，点击“下一步”即可重建出各种血流灌注参数的功能图。通过灌注分析可以分别得到肝动脉灌注量（HAP）、门静脉灌注量（HPP）、总肝灌注量（TLP）、肝灌注指数（HPI）。病灶区 ROI 则同时可以获得以下灌注指标：血容量（CBV）、血流率（CBF）、达峰时间（TTP）和肿瘤表面通透性（PS）等功能彩图。

（5）3D 扫描：用薄层横断面数据进行多平面重组，可获得腹部组织的冠状面、矢状面、斜面图像。运用容积再现显示脊柱骨盆等部位的骨折线，病变与周围解剖结构的关系。

（6）多模态医学影像三维可视化技术：利用 CT 原始数据，通过计算机图像处理技术进行计算、分析、融合和渲染，将肝脏、肾、血管、肾集合系统、病变组织和结石等目标的形态、空间分布用三维影像描述和解释。它可以直观、准确、快捷地将目标从视觉上分离出来。多模态医学影像三维可视化技术在外科中的应用不仅有助于术前评估，还可以提高手术的成功率，降低手术风险，为受检者带来更好的治疗效果。先进的三维重建技术不仅改善了手术计划和解剖可视化，还有助于医生与受检者之间的沟通，提高了治疗效果。

3. 测量与标注 测量和标注是图像后处理的重要环节，包括 CT 值、距离、病变大小的测量与标注等。在腹 CT 部检查中可以得到病灶的位置、大小，病灶与周围血管和脏器的关系等，并进行标注；也可在 CTPI 中，对相关灌注参数进行测量标注，为临床的诊断与治疗提供切实的影像学依据。

（二）图像排版与打印

1. 腹部常规平扫及增强扫描 普通受检者常规腹部 CT 平扫胶片打印为软组织窗。增强扫描排版打印同常规平扫。特殊情况可重建矢状面、冠状面及容积再现图像后进行排版打印。

2. 腹部血管 CTA/CTV 腹部血管 CTA 或者腹部血管 CTV 成像可在重建横断面、冠状面、矢状面图像、血管容积再现图像及最大密度投影图像后进行排版打印，图像应可以清晰显示病变的情况及肿瘤与血管的关系。

3. 肾上腺 CT 常规扫描 常规肾上腺胶片打印为软组织窗。层厚 1~3mm、层间距 1~3mm。

4. 泌尿系统 CT 平扫及增强扫描 普通受检者常规泌尿系统 CT 平扫胶片打印为软组织窗。增强扫描排版打印同常规平扫。泌尿系统 CT 可重建曲面重建及容积再现图像进行排版打印，更利于图像的显示。

5. 胃肠道常规平扫及增强扫描 普通受检者常规胃肠道 CT 平扫胶片打印为软组织窗。增强扫描排版打印同常规平扫。胃肠道 CT 可重建冠状位，矢状位，最大密度投影等图像，进行排版打印更利于图像的显示。

6. 腹部 CT 灌注成像 腹部灌注成像时，需分别对原始层面的 CBF、CBV、MTT、TTP 图像进行排版打印。

▶知识拓展

腹部 CT 检查技术对腹部占位性病变的临床意义

腹部占位性病变的定位和定性诊断是临床制订下一步治疗方案的前提，其中腹部 CT 检查具有极其重要的临床意义，主要体现在以下几个方面。

首先是关于病变的定位，腹部占位性病变的准确定位是临床治疗的重要环节，尤其是肿块紧贴或者侵犯周围脏器，导致影像图像上难以区分，对肿块的定位带来困难。腹部 CT 检查，尤其是腹部增强扫描，通过薄层图像进行冠状位、矢状位以及容积再现等方式重建，观察肿块的起源及形态特征、肿块的供血动脉显示情况等，可为占位性病变的准确定位提供帮助。

其次是关于病变的定性，腹部占位性病变的良、恶性对后续的治疗和随访指导意义重大。腹部 CT 检查通过观察占位性病变的形态、密度及与周围组织的关系，尤其是通过增强扫描观察占位性病变的强化特征，可为占位性病变的良、恶性判断提供帮助。

最后是关于病变的发展变化和疗效评估，腹部 CT 检查可评估占位性病变的动态发展过程及治疗效果的随访，也可对恶性占位性病变累及周围组织、淋巴结转移情况与周围血管关系等进行全方位分析，为患者及临床医生提供及时有效的帮助。

综上所述，腹部 CT 检查在腹部占位性病变的诊断和治疗过程中起着关键作用，能够定位病变，并区分占位性病变的良、恶性及组织关系，为医生提供重要的诊断依据，并且辅助医生判断病情发展和疗效。尤其是近几年出现的依据腹部 CT 动态增强图像进行腹部占位性病变术前手术规划，为临床手术治疗提供精确、鲜明的影像分析，促进了手术进程。

第五节　盆腔 CT 检查技术

微课：盆腔 CT 操作流程

案例导入

【案例】

患者，女，55 岁。阴道少量出血 3 次。查体：腹部膨隆，无腹水。B 超显示：巨大肿块，30cm×40cm×20cm，囊性，多房性。体重、饮食、二便均无变化。有心脏起搏器植入史。

【问题】

1. 该患者最可能的诊断为卵巢的什么病变？
2. 术前判断肿瘤是否侵犯周围组织、大血管的检查方法是什么？

一、适应证与禁忌证

（一）适应证

1. 常规平扫 ①男性生殖系统病变，观察膀胱，前列腺，睾丸的良、恶性肿瘤及其他病变等。②女性生殖系统病变，观察子宫，双侧卵巢的良、恶性肿瘤及其他病变等。③观察骨盆骨质情况，如骨折，良、恶性骨肿瘤等。

2. 增强扫描 在常规平扫的基础上，若怀疑血管性、感染性或占位性等病变，均需要加做增强扫描。血管性病变包括盆腔髂血管及其分支的动脉瘤、动脉夹层、动脉栓塞、动静脉畸形等。

（二）禁忌证

1. 妊娠期妇女、婴幼儿及病情极其危重随时有生命危险的受检者不宜做盆腔 CT 检查。

2. 急性出血性病变的受检者不宜进行增强扫描。

3. 对碘对比剂有禁忌的受检者不能进行增强扫描。

4. 有严重全身性疾病或过敏性疾病的受检者不宜进行增强扫描。

二、检查前准备

（一）受检者准备

1. 去除受检者盆腔部位饰品、金属异物，以防止伪影产生。

2. 检查前 1 周禁服含重金属成分的药物，禁做消化道造影。

3. 检查前做好肠道准备，检查前 6～10 小时分次口服 1%～2% 的含碘对比剂水溶液 1000～1500ml，使远、近端小肠和结肠充盈，检查前大量饮水，以保持膀胱充盈。

4. 怀疑有直肠或乙状结肠病变时，可经直肠注入 1%～2%的含碘对比剂水溶液 300ml。

5. 增强扫描前需要受检者或家属签署碘对比剂应用知情同意书，并向受检者讲解注入对比剂后身体上可能出现的一些不良反应，如发热、恶心等，减少受检者紧张情绪，使之能够更好地配合检查。增强扫描前应充分水化，并提前建立静脉通道。

（二）技师准备

1. 阅读 CT 检查申请单，核对信息，了解受检者的基本情况和检查目的。

2. 告知受检者扫描过程中应保持体位不动及检查所需时间；对于不配合的受检者或婴幼儿，可以采用外固定或药物镇静。

3. 对眼球、甲状腺、生殖腺等 X 线敏感部位进行辐射防护。并注意对受检者家属的防护。

4. CT 室需配备常规急救器械和药品。增强扫描结束后，受检者留院观察 30 分钟。

5. 危重受检者需临床相关科室的医生陪同检查，对病情的变化进行实时监护和处理。

三、扫描方法

（一）扫描体位

受检者仰卧于检查床上，头置于头托中，身体正中矢状面垂直于扫描床平面并与床面长轴中线重合，双上肢自然上举抱头。体位要摆正对称，外伤及术后等不易搬动的受检者，可放宽标准摆位，将其置于舒适位置，但盆腔一定要放置在扫描野中心。

（二）常用扫描方法

1. 常规平扫

（1）扫描定位像，常规扫描获取盆腔前后位正位像，如图 4-5-1 所示。

（2）扫描范围自双侧髂嵴至耻骨联合下缘。

（3）扫描方式与重建参数如下。

1）扫描方式：螺旋扫描。

2）扫描范围：双侧髂嵴到耻骨联合下缘。

3）呼吸方式：平静呼吸。

4）定位像：正位像。

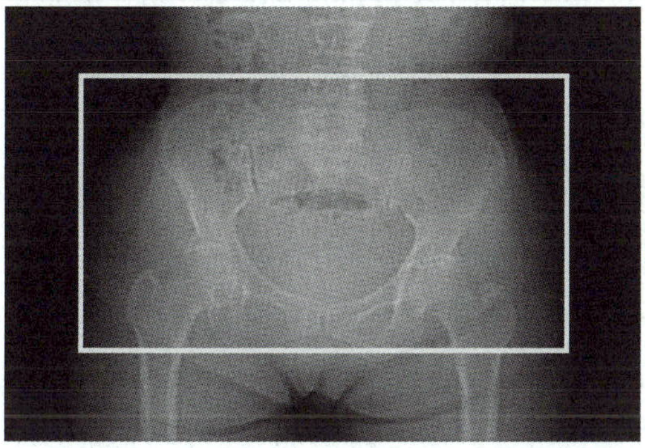

图 4-5-1　盆腔 CT 扫描定位像及扫描范围

5）管电流：200～300mA。

6）管电压：100～140kV。

7）采集矩阵：512×512，1024×1024。

8）显示矩阵：512×512，1024×1024。

9）显示野：300～400mm。

10）采集层厚：0. 625～1. 250mm。

12）重建层厚：5. 0mm。

13）重建间距：5. 0mm。

14）重建算法：标准算法、软组织算法。

15）窗宽、窗位：具体如下。①子宫或前列腺常规平扫：窗宽 300～350HU，窗位 40～50HU。②子宫或前列腺增强扫描：窗宽 300～350HU，窗位 40～55HU。③乙状结肠或直肠：窗宽 350～

450HU，窗位 40~55HU。④骨窗：窗宽 1200~1500HU，窗位 500~700HU。

2. 增强扫描

（1）扫描体位、扫描范围、扫描方式和参数均同常规平扫。

（2）对比剂用量：成人用量为 80~100ml，儿童用量为 50~70ml（儿童按体重给药，用量为 1.0~1.5ml/kg，最少不低于 30ml）。

（3）注射方式：使用高压注射器经静脉团注对比剂，成人注射流速为 2.5~3.0ml/s，儿童注射流率为 0.5~1.0ml/s。

（4）扫描时间：通常采用“三期扫描”，延迟时间动脉期 30~35 秒，静脉期 60~75 秒，延迟期 3~5 分钟（图 4-5-2）。

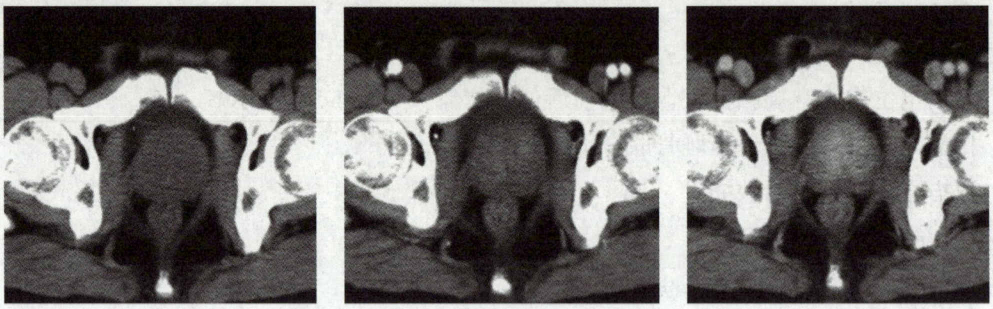

（a）　　（b）　　（c）

图 4-5-2　盆腔 CT 扫描图像

（a）平扫；（b）增强动脉期；（c）增强静脉期

（三）盆腔 CT 扫描注意事项

1. 放射线的防护　CT 机及机房本身结构需达到防护标准，以减少候检者、工作人员和与 CT 机房相邻房间人员的 X 线辐射剂量。检查时要根据受检者情况正确、合理地设置参数，避免不必要的曝光。对受检者的非受检部位及必须留在扫描室内的陪同人员应采取防护措施。对育龄妇女及婴幼儿更应严格掌握适应证，非特殊需要，孕妇禁忌 CT 检查。

2. 碘对比剂不良反应的预防及处理　增强扫描使用碘对比剂的剂量较大，注射速度快，有引起不良反应，甚至变态反应的可能，CT 室应常备必需的急救药品、器械，以备抢救之用。注意药品的有效期，定时添补、更新。过敏体质的受检者更应谨慎，检查过程中要严密观察，一旦出现不良反应必须及时处理、抢救，否则可能危及生命。为避免迟发型变态反应的发生，检查后应让受检者留在 CT 室内观察 30 分钟后再离开，观察期间应保留静脉通路。

3. 危重症受检者的处理　病情危重或过多搬动有生命危险的受检者，临床应先控制病情，可待病情较为稳定后再做 CT 检查。搬动和检查重症受检者时应迅速、轻柔，检查以满足诊断需要为标准，不宜苛求图像标准而延误抢救时间。

四、盆腔组织器官 CT 表现

（一）男性生殖系统

1. 前列腺　正常前列腺位于膀胱后下方，轮廓清晰，边缘光整，常规平扫呈均匀软组织密度，增强扫描前列腺均匀强化。前列腺一般在周围低密度脂肪的衬托下能清晰显示，偶尔由于部分容积效应，与邻近的膀胱、直肠和肛提肌的分界线不清。

2. 精囊 精囊位于前列腺后上方，呈两侧对称的长椭圆形软组织密度影，由于其紧邻膀胱后壁，构成锐角向两侧分开，称为膀胱精囊角，仰卧位时此角明显，为 30°左右，俯卧位时消失。精囊周围的静脉丛为结节及索条状软组织影。

3. 睾丸及阴囊 睾丸位于阴囊内，呈卵圆形的均质软组织密度，边缘光整。附睾位于其后方，表现为条状或逗号状的软组织密度，常规平扫两者通常较难区分。

（二）女性生殖系统

1. 子宫 常规平扫时子宫呈横行的纺锤形或椭圆形，边缘光滑，呈软组织密度，子宫中央密度略低，子宫肌层与内膜分界不清。增强扫描子宫明显强化，子宫肌层与内膜分界较常规平扫时显示清楚。

2. 卵巢 卵巢实质为均匀软组织密度，排卵期前见卵泡呈类圆形低密度影。

3. 阴道 常规平扫时阴道呈软组织密度，很难与邻近的尿道区分。如果阴道内有分泌物，则表现为阴道内稍低密度影。

（三）泌尿系统

1. 输尿管 常规平扫时自肾盂向下连续层面追踪，多能识别正常腹段输尿管的上、中部分，呈点状软组织密度影，位于腰大肌前缘处，而盆段输尿管通常难以识别。增强扫描延迟期，可见输尿管管腔内对比剂充盈呈点状致密影。自肾盂向下连续追踪，能观察输尿管全程，直至输尿管膀胱入口处。

2. 膀胱 常规平扫时膀胱易于识别，其大小和形态与充盈程度相关。充盈较满的膀胱呈圆形、椭圆形或类方形。膀胱腔内尿液为均匀水样低密度。膀胱壁在周围低密度脂肪组织及腔内尿液的对比下，显示为厚度一致的薄壁软组织影，内外缘均光滑。增强扫描膀胱强化表现依检查时间而异。注入对比剂后的早期，显示膀胱壁强化；稍迟扫描，可见含对比剂的尿液自输尿管膀胱入口处喷入，形成以输尿管口为顶点的三角形致密影；30~60 分钟后检查，膀胱呈均匀高密度，若对比剂与尿液混合不均，则出现液-液平面。

五、图像处理与后处理、排版与打印

（一）图像处理与后处理

1. 窗口技术 盆腔 CT 图像的显示有软组织窗和骨窗，以软组织窗为主。观察子宫或前列腺平扫图像：窗宽 300~350HU，窗位 40~50HU。增强图像：窗宽 300~350HU，窗位 40~55HU。乙状结肠或直肠：窗宽 350~450HU，窗位 40~55HU。观察骨质情况可调节为骨窗，窗宽 1200~1500HU，窗位 500~700HU。

2. 图像重组 将原始数据重建后，可进行最大密度投影、多平面重组、容积再现、仿真内窥镜等多种方式的后处理重组，重组时可以通过裁剪去除骨骼的影响。通过重组图像可以多方位观察病灶及其与周围组织的关系。如多平面重组，可获得盆腔组织的冠状面、矢状面、斜面图像，显示病变与周围解剖结构的关系，容积再现重组可以显示盆骨外伤所致的骨折线，如图 4-5-3 所示。

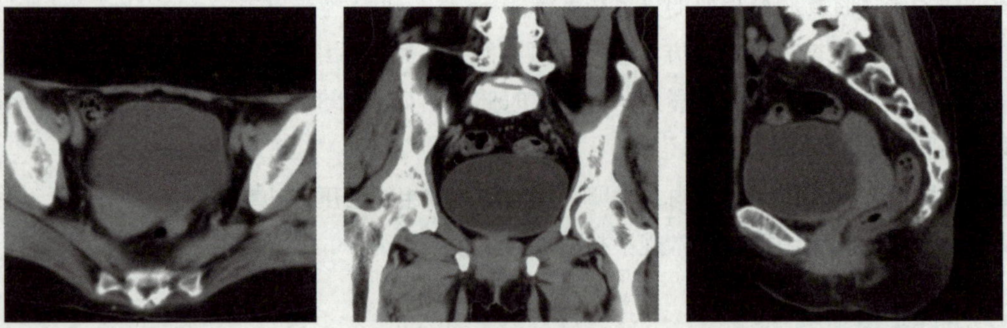

（a）　　（b）　　（c）

图 4-5-3　多平面重组

（a）横断位；（b）冠状位；（c）矢状位

3. 测量与标注　测量和标注是图像后处理的重要环节，包括 CT 值、距离、病变大小的测量与标注等。必要时测量病灶平扫及增强 CT 值，以便对照分析。

（二）图像排版与打印

常规打印为软组织窗，外伤患者需加照骨窗，增强扫描排版打印同常规平扫。特殊情况可重建矢状面、冠状面及容积再现图像后进行排版打印。对于小器官或小病灶可进行局部放大后打印。

图像排版时根据图像总数计算窗格（行×列），先将定位像输入打印窗格，然后按照解剖顺序依次输入常规平扫图像、增强图像、后处理图像。

第六节　脊柱 CT 检查技术

微课：脊柱 CT 操作流程

案例导入

【案例】

患者，男性，42 岁。车祸后腰背疼痛，活动受限 1 小时。X 线检查考虑第 3 腰椎骨折，现拟行 CT 检查明确诊断。

【问题】

1. 该患者采用哪种 CT 扫描方式进行检查？
2. 该患者在 CT 检查时需要注意哪些事项？

一、适应证与禁忌证

（一）适应证

1. 脊柱外伤　如骨折、椎体滑脱、异物等，能够清晰显示椎体、椎弓、横突、棘突等各部位的骨折情况（图 4-6-1，图 4-6-2）；评估椎体之间的相对位置关系；明确金属异物的位置［图 4-6-1（c），彩图 10］［图 4-6-2（b），彩图 11］。

2. 脊柱退行性病变 包括椎间盘膨出与突出、椎体骨质增生、椎管狭窄等（图 4-6-3）。

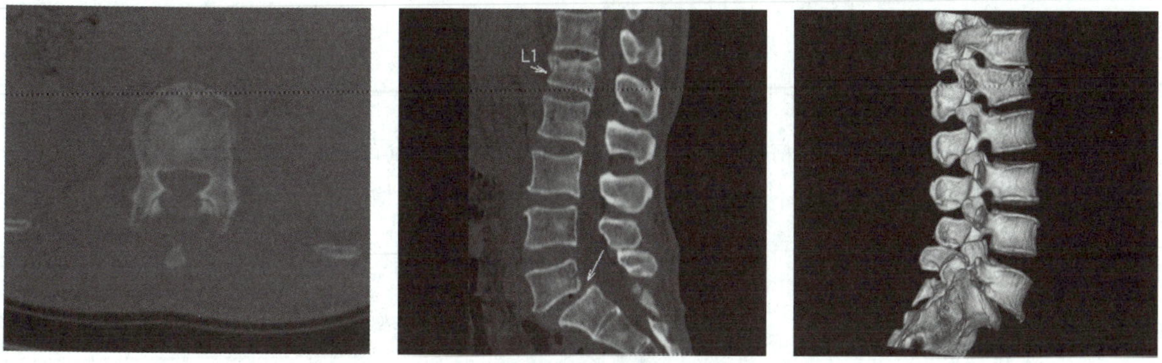

（a） （b） （c）

图 4-6-1 脊柱骨折

（a）骨窗横断位；（b）骨窗矢状位；（c）腰椎 VR

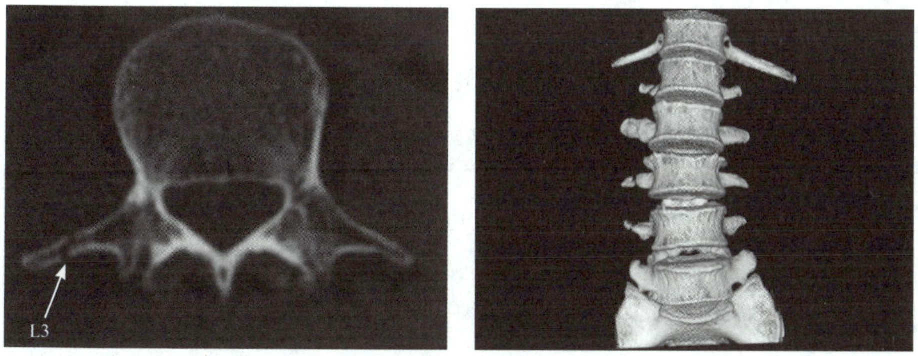

（a） （b）

图 4-6-2 腰椎横突骨折

（a）骨窗横断位；（b）腰椎 VR

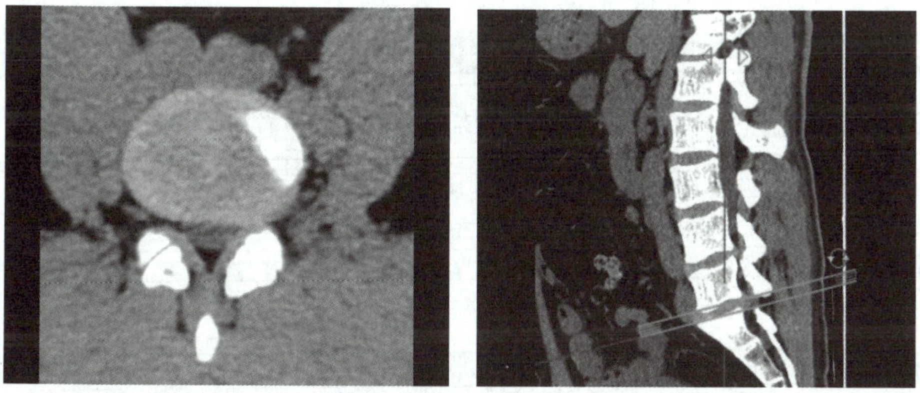

（a） （b）

图 4-6-3 腰椎间盘突出

（a）软组织窗横断位；（b）软组织窗矢状位

3. 脊柱肿瘤 原发性、继发性脊椎骨肿瘤和椎旁肿瘤及肿瘤对椎骨的侵犯情况。

4. 椎管内占位性病变 如血肿、脓肿、囊肿等。

5. 脊柱感染性疾病 如脊柱结核、化脓性脊柱炎等。

6. 脊柱先天性畸形和发育异常 包括脊柱裂、脊柱侧弯、脊柱后凸畸形等。

（二）禁忌证

脊柱 CT 检查没有绝对禁忌证，但以下情况应慎做检查。

1. 妊娠期妇女、婴幼儿及病情极其危重随时有生命危险的受检者不宜做脊柱 CT 检查。

2. 急性出血性病变的受检者不宜进行增强扫描或 CT 血管造影检查。

3. 对碘对比剂有禁忌的受检者不能进行 CT 增强扫描及 CT 血管造影等检查。

二、检查前准备

（一）受检者准备

1. 去除受检者体表金属异物，包括但不限于项链、耳环、手机、钥匙、皮带等，以防止金属伪影干扰图像质量，确保检查结果的准确性。

2. 增强扫描前需要受检者或家属签署碘对比剂应用知情同意书，并向受检者讲解注入对比剂后可能出现的一些不良反应，减少受检者紧张情绪，使之能够更好地配合检查。增强扫描前应充分水化，并提前建立静脉通道。

3. 受检者应充分了解检查过程、注意事项及可能出现的异常情况；做好心理准备，放松心情，以更好地配合检查。

（二）技师准备

1. 阅读 CT 检查申请单，核对信息，了解受检者的基本情况和检查目的。

2. 告知受检者扫描过程中应保持身体不动及检查所需时间；对于不配合的受检者，可以采用外固定或药物镇静。

3. 为受检者提供必要的防护用品，如铅围裙、铅围脖等，以减少患者接受的辐射剂量，并注意受检者家属的防护。

4. CT 室需配备常规急救器械和药品，增强扫描结束后，受检者留院观察 30 分钟。

5. 危重受检者需临床相关科室的医生陪同检查，对病情的变化进行实时监护和处理。

三、扫描方法

（一）扫描体位

受检者采取仰卧位，头先进，身体置于床面中央，正中矢状面与床面垂直。双臂自然放于身体两侧或抱头，双腿伸直，双足并拢，使脊柱尽量保持在同一水平线上。颈椎扫描，头部可略垫高，使颈椎与床面平行，减少颈椎弯曲。腰椎扫描，可抬高双腿，使腰椎尽可能与床面平行。必要时使用辅助工具固定受检者身体，以减少在扫描过程中运动伪影的产生。

（二）常用扫描方法

1. 常规平扫

椎体扫描：根据检查目的确定扫描范围，一般包括整个病变椎体及相邻的椎间盘和软组织。采用螺旋扫描，层厚 3.0~5.0mm，层间距 3.0~5.0mm，视野 150~200mm，管电压为 120~140kV，管电流为 200~300mA。对于体型较小或儿童患者，可适当降低管电流、管电压，肥胖体型者可适当加大管电流、管电压。

椎体 CT 扫描及重建参数如下。

1）扫描方式：螺旋扫描。

2）扫描范围：①颈椎：从颅底平面至颈静脉切迹平面。②胸椎：从颈静脉切迹平面至剑突与肚脐连线中点平面。③腰椎：从剑突平面至耻骨联合上缘平面。④骶尾椎：从肚脐与耻骨联合中点平面至尾椎下缘 3cm 平面。

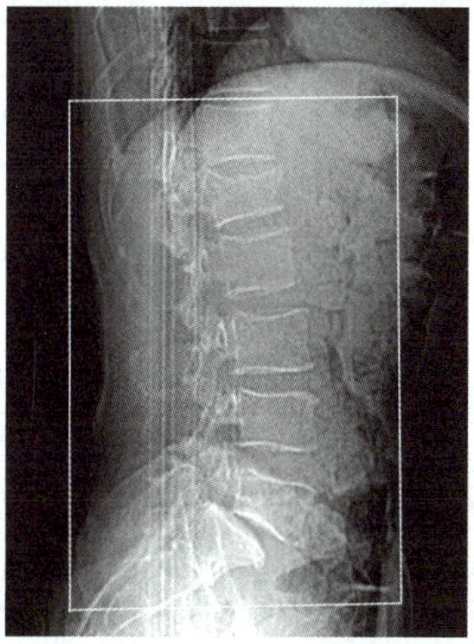

图 4-6-4　脊柱螺旋 CT 扫描定位像

3）呼吸方式：平静呼吸。

4）定位像：侧位（图 4-6-4）。

5）管电流：200~300mA。

6）管电压：120~140kV。

7）采集矩阵：512×512，1024×1024。

8）显示矩阵：512×512，1024×1024。

9）显示野：150~200mm。

10）采集层厚：0.625~1.000mm。

11）重建层厚：3.0~5.0mm。

12）重建间距：3.0~5.0mm。

13）重建算法：软组织算法、骨算法。

14）窗宽、窗位：具体如下。①软组织窗：窗宽 300~400HU，窗位 40~50HU。②骨窗：窗宽 1200~2000HU，窗位 400~600HU。③椎间盘扫描：扫描多采用非螺旋薄层靶扫描，也可先薄层螺旋扫描整个病变区脊柱，再对各椎间盘进行重建。腰椎间盘扫描常包括 L_1~S_1 椎间盘节段，颈椎间盘扫描则涵盖 $C_{1\sim7}$ 椎间盘节段。如果患者有特定的疼痛部位或疑似病变区域，可以重点扫描该区域及相邻椎间盘节段。扫描层面需与椎间盘层面平行，每个椎间盘应扫 3~5 层。管电压为 120~140kV，管电流为 200~300mA，层厚 2.0~3.0mm，层间距 2.0~3.0mm，逐层连续扫描。

椎间盘 CT 扫描及重建参数如下。

1）扫描方式：螺旋扫描或非螺旋扫描。

2）扫描范围：具体如下。①螺旋 CT 扫描范围：颈椎，从颅底平面至颈静脉切迹平面。胸椎，从颈静脉切迹平面至剑突与肚脐连线中点平面。腰椎，从剑突平面至耻骨联合上缘平面。骶尾椎，从肚脐与耻骨联合中点平面至尾椎下缘 3cm 平面。②非螺旋 CT 扫描范围：怀疑病变的整个椎间盘，包括该椎间盘上下椎体终板的上缘或下缘。

3）呼吸方式：平静呼吸。

4）定位像：侧位（图 4-6-5）。
5）管电流：200~300mA。
6）管电压：120~140kV。
7）采集矩阵：512×512，1024×1024。
8）显示矩阵：512×512，1024×1024。
9）显示野：150~200mm。
10）采集层厚：0.625~1.000mm。
11）重建层厚：2.0~3.0mm。
12）重建间距：2.0~3.0mm。
13）重建算法：软组织算法。
14）窗宽、窗位：窗宽 200~300HU，窗位 35~40HU。

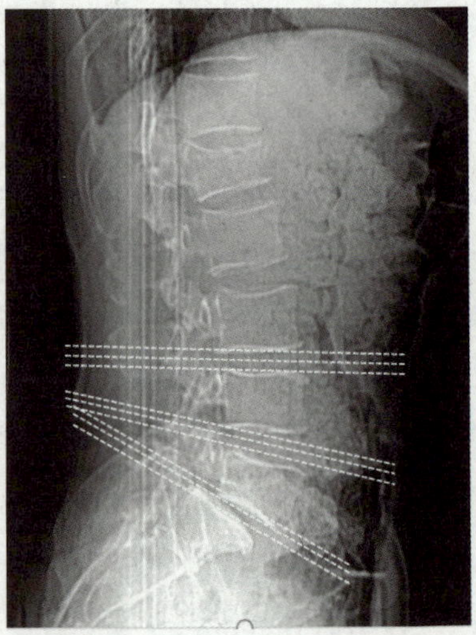
图 4-6-5　腰椎间盘非螺旋 CT 扫描定位像

2. 增强扫描

（1）对比剂选择：常选用碘海醇、碘普罗胺等非离子型碘对比剂。在使用对比剂前，需要了解受检者的过敏史和肾功能情况，以确保安全。对于肾功能不全的受检者，应谨慎使用对比剂，并根据肾功能情况调整对比剂的剂量。

（2）对比剂浓度及用量：对比剂浓度为 300~370mg/ml。对比剂用量为 60~80ml，具体取决于受检者的体重和扫描范围，可按成人 2.0ml/kg，婴幼儿不超过 1.5ml/kg 使用。

（3）注射方式及流率：注射方式常采用静脉团注，注射速率 2.0~3.0ml/s。

（4）延迟时间：脊柱 CT 增强扫描延迟时间的设置应根据扫描部位和病变特点进行调整，通常为 30~60 秒，但对于怀疑脊柱肿瘤的患者，应适当延长延迟时间，以观察病变的强化特点和范围。

（三）脊柱 CT 扫描注意事项

1. 放射线的防护　CT 机及机房本身结构需达到防护标准，以减少候检者、工作人员和与 CT 机房相邻房间人员的 X 线辐射剂量。检查时要根据受检者情况正确、合理地设置参数，避免不必要的曝光。对受检者的非受检部位及必须留在扫描室内的陪同人员应采取防护措施。同时，受检者应避免在短时间内多次进行相同的 CT 检查，以减少不必要的辐射暴露。如果确实需要进行多次检查，应在医生指导下进行，并采取额外的防护措施。对育龄妇女及婴幼儿更应严格掌握适应证，非特殊需要，孕妇禁忌 CT 检查。儿童在进行检查时，应有家长或陪护人员陪同，并确保其配合检查。

2. 碘对比剂不良反应的预防及处理　增强扫描使用碘对比剂的剂量较大，注射速度快，有引起不良反应甚至变态反应的可能，CT 室应常备必需的急救药品、器械，以备抢救之用。注意药品的有效期，定时添补、更新。过敏体质的受检者更应谨慎，检查过程中要严密观察，一旦出现不良反应必须及时处理、抢救，否则可能危及生命。为避免迟发型变态反应的发生，检查后应让受检者留在 CT 室内观察 30 分钟后再离开，观察期间应保留静脉通路。

3. 危重症受检者的处理　病情危重或过多搬动有生命危险的受检者，临床应先控制病情，可待病情较为稳定后再做 CT 检查。搬动和检查重症受检者时应迅速、轻柔，检查以满足诊断需要为标准，不宜苛求图像标准而延误抢救时间。

四、图像处理与后处理、排版与打印

（一）图像处理与后处理

1. 窗口技术　脊柱 CT 图像的显示有骨窗和软组织窗。骨窗的窗宽 1200～2000HU，窗位 400～600HU，主要用于观察脊柱的骨质结构，如椎体、椎弓根、椎板、关节突等，可以清晰地显示骨质的形态、密度、骨小梁结构，以及有无骨折、骨质破坏、骨质增生等病变。软组织窗的窗宽 300～400HU，窗位 40～50HU，主要用于观察脊柱周围的软组织，如椎间盘、脊髓、神经根、韧带、肌肉等，可以显示软组织的形态、密度、边界，以及有无肿胀、出血、坏死等病变。椎间盘的显示也采用软组织窗，窗宽 200～300HU，窗位 35～40HU，专门用于观察椎间盘的结构和病变，可以清晰地显示椎间盘的形态、密度、信号强度，以及有无突出、膨出、脱出等病变。

2. 图像重组

（1）多平面重组：从原始的轴位（横断面）图像中提取信息，重建出冠状面、矢状面或其他角度的斜面图像。广泛应用于脊柱侧弯、椎间盘突出、椎管狭窄等疾病的评估，提供多角度视图（图 4-6-6，彩图 12）。

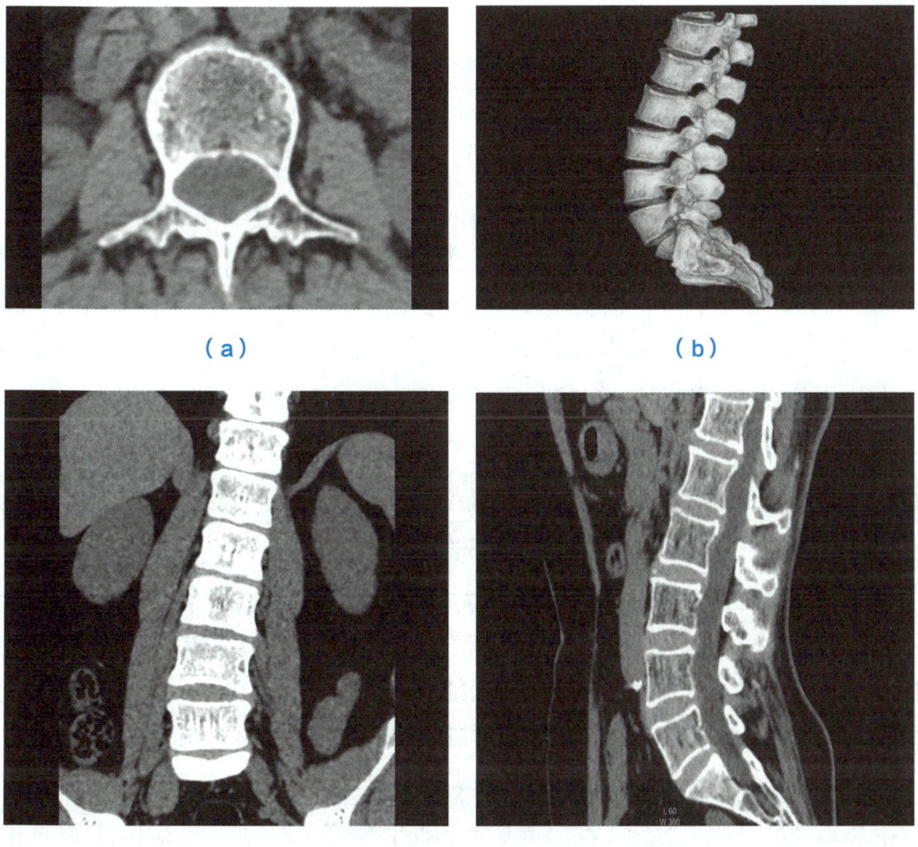

图 4-6-6　脊柱 CT 扫描多平面重组

（a）横断位；（b）容积再现；（c）冠状面；（d）矢状位

（2）最大密度投影：沿一定方向将所有像素点的最大值投影到一个平面上，形成最终的图像。

用于显示高密度结构，如骨骼、钙化灶等，常用于血管成像和骨刺检测。

（3）最小密度投影：与最大密度投影相反，沿一定方向将所有像素点的最小值投影到一个平面上。用于显示低密度结构，如椎间盘或气体。

（4）表面阴影显示：根据物体表面的轮廓信息，使用阴影和色彩来模拟真实的三维外观。表面阴影显示技术可以立体地显示脊柱的形态和病变情况，特别是在评估脊柱骨折、肿瘤等病变时，能够提供更为直观和准确的图像信息。

（5）容积再现：容积再现技术是一种三维成像技术，它利用 CT 扫描数据，通过计算每个体素的透光性和颜色，生产一个具有真实感的三维图像。容积再现可以清晰地显示出脊柱复杂的三维结构和病变情况，对于术前评估和手术方案的选择具有重要的指导价值。

（6）仿真内窥镜技术：仿真内窥镜技术是一种模拟内窥镜检查的技术，它利用 CT 扫描数据，通过计算重建出类似内窥镜视角的图像。这种技术可以用于评估椎管内病变、脊髓受压等，为医生提供一种非侵入性的检查手段。

3. 测量与标注 测量和标注是图像后处理的重要环节，包括 CT 值、距离、病变大小的测量与标注等。在脊柱 CT 检查中可以测量椎管前后径（正常 15~25mm）和横径（20~30mm）、椎体及椎间隙高度、脊柱的侧弯程度等，并进行相关标注，为临床的诊断与治疗提供切实的影像学依据。

（二）图像排版与打印

1. 椎体扫描常选用骨窗图像，椎间盘扫描常选用软组织窗图像。
2. 调节合适的窗宽、窗位，筛选去除模糊、伪影等不良图像。
3. 对图像进行裁剪、缩放、旋转等操作。
4. 除常规打印横断面图像外，根据需要打印冠状面、矢状面、容积再现等其他重组图像。
5. 在排版界面合理设计图像布局，根据图像总数计算窗格（行×列），先将定位像输入打印窗格，然后按照人体的解剖顺序从上到下，依次输入常规平扫图像、增强图像、后处理图像，调整图像位于窗格中间位置。
6. 将排版好的图像发送至打印机进行图像胶片打印。

▶知识拓展

移行脊椎

移行脊椎是脊柱先天性发育异常，指各段脊柱交界处互有移行现象并出现了形态和结构上的变异，使得相邻节段的椎体、椎弓根、关节突等结构具有过渡性的特征。整个脊椎骨的总数不变，而各段脊椎骨的数目互有增减，称之为“过渡脊椎”或“移行椎”。

移行脊椎发生率为 16% ~20%，多发生于腰骶段，通常表现为腰椎骶化或骶椎腰化。

1. 腰椎骶化　第 5 腰椎的形态和结构发生改变，与骶骨相融合或部分融合，外观上更接近骶椎。影像学显示腰椎只有 4 个，而骶椎有 6 个。腰椎骶化有时可伴有第 12 胸椎腰化，失去肋骨或第 5 骶椎与第 1 尾椎相融合。

2. 骶椎腰化　骶椎腰化是第 1 骶椎向颅侧脊椎同化的结果，导致第 1 骶椎的形态和结构类似腰椎，与其他骶椎之间的连接相对独立（图 4-6-7，彩图 13）。

移行脊椎一般没有症状，大多数为偶然发现。但这种畸形可影响脊柱的稳定，多会在负重及运动不平衡时引起腰痛。此外，由于此假关节发育不完全，对外力抵抗力低，小的损伤即可使其劳损而发生损伤性关节炎。

移行脊椎在 CT 和 MRI 断层影像上判断较为困难，确诊与分型主要依据 X 线平片，但脊柱 CT 三维重建及多平面重组也可直观观察此种畸形结构。

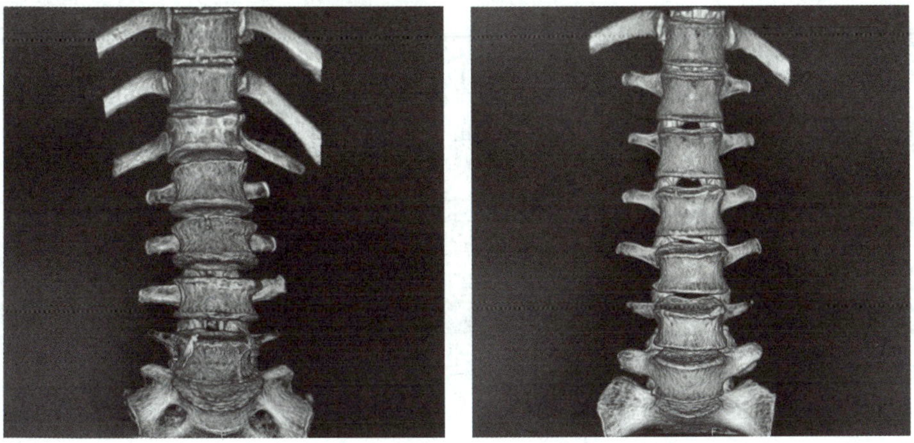

（a）　（b）

图 4-6-7　骶椎腰化及腰椎骶化容积再现

(a)腰椎骶化;(b)骶椎腰化

第七节　四肢骨关节及软组织 CT 检查技术

案例导入

【案例】

患者，女性，60 岁。在雪地滑倒，右侧上肢着地，现右肩疼痛剧烈，肩关节活动受限。既往体健，肩关节 X 线检查无法准确判断肩关节是否有骨折，现临床申请右肩关节 CT 扫描及三维重建进一步检查。

【问题】

1. 该患者首选哪种 CT 检查？后处理应该采取哪些方式？
2. 检查过程中有哪些注意事项？
3. 扫描参数及重建方式如何设置？

一、适应证与禁忌证

（一）适应证

1. 骨折及关节脱位 CT 扫描可以显示骨折碎片及移位情况，同时还能显示出血、血肿、异物，以及相邻组织的有关情况，CT 的三维重建可以多方位显示骨折情况。

2. 退行性关节病 CT 扫描可以观察退变关节的骨质及关节间隙，三维重建可以多方位显示关节形态。

3. 骨肿瘤 常规平扫及增强扫描可观察和显示肿瘤病变的部位、形态、大小、范围及血供等情况，有助于对肿瘤进行定性诊断。

4. 各种软组织疾病 CT 扫描可以确定软组织病变部位、大小、形态及与周围组织结构的关系。

5. 痛风结石 CT 扫描可以确定痛风的发生，还可以观察痛风的位置、大小、成分及与周围解剖结构的关系。

6. 其他病变 如骨髓炎、骨结核、骨缺血坏死等，CT 扫描可显示骨皮质和骨髓质的形态与密度的改变，同时可观察病变与周围组织的关系。

（二）禁忌证

CT 检查没有绝对禁忌证。但以下情况应慎做 CT 检查。

1. 有严重的心、肝、肾衰竭的受检者不宜进行 CT 增强扫描。

2. 对碘对比剂有禁忌的受检者不宜进行 CT 增强扫描。

3. 有急性出血性病变的受检者不宜进行 CT 增强或血管造影检查。

4. 妊娠妇女慎行 CT 检查。

二、检查前准备

（一）受检者准备

1. CT 检查前，受检者需携带相关的检查资料，如既往的影像学资料，近期的化验资料。

2. 去除受检者检查部位的金属异物，如带金属的衣服，金属饰物，以防止伪影产生。

3. 不合作的受检者，如婴幼儿、昏迷的受检者，应事先给予镇静药。

4. 增强扫描前需要受检者或家属签署碘对比剂应用知情同意书，并向受检者讲解注入对比剂后可能出现的一些不良反应，如发热、恶心等，减少受检者紧张情绪，使之能够更好地配合检查。增强扫描前应充分水化，并提前建立静脉通道。

（二）技师准备

1. 认真阅读 CT 检查申请单，核对信息，明确检查部位，了解检查目的和要求。

2. 告知受检者在扫描中体位须保持不变；对于不配合的受检者或婴幼儿，可以采用外固定或药物镇静。

3. 向受检者说明检查床移动和扫描间噪声属正常情况，并告知扫描所需时间，以消除受检者紧张心理。

4. 对眼球、甲状腺、性腺等 X 线敏感部位进行辐射防护。扫描过程需要陪同人员时，同时应注意陪同人员的防护。

5. CT 室需配备常规急救器械和药品。增强扫描结束后，受检者留院观察 30 分钟。

6. 危重受检者需临床相关科室的医生陪同检查，对病情的变化进行实时监护和处理。

三、扫描方法

（一）常规平扫

1. 肩关节与肘关节

（1）扫描体位：受检者仰卧于检查床上，双上臂自然平伸置于身体两侧，双手掌心向上，扫描时一般扫描单侧，身体向对侧偏移，尽量使被检侧肢体靠近检查床面正中，注意对受检者敏感腺体进行防护。

（2）扫描方式与重建参数如下。

1）扫描方式：螺旋扫描、容积扫描。

2）扫描范围：具体如下。①肩关节：肩峰上缘至肩胛骨下缘。②肘关节：肱骨远端至尺桡骨近端。

3）呼吸方式：屏气扫描。

4）定位像：正侧位。

5）管电流：200～250mA。

6）管电压：100～120kV。

7）采集矩阵：512×512。

8）显示矩阵：512×512。

9）显示野：200～250mm。

10）采集层厚：0. 50～1. 25mm。

11）重建层厚：2. 5～5. 0mm。

12）重建间距：2. 5～5. 0mm。

13）重建算法：标准算法、骨算法。

14）窗宽、窗位：具体如下。①软组织窗：窗宽 350～450HU，窗位 25～45HU。②骨窗：窗宽 1500～2500HU，窗位 350～700HU。

2. 腕关节及手关节

（1）扫描体位：受检者俯卧于检查床上，头先进，前臂向头侧伸直，手指并拢，掌心朝下并紧贴检查床面，注意对受检者敏感腺体进行防护。

（2）扫描方式与重建参数如下。

1）扫描方式：螺旋扫描。

2）扫描范围：具体如下。①腕关节：尺桡骨远端至掌骨体。②手关节：桡骨茎突至中指远节指骨。

3）呼吸方式：平静呼吸。

4）定位像：正侧位。

5）管电流：80~100mA。

6）管电压：100~120kV。

7）采集矩阵：512×512。

8）显示矩阵：512×512。

9）显示野：200~250mm。

10）采集层厚：0.50~1.25mm。

11）重建层厚：2.5~5.0mm。

12）重建间距：2.5~5.0mm。

13）重建算法：标准算法、骨算法。

14）窗宽、窗位：具体如下。①软组织窗：窗宽 350~450HU，窗位 25~45HU。②骨窗：窗宽 1500~2500HU，窗位 350~700HU。

3. 骶髂关节及髋关节

（1）扫描体位：受检者仰卧于检查床上，双手抱头，头先进，足跟分开，足尖向内侧旋转并拢，对受检者敏感腺体进行防护。

（2）扫描方式与重建参数如下。

1）扫描方式：螺旋扫描。

2）扫描范围：具体如下。①骶髂关节：骶髂关节上缘 1cm 至骶髂关节下缘 1cm。②髋关节：髋臼上 2cm 至小转子平面。

3）呼吸方式：平静呼吸。

4）定位像：正侧位。

5）管电流：200~250mA。

6）管电压：120kV。

7）采集矩阵：512×512。

8）显示矩阵：512×512。

9）显示野：200~250mm。

10）采集层厚：0.50~1.25mm。

11）重建层厚：2.5~5.0mm。

12）重建间距：2.5~5.0mm。

13）重建算法：标准算法、骨算法。

14）窗宽、窗位：具体如下。①软组织窗：窗宽 350~450HU，窗位 25~45HU。②骨窗：窗宽 1500~2500HU，窗位 350~700HU。

4. 膝关节及踝关节

（1）扫描体位：受检者仰卧于检查床上，双手抱头，足先进，双下肢伸直，足尖向上，被检侧肢体置于床面中线处，注意对受检者敏感腺体进行防护。

（2）扫描方式与重建参数如下。

1）扫描方式：螺旋扫描。

2）扫描范围：具体如下。①膝关节：髌骨上 5cm 至胫骨平台下 5cm（图 4-7-1）。②踝关节：胫腓骨远端至跖骨中段。

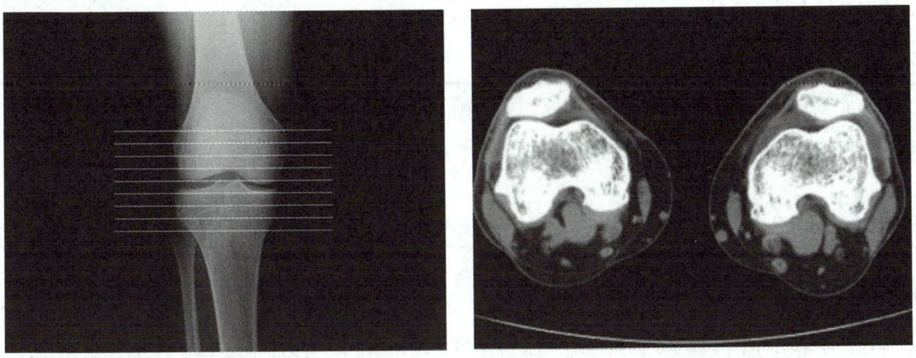

（a）　　（b）

图 4-7-1　膝关节 CT 扫描

（a）膝关节定位片；（b）膝关节横断位扫描图像

3）呼吸方式：平静呼吸。

4）定位像：正侧位。

5）管电流：100～150mA。

6）管电压：120kV。

7）采集矩阵：512×512。

8）显示矩阵：512×512。

9）显示野：200～250mm。

10）采集层厚：0. 50～1. 25mm。

11）重建层厚：2. 5～5. 0mm。

12）重建间距：2. 5～5. 0mm。

13）重建算法：标准算法、骨算法。

14）窗宽、窗位：具体如下。①软组织窗：窗宽 350～450HU，窗位 25～45HU。②骨窗：窗宽 1500～2500HU，窗位 350～700HU。

5. 肢体

（1）扫描体位：上肢通常选择头先进，下肢通常选择足先进。注意对受检者敏感腺体进行防护。

（2）扫描方式与重建参数如下。

1）扫描方式：螺旋扫描。

2）扫描范围：包括全部病变。

3）呼吸方式：平静呼吸。

4）定位像：正侧位。

5）管电流：100～250mA

6）管电压：120kV。

7）采集矩阵：512×512。

8）显示矩阵：512×512。

9）显示野：200~250mm。

10）采集层厚：0.50~1.25mm。

11）重建层厚：2.5~5.0mm。

12）重建间距：2.5~5.0mm。

13）重建算法：标准算法、骨算法。

14）窗宽、窗位：具体如下。①软组织窗：窗宽 350~450HU，窗位 25~45HU。②骨窗：窗宽 1500~2500HU，窗位 350~700HU。

（二）增强扫描

1. 扫描体位 上肢通常选择头先进，下肢通常选择足先进。一般取受检者舒适且能充分暴露目标关节的体位，如仰卧或俯卧，使被检侧肢体摆放稳定并保持关节处于标准解剖位或功能位，以便清晰成像。

2. 技术参数 常规用静脉内团注法，对比剂总量为 80~100ml，流速 2.0~4.0ml/s，动脉期扫描延迟时间为 25~35 秒，实质期扫描延迟时间为 60~70 秒。

（三）注意事项

1. 准确地定位不仅可减少不必要的扫描，同时也使受检者少受不必要的辐射剂量。较小的病灶应在体表放置定位标记。体位、进床方向须在扫描过程中准确选择；因为 CT 图像的左右标注是根据仰卧或俯卧、头先进或足先进由计算机程序进行自动标注的，所以体位及进床方向的正确标注是非常重要的。

2. 保证受检者安全，尤其是外伤的受检者，在搬动受检者及扫描床移动时注意观察其反应，避免二次伤害。

3. 骨关节扫描一定要包括全部病变，尤其是对骨折及骨肿瘤的受检者。

4. 四肢的平扫一般须做双侧同时扫描以供诊断对照。为尽量降低受检者受照剂量，平扫基础上的增强扫描、三维重组可不进行双侧对照扫描。

5. 一般需要重建骨算法及标准算法，骨算法可以观察骨皮质、骨松质是否骨折，标准算法图像可以观察关节周围软组织及肌肉。

6. 对非检查部位进行适当的防护以减少受检者的辐射剂量。

7. 为避免迟发型变态反应的发生，检查后应让受检者留在 CT 室内观察 30 分钟后再离开，观察期间应保留静脉通路。

四、图像处理与后处理、排版与打印

（一）图像处理与后处理

1. 窗口技术 四肢骨关节及软组织的窗宽、窗位应包括骨窗和软组织窗，根据扫描部位的不同和病变的情况选择合适的窗宽、窗位。①软组织窗：窗宽 350~ 450HU，窗位 25~ 45HU。②骨窗：窗宽 1500~ 2500HU，窗位 350~ 700HU。

2. 图像处理与后处理　包括测量图像径线与角度、标注、测量 CT 值、窗口技术、重组技术等。四肢骨关节的 CT 平扫或增强扫描通常需要进行 MPR、CPR、MIP 及 VRT（图 4-7-2）［图 4-7-2（b），彩图 14］等重组处理，VRT 适用于多数为外伤或肿瘤受检者，有利于显示病变的全貌，如骨质破坏的情况，骨折对位对线的情况等（图 4-7-3，彩图 15）（图 4-7-4，彩图 16）。MPR 二维成像（图 4-7-5，图 4-7-6）能显示病变与周围组织的关系，CPR 还能较好地显示骶髂关节冠状面等。

各四肢骨关节三维重建应在薄层原始图像上将图像三轴位调整至人体解剖标准位置，再根据病变需求进行三维重建。

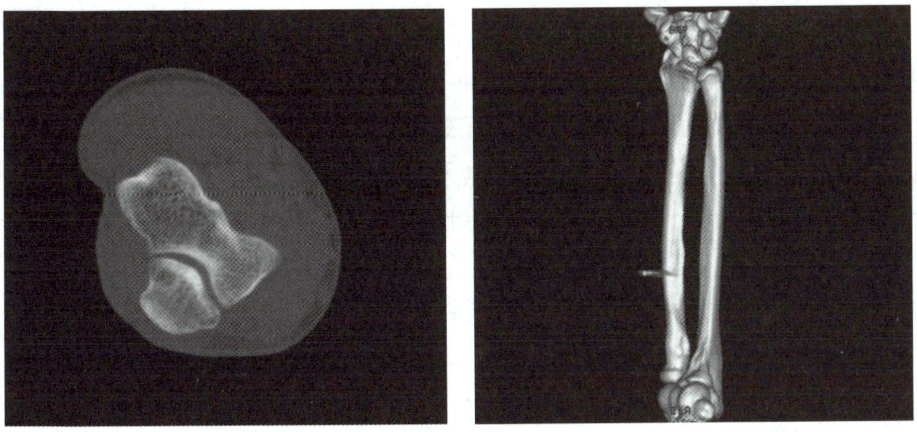

（a）　　　　（b）

图 4-7-2　三维重组

（a）尺桡骨横断位，CT 直接扫描所得；（b）尺桡骨 VRT，显示立体效果更好

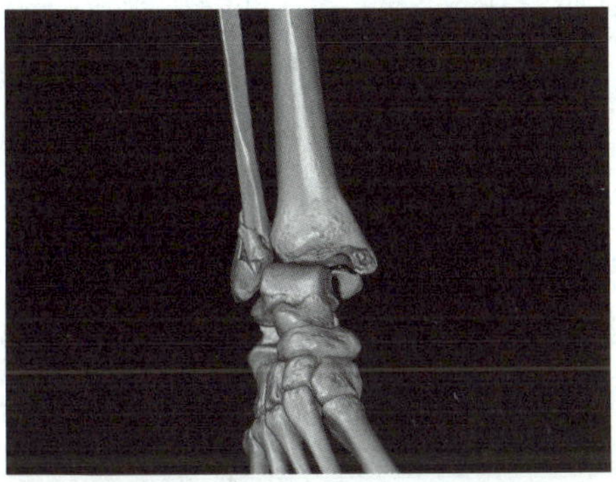

图 4-7-3　踝关节三维重组图

注：右侧胫腓骨远端多发骨折。

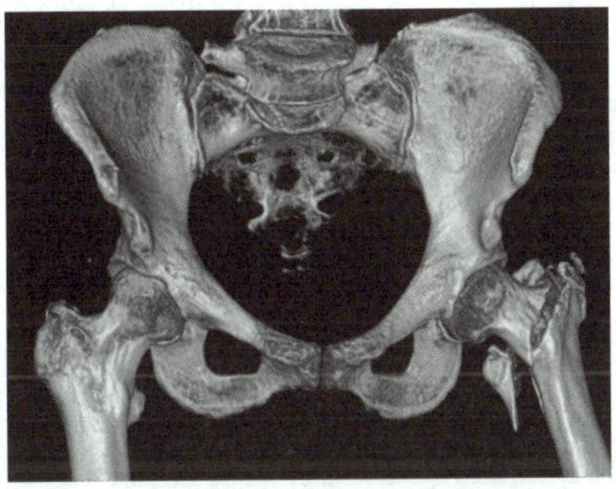

图 4-7-4　髋关节三维重组图

注：左股骨转子间粉碎性骨折，累及股骨颈。

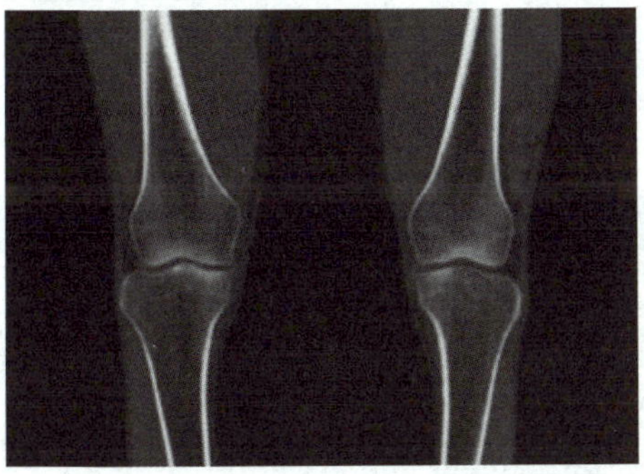

图 4-7-5　膝关节多平面重组矢状位

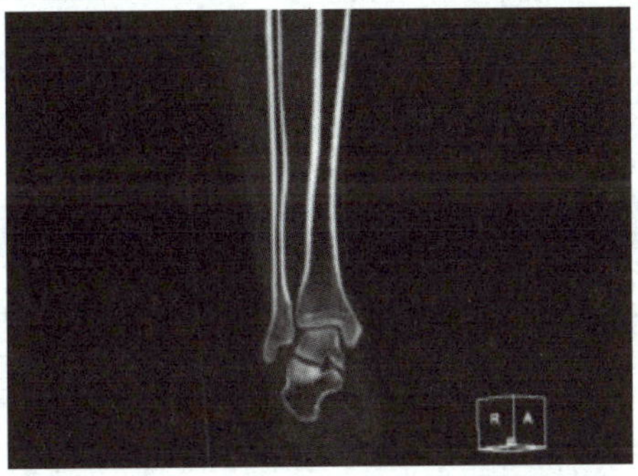

图 4-7-6　胫腓骨多平面重组冠状位

（二）图像排版与打印

图像排版打印时需有定位线的定位图像一幅。通过调节窗宽、窗位，适当放大或者缩小图像，使图像位于打印窗格的中央位置，根据图像总数计算窗格的行、列数量。先将定位像输入打印窗格，然后依次输入常规平扫图像、增强图像、后处理图像。外伤病史的受检者应将窗宽、窗位调为骨窗再依次排版打印。必要时需测量病灶层面的 CT 值或病变大小，以及测量病灶层面增强前后 CT 值的变化。常规平扫和增强扫描测量 CT 值时，原则上应选择在同一层面上测量，以便分析和对照。

▶知识拓展

双源双能量 CT 在痛风检查中的优势

痛风是一种代谢性疾病，主要与体内尿酸水平的升高密切相关，病变涉及全身多个组织和器官。好发于四肢关节处，如足跖/趾关节、大拇趾、手指关节等。常伴有发热、发红、肿胀，以及剧烈疼痛。

《2016 中国痛风诊疗指南》中明确提出，可以使用双源双能量 CT 检测痛风。双源双能量 CT 能特异性识别尿酸盐结晶，可作为痛风影像学筛查手段之一，尤其是双源双能量 CT 表现有尿酸盐结晶时，可有效辅助诊断痛风。双源双能量 CT 成像是一种可以对物质成分进行分析的影像检查手段，应用两套发生装置在不同能量下同时同层面进行扫描、采集双能量数据，通过数学计算方法获得双能量图像。由于不同组织其成分性质不同，对射线的吸收与衰减程度也不同，从而可以鉴别物质成分，进行物质分离。通过彩色编码技术显示痛风石的部位、大小分布，可以很直观地观察到痛风结节的存在。与常规检查方法相比，其准确性和特异性都大大提高。对于那些临床表现不典型或者处于早期阶段的痛风患者来说，双源双能量 CT 更是能发挥关键作用，它可以及时地帮助临床医生更好地了解病情，制订更合适的治疗方案，提高了对痛风这类疾病诊断的精准性和可靠性。

综上所述，双源双能量 CT 痛风分析具有快速多关节成像，无创、定量、可重复性高的特点，且具有很高的灵敏度，不仅可以诊断痛风，也可以对痛风后期的治疗进行评估和监测，给临床提供了治疗方向和参考依据，达到了良好的治疗效果，且相对于常规 CT 检查来说，也没有增加受检者的辐射量。

第八节　心脏与血管 CT 检查技术

案例导入

【案例】

患者，男性，52 岁。因劳累或精神紧张时出现胸骨后闷痛，持续 3~5 分钟，休息或服用消心痛类药物后能缓解，且伴有体力活动时胸闷、心悸、气短的症状，前来医院就诊。经心电图、运动试验等无创检查未能明确诊断或排除冠心病，因此医生建议进行冠脉 CTA 检查以进一步评估病情。

【问题】

1. 该患者在冠脉 CTA 检查前有哪些事项需要注意？
2. 该患者冠脉 CTA 检查能排除冠状动脉的哪些疾病？

一、适应证与禁忌证

（一）适应证

1. 评估无症状中等风险人群的冠心病风险。
2. 辅助筛查冠心病的早期风险评估。
3. 评估冠心病的疾病进展，辅助临床调整治疗方案。
4. 更好地评估吸烟或者糖尿病患者心血管疾病风险。
5. 无症状的高危风险人群（尤其是可能存在非钙化斑块的受检者）、行冠状动脉计算机体层摄影（coronary computed tomography angiography，CCTA）进行冠心病筛查的受检者。
6. 出现稳定的典型/非典型胸痛或心绞痛类似症状的受检者，受检者不能接受负荷类型检查。
7. 当心电图或心肌酶谱异常，临床疑诊冠心病，患者不愿意或不适宜做有创冠状动脉造影（invasive coronary angiography，ICA）检查者，可行 CCTA 筛查。
8. 对于已知冠心病或存在冠状动脉粥样硬化斑块患者进行药物治疗后，可行 CCTA 检查随访观察斑块进展情况。
9. 经皮冠状动脉介入治疗或搭桥前行 CCTA 检查有助于选择合适的血运重建方案；非冠状动脉心脏手术前行 CCTA 筛查冠心病，有助于降低围手术期心血管事件的发生。
10. 冠状动脉支架术后（直径≥3mm）、搭桥及心脏移植术后随访。
11. 明确是否存在冠状动脉先天变异（包括起源、走行、终止异常等）或者获得性冠状动脉异常（如川崎病等）。
12. 对不适合行心脏磁共振成像检查者，可行 CCTA 检查。
13. 先天性心脏病患者对心内结构的显示。

（二）禁忌证

1. 严重的碘对比剂过敏史。
2. 甲状腺功能亢进未治愈者或进展中患者，需经内分泌科医生评估。
3. 经评估肾小球滤过率$<30ml \cdot min^{-1} \cdot 1.73m^{-2}$的肾功能不全者。
4. 临床生命体征不稳定，无法平卧者；严重心力衰竭者。
5. 妊娠、怀疑妊娠者以及备孕者。
6. 不能配合扫描者。

二、检查前准备

（一）受检者准备

1. 检查前受检者去除外衣、紧身内衣、检查部位的金属异物，禁食 4 小时，签署知情同意书（嘱受检者检查前 48 小时停用二甲双胍、非甾体抗炎药，检查前 12 小时禁止服用咖啡类饮料，禁酒），配合护理人员建立静脉通道，尽量选择右侧上肢静脉肘静脉扎取留置针（正常受检者可选 18~20G 留置针、血管一般受检者选 22G 留置针、小儿选 24G 留置针）。并告知受检者注射碘对比剂过程中身体的一过性不适感（发热、恶心、穿刺点局部发热），以及可能发生的变态反应，了解出现变态反应时的处理流程，配合医生及护士签署知情同意书，充分和受检者进行沟通，使受检者了解检查中需要配合的注意事项并缓解受检者紧张情绪。

2. 64 排 CT，应控制心率在 75 次/分；后 64 排 CT 需要控制心率小于 90 次/分，如心率过快可依据临床医嘱在无禁忌证（禁忌证：房室传导阻滞、哮喘、低血压）的情况下通过给予 β-受体阻滞剂降低心率，达到设备检查要求。对于高端及超高端宽体 CT 无须控制心率。无硝酸甘油禁忌证受检者可在检查前 1~2 分钟舌下含服硝酸甘油以扩张冠状动脉。

（二）技师准备

1. 嘱咐受检者双臂上举至头颅两侧，保持伸展舒适状态，根据设备要求正确连接导线放置电极。可用消毒棉签擦拭电极片和受检者连接处增加心电信号连接的准确性。电极放置位置美国标准如下。

a 白色导联：右锁骨中线，锁骨下。

b 黑色导联：左锁骨中线，锁骨下。

c 红色导联：左锁骨中线，第 6 或第 7 肋间。

d 绿色导联：右锁骨中线，第 6 或第 7 肋间。

电极放置位置欧洲标准如下。

a 红色导联：右锁骨中线，锁骨下。

b 黄色导联：左锁骨中线，锁骨下。

c 绿色导联：左锁骨中线，第 6 或第 7 肋间。

d 黑色导联：右锁骨中线，第 6 或第 7 肋间。

2. 对受检者进行呼吸训练，要求吸气后屏气 10 秒，并嘱咐吸气幅度尽量一致。听力障碍的受检者，应留家属穿铅衣防护并对受检者进行憋气提醒或捏住鼻腔。心率低于 75 次/分，宽体 CT、大螺距扫描设备可不需受检者憋气配合。仔细观察受检者吸气后屏气时心率变化幅度，并根据心率变化对扫描参数进行手动调整。对扫描部位以外敏感器官进行遮盖及防护。

3. 询问受检者身高体重，选择个性化的扫描参数及个性化的碘对比剂注射方案。

4. 提前准备好高压注射器，通过预注射确保碘对比剂的顺利注射，预热扫描设备并做好检查，保证冠脉增强扫描的顺利进行，掌握心脏血管相关解剖及心血管疾病的影像表现，以便对所扫图像进行初步的质量控制判断。

5. 仔细阅读申请单，明确检查目的（常规冠状动脉检查、四腔心检查、冠脉搭桥术后复查、支架术后复查），确保扫描序列参数正确、扫描范围正确。

6. 心率变化不同的受检者应选择合适的冠状动脉扫描序列（前瞻性、回顾性、大螺距扫描、宽体容积扫描）。

7. 嘱咐受检者扫描结束后留观 30 分钟，无不适方可离开。

三、扫描方法

1. 心电门控钙化积分扫描 由于扫描参数的不同会导致钙化积分结果不同，应使用各厂家推荐的钙化积分序列进行扫描。冠状动脉支架植入术和搭桥术后患者不推荐行冠状动脉钙化扫描。

（1）扫描体位：患者仰卧，头先进，双臂上举抱头，身体置于检查床正中，侧面定位像定位于腋前线。

（2）定位像：正侧位定位像。

（3）扫描范围：气管分叉下 1cm 至心脏膈面下 1cm，包括整个心脏及冠脉，左右各达心缘两侧 1~2cm，如图 4-8-1（搭桥术后受检者扫描范围为胸廓开口至心脏膈面下 1cm），扫描方向头足方向。

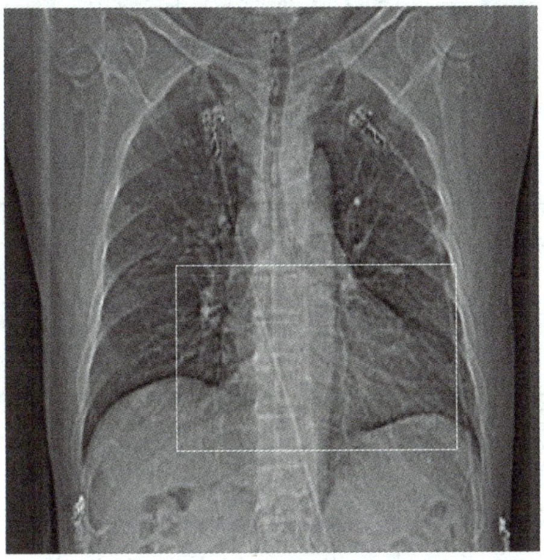

图 4-8-1 钙化积分扫描定位像及范围

（4）扫描参数：管电压 120kVp，自动调制管电流。层厚≤2. 5mm，层间距 2. 5mm，视野 25cm×25cm，采集矩阵 512×512。

（5）钙化积分扫描用于冠状动脉内钙化积分的识别和定量测量，可使用前瞻性门控序列扫描或回顾性门控螺旋扫描及容积扫描。

2. 冠状动脉增强扫描 根据应用心电门控方式的不同，冠状动脉 CT 扫描模式主要分为前瞻性和回顾性心电门控扫描，根据患者心率和屏气情况选择合适的冠状动脉增强扫描序列，根据心率变化采集心动周期的不同时相。

对于屏气条件下心率齐且稳定患者推荐采用前瞻性心电门控轴扫序列，前瞻性序列可以识别偶发的期前收缩，并跳过异常起搏点进行数据采集，该序列受呼吸干扰影响较大，对比剂用量有所增加。

不能配合憋气患者可采用大螺距 FLASH 扫描，该序列射线剂量较低，受呼吸运动伪影较小，但是无法进行心电信号的编辑。

回顾性心电门控螺旋扫描是心脏容积数据通过螺旋扫描进行采集，采集完成后根据心脏不同时相进行重建，应用范围较广，可以进行心电信号的回顾性编辑，扫描可以分析心肌灌注信息，但是受检者辐射剂量较大，检查过程中呼吸干扰伪影明显，因而检查前的呼吸训练显得尤为重要，在回顾性扫描中螺距和心律、心率的适配也是保证检查成功的前提，检查前呼吸训练应仔细观察患者吸气后屏气心率的变化幅度，可以手动选择正确的心率变化范围。

（1）扫描体位：同上钙化积分。

（2）定位像：同上钙化积分。

（3）扫描范围：常规冠状动脉增强扫描范围依据钙化积分可适当调整。冠脉旁路移植术后复查静脉桥，范围从主动脉至心脏膈面。冠状动脉旁路移植术后复查动脉桥，范围从锁骨至心底，包括整个胸骨、心脏及大血管，如最终扫描范围较广建议足到头方向扫描，如图 4-8-2 所示。

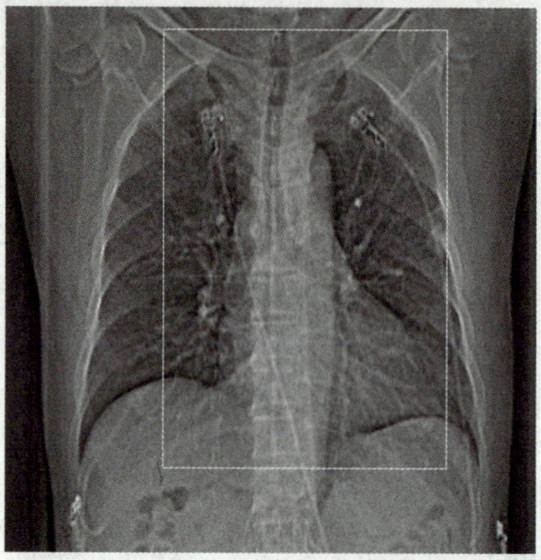

图 4-8-2　搭桥患者扫描定位像及范围

（4）扫描参数：患者体重≤90kg 时，管电压一般控制在 100~120kVp，如设备具备迭代重建功能，推荐使用 100kVp。患者体重≤60kg 时，推荐具备相应条件的 CT 设备选用 70kVp 或 80kVp 管电压进行扫描。管电流根部序列预设噪声指数值，采用自动管电流调制技术。层厚 0. 50~0. 75mm，重建间隔 0. 50~0. 75mm。在保证图像质量的前提下，推荐使用前瞻性心电门控扫描、使用低管电压、迭代重建技术。

（5）重建算法：常规冠状动脉扫描采用平滑软组织算法，支架术后或钙化严重患者采用锐利算法或支架模式。

（6）旋转时间：0. 25~0. 35 秒/转。螺距 0. 16~0. 35。

（7）对比剂注射：通过高压注射器注射非离子型碘对比剂 300~400mgI/ml。根据心率及体重指数选择不同的注射方案。对于 BMI>25kg/m^2，心率大于 80 次/分患者可适当增加对比剂剂量。婴幼儿用量为 1. 5~2. 0ml/kg，速率为体重×0. 1ml/s。

1）双期相注射法：Ⅰ期注射对比剂 45~75ml，Ⅱ期注射生理盐水 30ml，注射速率均为 4~5ml/s。

2）三期相注射法：Ⅰ期注射对比剂 40~70ml，Ⅱ期注射对比剂+生理盐水混合液（3：7）30ml，注射速率均为 4~5ml/s，Ⅲ期注射生理盐水 30ml。三期相注射法有利于右心系统系统的显示。

采用团注追踪阈值法进行触发扫描，宽体容积扫描将兴趣去置于四腔心胸主动脉层面，如图 4-8-3。螺旋扫描将兴趣去置于气管分叉处升主动脉层面，如图 4-8-4。当阈值分别达到 300HU 和 100HU 可自动或手动触发扫描。

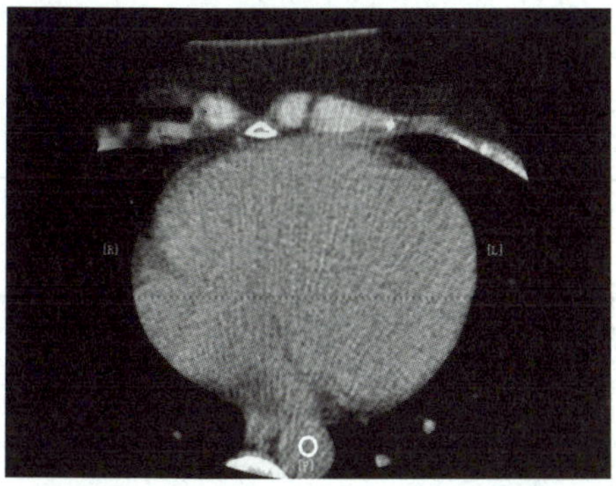

图 4-8-3　容积扫描兴趣区放置

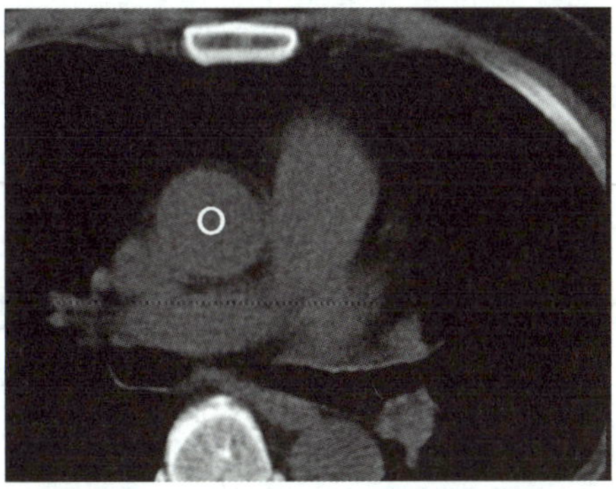

图 4-8-4　螺旋扫描兴趣区放置

延时时间的经验值为 20~25 秒。推荐应用小剂量预试验法测定对比剂到达靶血管的时间，碘对比剂总量 20ml，生理盐水 20ml，注射速率同正式扫描，监测点为主动脉根部层面，此处的峰值时间加上 4~8 秒延迟即为冠状动脉延迟扫描时间，由于过程烦琐，对比剂用量增加，患者接受辐射剂量也相对增加，一般不推荐此方法。

（8）采集期相的选择：一般来说，在心脏舒张的中晚期心脏的运动最慢，因此冠状动脉的采集应该在这一很短时间内进行，但是在心率较快时，舒张期缩短较收缩期明显，此时收缩末期心脏运动最小，因此不同心率采集心动周期不同位置。各设备会根据心率变化自动对冠脉心动周期进行不同期相的选择。心率<75 次/分，采集心动周期 70%~80%，75 次/分<心率<100 次/分，采集心动周期 30%~55%。心律不齐采集心动周期 30%~70%。对于宽体 CT 心率<75 次/分，采集一个心动周期；75 次/分<心率，采集两个心动周期；100 次/分<心率，采集三个心动周期。

（9）对于小儿四腔心扫描可选择兴趣区 ROI 置于四腔心层面扫描范围之外进行手动触发，待观察到四腔心均有碘对比剂充盈可手动触发扫描。

（10）当考虑存在心肌梗死或损伤时，CCTA 检查完成后可根据需要延迟 5 分钟观察心肌延迟强化；对存在左心耳血栓形的患者，可在冠状动脉扫描结束后 30s 进行延迟扫描，观察可疑左心耳血栓病变处 CT 值的变化，最长可延迟 6 分钟观察左心房情况，区分血栓和血流淤滞。

（11）心电编辑：不同患者扫描过程由于心率变化出现冠状动脉不符合诊断要求，需要对心电信号进行编辑，首先在人体正中矢状位排除呼吸运动错层伪影，其次预览采集的全部心电信号，采用删除、插入、忽略、R 波偏移等方法对心电信号进行编辑，重建出伪影较大层面全部扫描期相的绝对时相或相对时相数据，并挑选冠脉显影最佳的时相进行重建。其中前瞻性心电触发序列扫描及大螺距扫描无法进行心电信号的编辑。

单发期前收缩采用忽略或删除。代偿间歇需要对前一个 R 波进行调整。房颤患者重建收缩末期绝对时相。

R 波后紧邻为收缩期，受心律变化较小，进行收缩末期绝对时相重建可以获得错层伪影较小的冠脉图像。可通过重建出不同时相每支冠脉显影最佳的时相来进行冠脉综合的评价。

（12）为避免迟发型过敏反应的发生，检查后应让受检者留在 CT 室内观察 30 分钟后再离开，观察期间应保留静脉通路。

（13）病情危重心腔破裂受检者病情危重无法配合呼吸训练患者，应选择大螺距扫描，扫描完成后即刻在医生护士的陪同下前往病房，不宜苛求图像标准而延误患者抢救时间。

四、图像处理与后处理、排版与打印

（一）图像处理与后处理

CT 图像后处理技术是指对 CT 扫描得到的原始数据进行一系列的加工和操作，生成可用于诊断的图像。未来，CT 图像后处理技术将逐步实现标准化和规范化，以确保不同医疗机构之间的诊断结果具有可比性。随着人工智能和机器学习技术的发展，CT 图像后处理将更加依赖自动化和智能化的算法，进一步提高诊断的准确性和效率。通过后处理的图像，手术导航系统可以更精确地定位病变部位，指导手术进行。

1. 窗口技术 心脏血管检查应包括软组织窗，通过不同病变及扫描选择合适的窗宽窗位，钙化积分窗宽窗位 250~350HU，35~45HU；冠脉增强窗宽窗位 600~800HU，150~400HU。

2. 图像处理与后处理 最适合冠状动脉病变分析的图像为原始薄层数据，但是由于薄层数据上仅显示冠状动脉的一段，不适合观察每支冠状动脉全段的整体结果，目前有多平面重组、容积再现、曲面重组、最大密度投影等多种后处理方式。

用设备后处理冠状动脉钙化积分软件进行定量分析。按照右冠状动脉、左冠状动脉主干、前降支和回旋支分别标记，得出每支血管的钙化积分及冠状动脉的总钙化积分值，并将钙化积分结果传输至系统。

3. 三维数据重建 多平面重组预览薄层数据，结合心电采集时相、检查目的判断冠脉增强是否符合诊断要求（冠脉动脉血管 CT 值大于 325HU），在薄层数据上对目标观察部位可进行任意角度斜截面重建，按照一定厚度和间隔将于该截面平行的层面数据重建出来，可多角度多方位的显示冠脉走行及解剖结构病变位置，如图 4-8-5 所示。

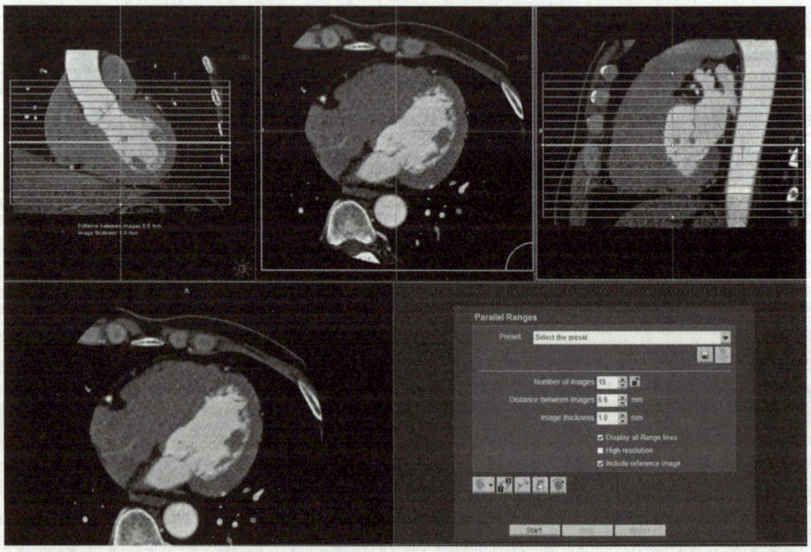

图 4-8-5　多平面重组

容积再现技术将每个层面容积资料中的所有体积元加以利用，是一种投射算法的三维可视化方法，通过调整窗宽窗位，保留二维的图像信息，有利于在不同角度显示所保留的血管结构，可系统显示心脏及冠脉血管的空间位置、发育异常，通过不同位置可以观察不同支的冠脉血管。其丰富的色彩对于患者易于接受。缺点由于心腔的显示可遮挡冠脉树，因此运用分割方法可对心腔进行分割，只显示冠脉树，两种方法应联合使用，对于有钙化斑块患者可采用最大密度投影图像进行显示，（图 4-8-6，彩图 17）（图 4-8-7，彩图 18）（图 4-8-8，彩图 19）（图 4-8-9）可见。

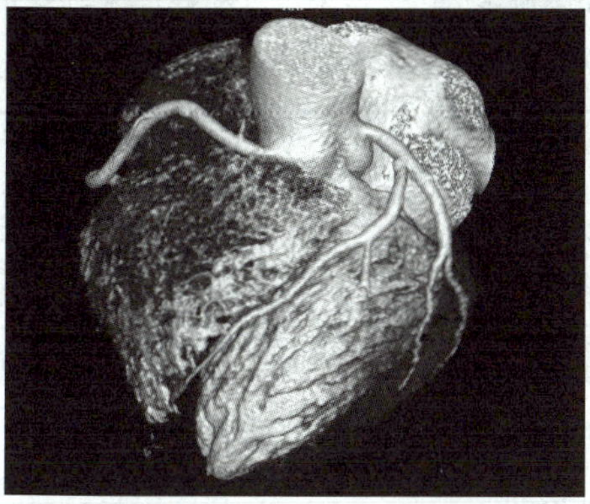

图 4-8-6　容积再现显示冠状动脉

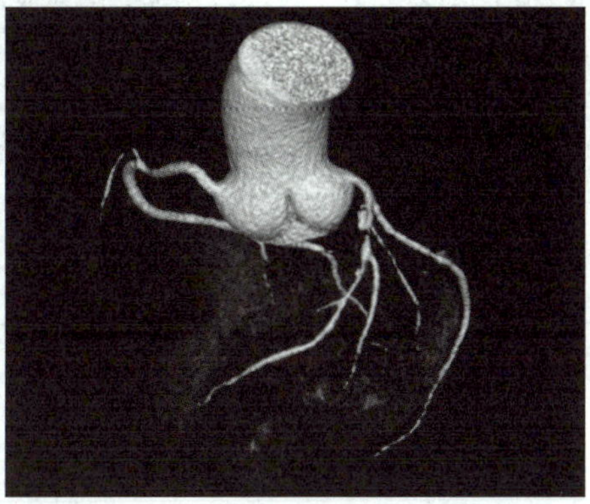

图 4-8-7　容积再现冠脉树显示冠状动脉

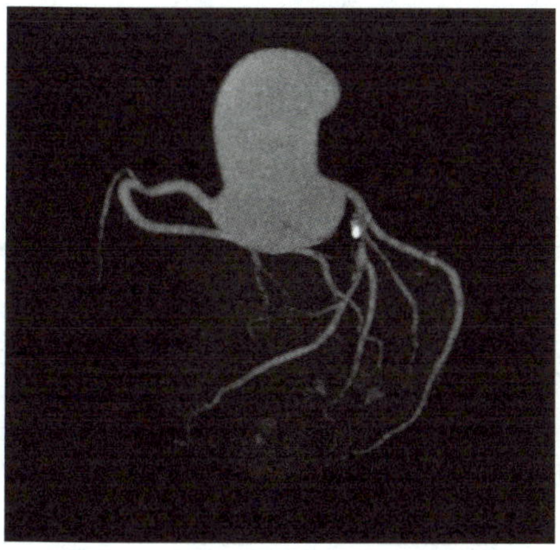

图 4-8-8　最大密度投影冠脉树显示冠状动脉

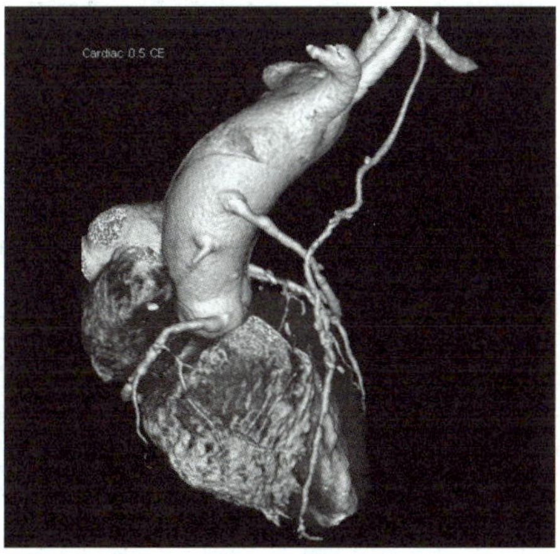

图 4-8-9　容积再现显示搭桥血管

参考体位如下：即前后位、足头位、2 个右前斜位（右前斜位 30°、右前斜位 30°+足头 20°或右前斜位 30°+头足 20°）以及 2 个左前斜位（左前斜位 60°、左前斜位 60°+足头 20°或左前斜位 60°+头足 20°）。

曲面重组是由一条已知的中心线沿着一定方向延展，切割原始数据的一面，将其弯曲的血管或者器官全程显示出来，得到以中心线为轴的 360°各方向信息，给管腔内疾病的诊断提供很大帮助。在处理过程中应依次按照右冠脉、左主干、左前降、左回旋支对每支冠状动脉进行曲面重组，对发现斑块及病变部位应同时给出正交的横断面轴位，有助于评价管腔的狭窄程度，支架内情况以及冠状动脉与心肌解剖关系，是评价冠状动脉的主要方法之一。对冠脉血管给出曲面重组图、心肌桥给出曲面重组测量长度图、拉直曲面图像，如图 4-8-10、4-8-11、4-8-12 所示。

最大密度投影图像尽可能在同一平面显示出各支冠状动脉的全部或大部分，该技术是将每一个像素的最大强度值进行投影，取投影线经过的所有体素中最大的一个体素值，作为投影结果图像的像素值，因此对于高 CT 值的骨骼、增强后血管、钙化、支架等显示效果好。反映的是组织的密度差异，难以显示非钙化斑块及管腔轻度狭窄，不推荐作为冠脉后处理的常用方法。在显示管壁钙化时可用此技术。

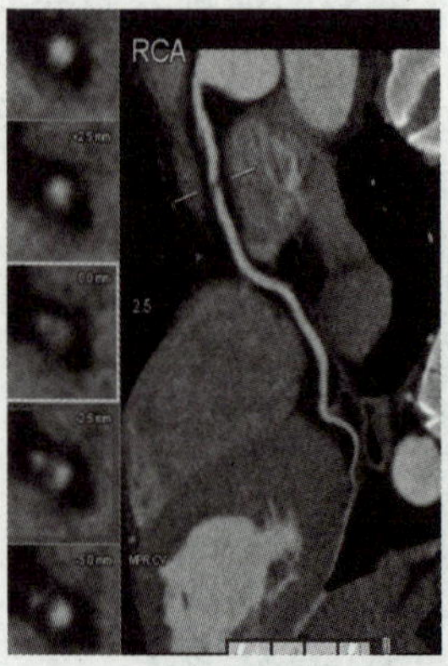

图 4-8-10　曲面重组显示右冠状动脉非钙化性斑块

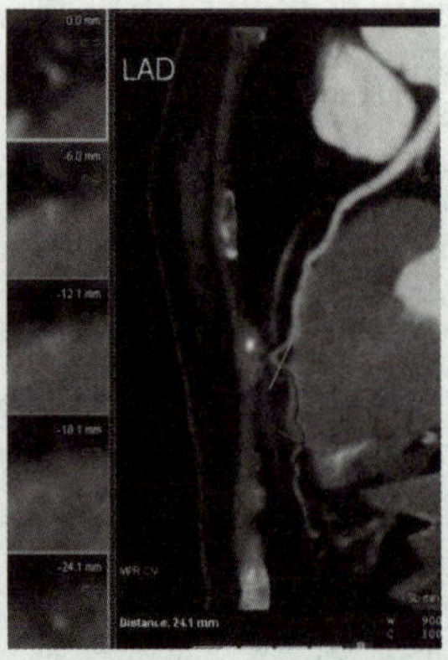

图 4-8-11　曲面重组显示前降支壁冠状动脉

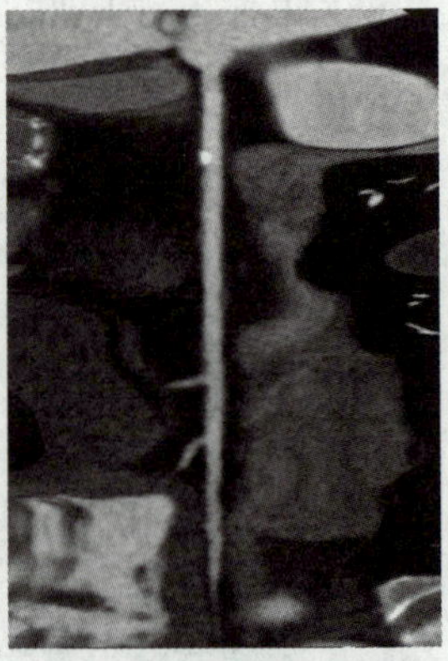

图 4-8-12　曲面重组拉直显示血管全程及管壁钙化斑块

（二）图像排版与打印

胶片打印：推荐 14×17 英寸胶片摄彩色黑白各一张，彩色推荐摄容积再现图、冠脉树，不超过 12 幅图。黑白胶片推荐摄曲面重组、最大密度投影、多平面重组，根据需要对重点观察层面及病变处存图进行放大摄片，仔细选择各解剖层面图像。

▶知识拓展

心脏血管检查重要性

1. 精准评估冠状动脉状况　医生可以清晰地看到冠状动脉的狭窄部位、狭窄程度及血管壁上的斑块大小、形态和特性。这些信息对于判断患者是否患有冠心病及病情的严重程度至关重要。

2. 辅助诊断与制订治疗方案　冠状动脉扫描是辅助诊断冠心病的主要无创成像工具，广泛应用于冠心病的诊断、无症状冠心病的筛查、先天性冠状动脉畸形的诊断。医生可以根据冠状动脉扫描的结果，为患者制订个性化的治疗方案。

3. 提高诊断效率与安全性　与传统的血管造影相比，冠状动脉扫描具有非侵入性的显著优点，能在几秒钟内完成整个心脏的扫描，极大地提高了检查的效率。

4. 术后评估与随访　帮助医生及时发现术后可能出现的问题。这有助于医生及时调整治疗方案，确保患者的康复进程。

5. 推动心血管疾病诊疗的智能化进程　随着医学成像技术的不断发展，特别是人工智能和机器学习技术的应用，冠状动脉扫描的图像分析自动化和智能化水平将进一步提高，这将使医生能够通过更直观、更详细的图像数据进行准确的临床决策，推动心血管疾病诊疗的智能化进程。

综上所述，冠状动脉扫描在评估和治疗心血管疾病中具有极其重要的价值。它不仅为医生提供了一个更为安全、快速和准确的诊断工具，也为患者带来了更大的希望。通过定期进行冠状动脉扫描检查，医生可以及早发现心血管疾病的迹象，并采取有效的干预措施，以预防严重心脏事件的发生。

第九节 CT 介入检查技术

案例导入

【案例】

患者，男性，52 岁。身体健康，无不良嗜好，体检胸部 CT 检查发现肺部有一个直径约 3cm 的占位，性质不明。

【问题】

1. 该患者是否符合 CT 引导穿刺活检适应证？
2. 若符合 CT 引导穿刺活检适应证，行 CT 介入检查前应除外哪些禁忌证？
3. 该患者在规划 CT 介入检查时，有哪些注意事项？

一、适应证与禁忌证

（一）适应证

1. CT 介入穿刺活检

（1）胸部病变：对于肺部孤立性结节或肿块，当需要明确其良、恶性时，CT 介入穿刺活检是重要的手段。纵隔占位性病变通过 CT 介入穿刺活检能够准确地穿刺取材，为后续的治疗方案制订提供依据。

（2）腹部病变：肝脏单发或多发的结节，CT 介入穿刺活检可以确定肿瘤的类型，以及分化程度，指导靶向治疗或免疫治疗等方案。胰腺位置较深，周围解剖结构复杂，CT 介入穿刺活检可以精准地对胰腺肿物进行穿刺。肾脏占位性病变的诊断和鉴别诊断也可采用 CT 介入穿刺活检，对于较小的肾脏肿物，通过 CT 介入穿刺活检能够避免不必要的手术。

（3）盆腔病变：前列腺癌的疑似病灶、卵巢子宫肿物、盆腔淋巴结肿大等通过 CT 介入穿刺活检能够明确占位性质，为后续治疗提供病理依据。

（4）肌肉骨骼系统病变：对于脊柱、骨盆、四肢长骨等部位的骨病变及软组织肿瘤，CT 介入穿刺活检可以准确地定位穿刺路径，避免损伤周围重要结构。

2. CT 介入治疗

（1）肿瘤消融：肺部、肝脏、肾脏及肾上腺肿瘤可以使用 CT 介入消融治疗。对无法耐受手术、年龄较大、合并多种基础疾病的受检者，CT 介入消融可以作为一种替代治疗手段，有效减少术后恢复时间。

（2）囊肿、脓肿的引流：对于脓肿，如肝脓肿、肾脓肿、盆腔脓肿等，CT 介入可以精准地定位脓肿位置，引导穿刺引流，将脓液排出体外，同时可以在引流管内注入抗生素冲洗，加快脓肿的愈合。

（3）疼痛治疗：在晚期癌症患者中，当出现难以忍受的癌性疼痛时，CT 介入可以进行腹腔神经从的毁损，破坏神经的传导，从而达到镇痛的效果。由腰椎间盘突出症引起的神经根受压疼痛，CT 介入可以引导药物注射到病变神经根周围，起到抗炎、镇痛的作用。

（二）禁忌证

1. 受检者基本情况禁忌

（1）凝血功能障碍：当受检者凝血酶原时间延长或血小板计数过低，进行 CT 介入检查存在较高出血风险。穿刺过程会损伤血管，凝血功能障碍时，容易引起穿刺部位出血不止，甚至形成血肿，压迫周围组织器官。

（2）生命体征不稳定：受检者状态不稳定时，无法耐受 CT 介入检查，同时检查过程可能会进一步加重病情，增加了检查的风险。

（3）严重的心肺功能衰竭：如慢性阻塞性肺疾病急性加重期、严重的心力衰竭者，由于不能耐受长时间的检查过程和可能出现的并发症，一般也不适合进行 CT 介入检查。

（4）无法配合检查的受检者：意识不清、精神异常、躁动不安者，如果不能通过适当的镇静措施使其安静配合检查，会导致穿刺定位困难，并且受检者可能在穿刺过程中突然移动身体，造成穿刺针移位，损伤周围组织。

2. 穿刺部位禁忌

（1）穿刺路径有重要结构无法避开：如穿刺部位或穿刺路径靠近血管，且通过规划穿刺路径无法避开，强行穿刺可能导致血管破裂出血，引起大出血等严重后果。

（2）穿刺部位感染未控制：穿刺部位组织有感染时，进行 CT 介入穿刺会导致感染扩散，引起败血症等严重后果。

二、检查前准备

（一）病史采集

1. 现病史　包括症状出现的时间、频率、严重程度等。例如，对于肺结节拟行穿刺活检的患者，要询问是否有咳嗽、咳痰、咯血、胸痛等症状及这些症状与结节发现的先后顺序。

2. 既往史　是否有出血性疾病、心脏病、糖尿病、慢性肺部疾病等。如患有血小板减少性紫癜，可能存在凝血功能异常，穿刺出血风险会增加；如患有慢性阻塞性肺疾病，穿刺后可能出现气胸等并发症的风险更高。

3. 过敏史　特别是对对比剂、局部麻醉药物等过敏情况。CT 介入检查会用到含碘对比剂来更好地显示病变与周围组织的关系，若患者对碘过敏，需要提前做好预防措施或更换检查方法。

（二）环境准备

在检查前对 CT 介入检查室进行清洁和消毒。使用合适的消毒剂擦拭检查床、操作台面、仪器设备表面等，减少细菌、病毒等病原体的传播风险。

（三）器械准备

1. 监护设备　CT 介入检查过程中，受检者的生命体征会因多种因素而发生变化，通过监护仪可以即时监测血压、心率、血氧饱和度等生命体征，使医护人员能够第一时间发现并采取相应措施。

2. 穿刺针 根据病变部位和穿刺目的选择合适的穿刺针型号。对于较硬的骨组织病变，需要使用较粗、强度较高的骨穿刺针；对于软组织病变，可选择较细的活检针。同时需准备好放置组织标本的相应容器。

3. 消融设备 准备好相应的消融设备，如射频消融仪、微波消融仪等，并检查设备的电极、连接线等是否完好，确保其能够正常工作。

4. 其他器材及药物

（1）止血相关物品：止血材料包括吸收性明胶海绵、止血纱布等，这些材料可以直接放置在出血部位，通过物理压迫和促进凝血的双重作用达到止血目的。止血药物包括凝血酶、云南白药等。凝血酶可以直接作用于血液中的纤维蛋白原，促使其转变为纤维蛋白，加速血液凝固，用于局部止血。云南白药也有良好的止血功效，可在穿刺部位出血时局部应用。

（2）急救药品：如肾上腺素、阿托品、多巴胺等。

（3）其他物品：胸腔引流器、氧气供应设备、简易呼吸器、气管插管设备等。

（四）受检者准备

1. 心理准备 医护人员需要向受检者及其家属详细解释 CT 介入检查的目的、过程、可能出现的风险和并发症，如穿刺活检可能出现的出血、气胸，消融治疗可能出现的疼痛、发热等，并签署知情同意书。对于过度紧张的受检者，可以考虑给予适当的镇静药物，在检查前半小时左右口服，帮助受检者缓解紧张情绪。

2. 体位训练 根据病变部位和穿刺路径，指导受检者进行相应的体位训练。对于需要肺部穿刺的受检者，训练其保持合适的呼吸状态和体位，并在检查过程中能够保持不动。

3. 禁食禁水 CT 介入检查前需要禁食、禁水至少 4 小时，以防止检查过程中发生呕吐、误吸。

4. 建立静脉通路 因需注射对比剂、麻醉药物或其他急救药物，检查前需建立静脉通路，同时在检查过程中保证静脉通路通畅，能够顺利注射各种药物。

三、扫描方法

（一）术前规划扫描

术前规划扫描的主要目的是全面了解病变的位置、大小、形状、与周围组织和器官的关系，为穿刺路径规划提供准确的解剖信息。通过术前规划扫描可以确定病变位置是否靠近大血管、是否毗邻重要结构等，从而为选择合适的穿刺点和路径提供依据。

1. 胸部

（1）扫描方式：螺旋扫描。

（2）扫描范围：包括全肺。

（3）呼吸方式：深吸气后屏气。

（4）定位像：正位。

（5）管电流：自动管电流调制。

（6）管电压：100~120kV。

（7）螺距因子：1.0~1.5。

（8）采集矩阵：512×512。

（9）显示矩阵：512×512。

（10）显示野：320~400mm。

（11）采集层厚：0.6~1.0mm。

（12）重建层厚：0.6~1.0mm。

（13）重建间距：0.6~1.0mm。

（14）重建算法：标准算法、肺算法。

（15）窗宽、窗位：具体如下。①肺组织：窗宽 1000~2000HU，窗位-600~-400HU。②软组织：窗宽 300~500HU，窗位 30~60HU。

2. 腹盆部

（1）扫描方式：螺旋扫描。

（2）扫描范围：包括目标脏器及周围重要结构。

（3）呼吸方式：深吸气后屏气。

（4）定位像：正位。

（5）管电流：自动管电流调制。

（6）管电压：120~140kV。

（7）螺距因子：1.0~1.5。

（8）采集矩阵：512×512。

（9）显示矩阵：512×512。

（10）显示野：350~420mm。

（11）采集层厚：0.6~1.0mm。

（12）重建层厚：0.6~1.0mm。

（13）重建间距：0.6~1.0mm。

（14）重建算法：标准算法。

（15）窗宽、窗位：具体如下。软组织：窗宽 300~500HU，窗位 30~60HU。

（二）术中定位扫描

术中定位扫描的主要目的是确定穿刺的起始点和初步的穿刺方向。在受检者摆好穿刺体位后，进行一次局部扫描，使用标记物标记出病变在体表的投影位置，同时选择合适的穿刺点。穿刺点的选择要考虑病变的位置、距离体表的深度，避开重要血管和神经等结构，如图 4-9-1 所示。

1. 胸部

（1）扫描方式：螺旋扫描。

（2）扫描范围：目标病灶和周围解剖结构。

（3）呼吸方式：自由呼吸下屏气。

（4）定位像：正位。

（5）管电流：自动管电流调制。

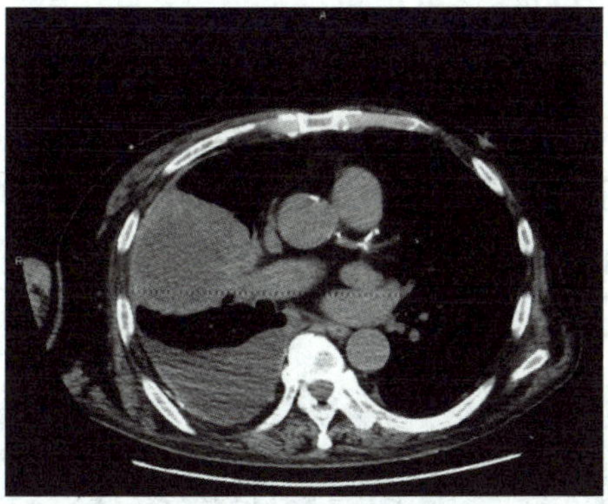

图 4-9-1　术中定位扫描

（6）管电压：100~120kV。

（7）螺距因子：0.6~1.0。

（8）采集矩阵：512×512。

（9）显示矩阵：512×512。

（10）显示野：320~400mm。

（11）采集层厚：0.6~1.0mm。

（12）重建层厚：0.6~1.0mm。

（13）重建间距：0.6~1.0mm。

（14）重建算法：标准算法、肺算法。

（15）窗宽、窗位：具体如下。①肺组织：窗宽 1000~2000HU，窗位-600~-400HU。②软组织：窗宽 300~500HU，窗位 30~60HU。

2. 腹盆部

（1）扫描方式：螺旋扫描。

（2）扫描范围：目标病灶和周围解剖结构。

（3）呼吸方式：自由呼吸下屏气。

（4）定位像：正位。

（5）管电流：自动管电流调制。

（6）管电压：120~140kV。

（7）螺距因子：0.6~1.0。

（8）采集矩阵：512×512。

（9）显示矩阵：512×512。

（10）显示野：350~420mm。

（11）采集层厚：0.6~1.0mm。

（12）重建层厚：0.6~1.0mm。

（13）重建间距：0.6~1.0mm。

（14）重建算法：标准算法。

（15）窗宽、窗位：具体如下。软组织：窗宽 300~500HU，窗位 30~60HU。

（三）术中引导扫描

在穿刺过程中，跟踪穿刺针的位置，确保穿刺针沿着预定的路径准确到达病变部位，这是 CT 介入检查的关键步骤。通过 CT 扫描能够及时发现穿刺针的偏移并进行调整，提高穿刺的准确性和安全性。在穿刺针插入过程中进行间断扫描，每插入一定距离进行一次扫描，观察穿刺针位置，通过调整穿刺针角度等方式纠正路径，及时调整穿刺针的方向和深度，如图 4-9-2 所示。

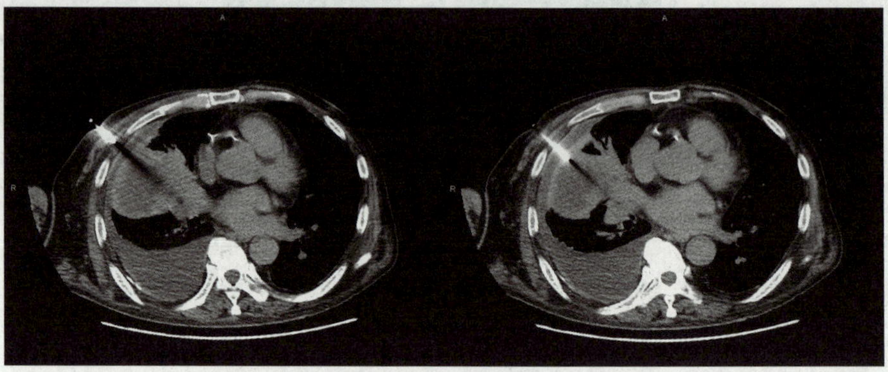

图 4-9-2　术中引导扫描

1. 胸部

（1）扫描方式：螺旋扫描。

（2）扫描范围：目标病灶及穿刺路径。

（3）呼吸方式：自由呼吸下屏气。

（4）定位像：正位。

（5）管电流：自动管电流调制。

（6）管电压：100~120kV。

（7）螺距因子：0.6~1.0。

（8）采集矩阵：512×512。

（9）显示矩阵：512×512。

（10）显示野：320~400mm。

（11）采集层厚：0.6~1.0mm。

（12）重建层厚：0.6~1.0mm。

（13）重建间距：0.6~1.0mm。

（14）重建算法：标准算法、肺算法。

（15）窗宽、窗位：具体如下。①肺组织：窗宽 1000~2000HU，窗位−600~−400HU。②软组织：窗宽 300~500HU，窗位 30~60HU。

2. 腹盆部

（1）扫描方式：螺旋扫描。

（2）扫描范围：目标病灶及穿刺路径。

（3）呼吸方式：自由呼吸下屏气。

（4）定位像：正位。

（5）管电流：自动管电流调制。
（6）管电压：120~140kV。
（7）螺距因子：0.6~1.0。
（8）采集矩阵：512×512。
（9）显示矩阵：512×512。
（10）显示野：350~420mm。
（11）采集层厚：0.6~1.0mm。
（12）重建层厚：0.6~1.0mm。
（13）重建间距：0.6~1.0mm。
（14）重建算法：标准算法。
（15）窗宽、窗位：具体如下。软组织：窗宽 300~500HU，窗位 30~60HU。

（四）术后复查扫描

术后复查扫描的主要目的是确认手术效果、复查有无并发症。对于 CT 介入穿刺活检，查看活检样本是否取自病变组织，确认穿刺针在病变内的取材位置是否合适。对于 CT 消融，评估消融范围是否覆盖病变全部区域，利用 CT 图像观察消融后的组织变化，如正常肝组织在 CT 图像上呈均匀密度，而消融后的肝脏肿瘤区域应出现低密度改变，且边界应与术前规划的消融范围相符，以此来判断消融是否完全。同时检查手术区域是否出现并发症，观察有无出血、气胸等的发生，如图 4-9-3 所示。

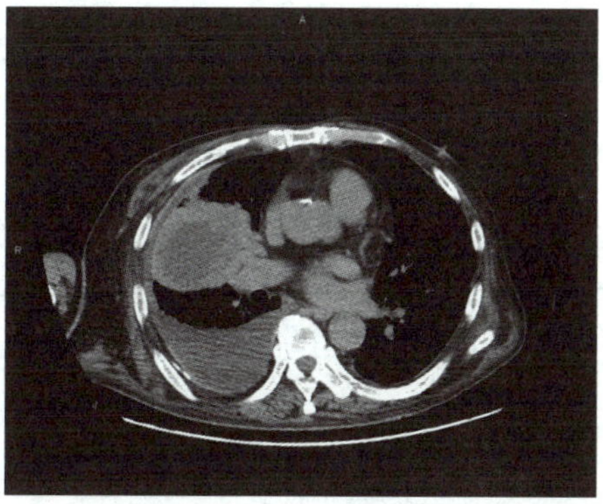

图 4-9-3　术后复查扫描

1. 胸部

（1）扫描方式：螺旋扫描。
（2）扫描范围：包括全肺。
（3）呼吸方式：深吸气后屏气。
（4）定位像：正位。
（5）管电流：自动管电流调制。
（6）管电压：100~120kV。
（7）螺距因子：1.0~1.5。
（8）采集矩阵：512×512。
（9）显示矩阵：512×512。
（10）显示野：320~400mm。
（11）采集层厚：0.6~1.0mm。
（12）重建层厚：0.6~1.0mm。
（13）重建间距：0.6~1.0mm。
（14）重建算法：标准算法、肺算法。
（15）窗宽、窗位：具体如下。①肺组织：窗宽 1000~2000HU，窗位-600~-400HU。②软组织：

窗宽 300~500HU，窗位 30~60HU。

2. 腹盆部

（1）扫描方式：螺旋扫描。

（2）扫描范围：包括目标脏器及周围重要结构。

（3）呼吸方式：深吸气后屏气。

（4）定位像：正位。

（5）管电流：自动管电流调制。

（6）管电压：120~140kV。

（7）螺距因子：1.0~1.5。

（8）采集矩阵：512×512。

（9）显示矩阵：512×512。

（10）显示野：350~420mm。

（11）采集层厚：0.6~1.0mm。

（12）重建层厚：0.6~1.0mm。

（13）重建间距：0.6~1.0mm。

（14）重建算法：标准算法。

（15）窗宽、窗位：具体如下。软组织：窗宽 300~500HU，窗位 30~60HU。

四、图像处理与后处理、排版与打印

（一）图像处理与后处理

1. 窗口技术 CT 介入检查中，窗口技术的应用至关重要。通过调整窗宽和窗位可以清晰显示穿刺针位置，以及病灶周围组织结构，帮助医生准确地将穿刺针引导至目标位置。窗口技术可以在一定程度上减轻伪影对图像的干扰。对于金属伪影，通过调整窗宽和窗位，可以减少伪影的视觉影响，使病灶和穿刺针周围的组织信息能够更准确地显示，让医生能够更好地分辨重要的解剖结构，规划穿刺路径。窗口技术可以用于即时评估治疗效果。通过调整窗口参数，观察治疗区域组织的变化，改变窗宽和窗位可以看到消融区域组织的密度变化。如果消融完全，病变组织会出现凝固性坏死，在合适的窗口设置下，坏死区域与周围未受影响的组织在密度上会有明显差异，帮助医生判断治疗是否达到预期效果。

2. 图像重组 CT 介入检查过程中，多平面重组技术能够提供多个角度的图像。横断位图像虽然是 CT 扫描的基础，但对于一些复杂位置的病灶，仅靠横断位可能无法准确判断其三维空间位置。多平面重组可以进行任意方向重组，帮助医生从不同方向观察穿刺针位置及穿刺针与病灶关系，更好地识别穿刺路径上的重要血管、神经等结构，观察穿刺针是否准确地指向目标病灶，及时调整穿刺方向，提高穿刺的准确性和安全性。

3. 测量 测量是 CT 介入检查的重中之重，包括长度测量和角度测量。长度测量可以使用 CT 设备上的长度测量工具实现，可在不同平面（横断位、矢状位、冠状位）的图像上，测量病灶与体表标志或者周围重要结构之间的距离；角度测量可以使用 CT 设备上的角度测量工具实现，通过选择两条线段来定义一个角度。在穿刺操作时，医生可以根据测量的穿刺路径作为引导，对比穿刺针的实际位置和预定路径，及时发现并纠正穿刺偏差。

（二）图像排版与打印

CT 介入检查进行胶片排版打印时应遵循以下原则：首先，选取能反映检查前情况的图像，如病灶大小、位置的图像及病灶与周围重要解剖结构关系的图像。其次，挑选能够体现介入过程的关键图像，如穿刺针进入皮肤前的定位图像、穿刺针接近病灶过程中的图像（每隔一定距离的图像，可根据病变深度选择间隔），以及穿刺针准确位于病灶内的图像。最后，选取能够反映结果的图像，确保胶片能对整个检查情况有清晰的体现。根据所选图像的数量及胶片数量确定排版布局，调整图像打印的大小和比例，确保重要的解剖结构和病灶能够完整地显示。

▶知识拓展

CT 介入检查技术的发展方向

CT 介入检查技术因其微创、操作灵活等特点已广泛应用于诊断（如活检）和治疗（如消融、置管），但目前 CT 介入检查多依赖术者经验，诊断及治疗效果根据术者经验多少存在较大差异性。随着人工智能的发展，通过深度学习算法分析 CT 影像，能够自动生成最优穿刺路径，避开血管、神经等危险结构。此外，利用 AR 技术将三维重建模型与现实场景融合，术者可以直观看到进针角度和深度，大幅提升精准度、进一步缩短穿刺时间。机器人辅助介入的普及，使术者通过对机械臂的精准操作，能够有效降低介入检查的并发症及辐射剂量。

除 CT 介入检查外，临床常用的引导方法还包括超声、DSA、MR 等。CT 虽然密度分辨率较高，但是软组织分辨率不如超声及 MR，同时金属材质的穿刺针在 CT 图像上会产生硬化伪影，严重影响对针尖位置的判断。未来通过技术互补与联合应用可以充分发挥不同影像设备的特点，实现更加精准的介入检查及治疗。比如，CT 与超声联合引导肝肿瘤消融，CT 确认肿瘤与血管关系，超声实时监控针尖位置，提升复杂介入手术安全性和微小病变的精准性。

材料科学及穿刺器械的创新与发展也给 CT 介入检查开辟了新的发展方向。可吸收穿刺针可完全消除传统金属穿刺针断裂残留对患者的影响；冷热多模态消融针，通过冷冻与热消融交替作用，增强肿瘤灭活效果，同时减少邻近组织损伤；集成纳米传感器的穿刺针，在穿刺针表面嵌入压力、温度传感器，实时反馈组织特性，辅助判断是否到达病灶核心。

CT 介入检查技术已成为临床重要的诊断工具和治疗平台。未来将聚焦于智能化、多模态融合、材料创新及治疗模式拓展等。随着人工智能、机器人技术、纳米材料等技术的突破，CT 介入检查技术将在肿瘤、心血管、急诊等领域实现更广泛的应用，推动微创医学的创新与发展。

考试知识点总结

本章小结

协和云课堂…… 拓展练习及参考答案

(秦嫚嫚 龚 娜 郭满涛 李 剑 王 英 段 华 刘 蕊 高 芳 李 玮)

第五章　CT 检查新技术

教学课件

学习目标

素质目标

（1）树立对 CT 能量成像、AI 成像等前沿技术的主动学习意识，培养持续关注技术发展动态的职业敏感性。

（2）面对新技术应用中的伦理、精度等挑战，形成基于证据的批判性思维，秉持循证实践的职业态度。

知识目标

（1）掌握：CT 能量成像的概念、技术原理及在 CT 图像分析中的独特优势；理解能量成像的关键实施方法、深度学习的算法框架与技术要点。

（2）熟悉：能量成像的临床应用场景及 AI 在图像重建、辅助诊断中的具体应用实例。

能力目标

（1）能具备追踪 CT 新技术发展的自主学习能力，能结合临床需求，运用 AI 工具科学设计 CT 检查方案。

（2）能通过持续优化技术参数，提升检查的图像质量、诊断效率及患者安全性，实现技术与临床实践的有效融合。

案例导入

【案例】

患者，女性，45 岁。既往体健，无吸烟史，常规体检胸部 CT 检查中，AI 辅助诊断系统自动标记并提示右肺下叶存在一个直径约 8mm 的磨玻璃结节，CT 值约-600HU，边界模糊。放射科医师复核后，AI 系统进一步提供了结节的三维重建图像、密度分析报告，并给出恶性概率评估为 65%，建议进一步随访或活检。

【问题】

1. 在应用 AI 辅助 CT 诊断技术时，需要注意哪些技术局限性和潜在风险？
2. AI 辅助 CT 诊断技术的引入，将为患者带来哪些实际获益？

·核心知识拆解·

随着医学影像技术的快速发展，CT 能量成像技术与人工智能技术的融合正在重塑现代医学诊断领域。CT 能量成像技术，通过利用不同能量 X 射线的差异化衰减特性，实现了对组织成分的定量分析和物质分离，显著提高了病灶检出率和诊断准确性。

同时，人工智能技术在 CT 成像中的应用日趋成熟，深度学习算法在图像重建、噪声抑制、伪影校正及智能诊断等方面展现出巨大潜力。基于神经网络的迭代重建算法不仅提升图像质量，还有效降低了辐射剂量。机器学习辅助的自动检测与分类极大地提高了诊断效率和准确性。

第一节　CT 能量成像技术

一、 CT 能量成像技术的概述

（一）基本概念

CT 能量成像技术（spectral CT）是一种利用不同能量的 X 射线对组织进行成像的技术。与传统 CT 成像主要依赖于单能量 X 射线不同，CT 能量成像技术通过采集不同能量下的投影数据，可以提供更多的组织特征信息。这种技术能够区分不同物质的衰减特性，从而提高图像的对比度和诊断准确性。

传统 CT 成像主要基于单能量 X 射线，通过测量穿过人体后的 X 射线强度变化来生成图像。然而，这种方法在区分不同物质时存在局限性，尤其是在低对比度病灶的检测方面。CT 能量成像技术通过使用多能量 X 射线，能够更好地表征组织的物理和化学性质，从而提供更丰富的信息。例如，CT 能量成像技术可以区分不同类型的结石、脂肪和肿瘤组织，提高诊断的精确性。

（二）物理基础

X 射线与物质的相互作用主要包括光电效应（photoelectric effect）和康普顿散射（Compton Scattering）。光电效应很大程度上取决于物质的原子序数（Z），而康普顿散射更多与物质的电子密度相关，即与物质的密度相关。不同能量的 X 射线在穿透物质时的衰减特性不同，这为 CT 能量成像技术提供了物理基础。低能量 X 射线更容易被物质吸收，而高能量 X 射线则穿透能力更强。因此，通过测量不同能量下的 X 射线衰减，可以区分不同物质的成分。

能量分辨率（energy resolution）是指 CT 系统在不同能量下区分物质的能力。能量分辨率高意味着系统能够更精确地测量不同能量 X 射线的衰减，从而提高图像的质量和诊断准确性。这对于检测低对比度病灶、评估组织成分等具有重要意义。对碘对比剂有禁忌的受检者不能进行 CT 增强及 CT 造影等检查。

（三）成像原理

1. 单源双能技术

（1）单源双光束：在同一 X 射线球管上快速切换两种不同的管电压（如 80kVp 和 140kVp），并在短时间内获取两组投影数据。这种方法的优点是可以使用现有的 CT 设备进行改造，但缺点是需要进行时间和空间上的插值计算，可能会影响图像的质量。

（2）快速 kVp 切换：通过快速切换管电压，可以在同一扫描周期内获取不同能量的图像。这种方法对硬件的要求较高。

2. 双源双能技术

（1）双球管设计：使用两个相隔一定角度（如 90°或 95°）的 X 射线球管和两个相应的探测器，同时发射不同能量的 X 射线。这种方法可以同时获取两组不同能量的数据，避免了时间上的插值计算，提高了图像的质量和时间分辨率。

（2）同步数据采集：两个球管和探测器同步工作，确保数据的一致性和准确性。这种方法特别适合于心脏等运动器官的成像。

3. 基于探测器的 CT 能量成像技术

只使用一个球管，基于探测器的设计，可以在一次扫描中获得能谱数据加以分析。

（四）能谱重建方法

1. 单能图像重建 通过数学模型将不同能量的投影数据转换为单能图像，从而提高图像的对比度和分辨率。例如，单能图像可以减少金属伪影和提高碘对比剂的可视化。

2. 能量加权图像重建 通过对不同能量图像进行加权处理，生成综合图像，可以突出特定组织的特征。这种方法常用于改善图像质量和减少噪声。

（五）分离原理

CT 能量成像技术的一个重要应用是物质分离，即通过不同能量的 X 射线衰减特性，区分和定量不同物质的成分。

1. 基于能量的物质区分 不同物质在不同能量下的衰减特性不同，通过测量这些特性可以区分不同物质。例如，碘对比剂在低能量下吸收更多 X 射线，而在高能量下吸收较少。

2. 碘对比剂的应用 碘对比剂广泛用于血管和肿瘤的成像，通过 CT 能量成像技术可以更准确地测量碘的浓度，提高病变的检出率。文献中提到，CT 能量成像技术可以通过双能成像技术有效区分碘和钙，从而提高图像的对比度和诊断准确性。

3. 其他对比剂的使用 除了碘对比剂外，CT 能量成像技术还可以用于其他对比剂的定量分析，如钙对比剂和铁对比剂。这些对比剂在不同能量下的吸收特性不同，CT 能量成像技术可以提供更准确的定量结果。

二、 CT 能量成像技术的方法

（一）数据采集方式

1. 基于 X 线球管（源）的 CT 能量成像技术 能量扫描模式是指在一次扫描过程中使用多个能量级别的 X 射线进行成像。常见的能量扫描模式包括单源双能量扫描、双源双能量扫描和单源瞬时管电压切换双能量扫描。

（1）单源双能量扫描：通常使用两种不同的管电压进行两次独立的扫描。

（2）双源双能量扫描：使用两个 X 射线源，每个源设置不同的管电压，同时进行扫描，对应两个不同的探测器。

（3）单源瞬时管电压切换双能量扫描：在一个旋转周期内快速切换管电压，获取两种能量的数据。并由同一个探测器接收高低能量两套信息，该系统采用石榴石晶体结构的新型闪烁晶体探测器（宝石探测器）。

2. 基于探测器的 CT 能量成像技术

（1）双层探测器技术：双层探测器技术使用一个 X 射线源，但探测器由上下两层组成。上层探测器通常采用稀有金属钇为基质的闪烁晶体，下层探测器采用稀土陶瓷材料。上层探测器负责采集低能光子信息，允许高能光子穿透并在下层被吸收。这样，两种光子能量信息分别通过侧置的光电二极管传输出两套数据集用于能量分析。

（2）光子计数 CT：基于半导体的光子计数探测器（碲化镉、碲化镉锌、硅、砷化镓）可以直接将 X 射线转化成电信号，通过设定能量阈值，该阈值能量以上的 X 射线光子以相同权重计数，从而产生检测器信号。

（二）图像处理技术

CT 能量成像技术的后处理技术是其实现临床价值的核心组成部分，它通过一系列高级图像处理方法，将原始采集的数据转化为具有特定临床意义的图像，从而帮助医生更准确地诊断疾病。这些技术主要包括常规诊断图像生成、虚拟单能量图像（virtual monoenergetic images，VMIs）生成、物质分离图像生成等。

1. 常规诊断图像 常规诊断图像是指那些直接用于临床诊断的图像。在 CT 能量成像技术中，常规诊断图像通常是通过将不同能量下的图像进行线性混合而生成的，以模拟传统 120kVp 混合 CT 能量图像的效果。这种图像保留了足够的对比度和细节，同时降低了因不同能量引起的图像噪声和伪影。在双源双能量 CT 系统中，两个源分别以高低两种能量进行扫描，然后通过软件自动混合生成标准图像。而在单源瞬时管电压切换的双能量 CT 系统中，则需要通过复杂的算法来模拟不同能量下的图像效果，以达到最佳的诊断图像质量。

2. 虚拟单能量图像 虚拟单能量图像（VMIs）是 CT 能量成像技术后处理技术中最具特色的部分之一。通过数学模型，CT 能量可以从不同能量下的扫描数据中重建出特定 keV 的图像，即虚拟单能量图像。这些图像的 keV 值可以在 40~200 之间调整，每种 keV 值的图像都有其独特的应用价值。例如，70keV 的 VMIs 图像与传统 120kVp 的混合能量图像非常相似，但在某些情况下，如骨髓水肿的检测中，70keV 的图像可提供更好的对比度。对于低于 70keV 的 VMIs，由于更接近碘的 K 边（33keV），因此可以显著提高含碘组织的对比度，这在血管成像和肿瘤检测中尤为重要。而高于 90keV 的 VMIs 则有助于减少金属植入物和钙化引起的硬化伪影，提高图像的整体质量。

3. 物质分离图像

（1）虚拟平扫图像：虚拟平扫（virtual non-contrast，VNC）图像是 CT 能量成像技术后处理技术中的一个重要应用，它通过从增强扫描图像中去除碘对比剂的影响，生成类似于未使用对比剂的图像。这一技术在减少患者辐射剂量方面具有显著优势，因为在实际临床操作中，医生往往需要先进行一次平扫，然后再进行增强扫描，而 VNC 技术可以替代平扫，从而减少患者接受的辐射剂量。此外，VNC 图像还可以用于评估对比剂的分布情况，帮助医生更好地理解病变区域的血流动力学特性。

（2）碘图：碘图是一种特殊的物质分离图像，它展示了每个体素中的碘浓度分布。碘图的生成基于双能量 CT 的物质分离能力，通过分析不同能量下的图像差异，可以精确地计算出组织中碘的含量。碘图在临床应用中具有广泛的用途。

4. 其他高级后处理技术　除了上述主要的后处理技术外，CT 能量成像技术还支持其他一些高级图像处理方法，这些方法进一步增强了其临床应用价值。例如，多物质分离技术可以同时分离出多种物质，如钙、铁、锌等，这对于肝脏铁过载的诊断和评估具有重要意义。虚拟平扫图像减影技术可以用于评估肿瘤的微血管密度，帮助医生更好地理解肿瘤的生物学特性。能谱曲线分析则可以提供关于组织成分的详细信息，对于某些特定类型的肿瘤和病变的诊断具有重要价值。

（三）定量分析方法

CT 能量成像技术的定量分析方法是其在临床应用中的一大亮点，这些方法能够提供传统 CT 无法获得的组织特征性信息，从而在疾病诊断、疗效评估等方面发挥重要作用。

1. 碘浓度定量分析　碘浓度定量分析是 CT 能量成像技术中最常用的一种定量方法，主要用于评估组织或病灶内的碘含量。通过双能量 CT 扫描，可以获得不同能量下的图像，进而计算出每个体素中的碘浓度。

2. 虚拟单能量图像定量分析　虚拟单能量图像（VMIs）是在不同 keV 值下生成的图像，这些图像可以提供不同的组织对比度和细节信息。通过 VMIs，可以进行多种定量分析。低能级 VMIs：低能量段（<70keV）的 VMIs 可以显著提高含碘组织的对比度，有助于提高血管和强化病变组织的可见度。高能量段 VMIs：高能级（>90keV）的 VMIs 可以减少金属植入物和钙化引起的硬化伪影，提高图像的整体质量。例如，在骨骼肌肉成像中，高能量段 VMIs 可以显著减少金属植入物引起的伪影，提高图像的诊断价值。

3. 物质分离定量分析　碘浓度定量分析是 CT 能量成像技术中最常用的一种定量方法，主要用于评估组织或病灶内的碘含量。通过双能量 CT 扫描，可以获得不同能量下的图像，进而计算出每个体素中的碘浓度。

4. 能谱曲线分析　能谱曲线分析是通过分析不同能量下的 CT 值变化，来评估组织的成分和特性。

5. 虚拟平扫图像定量分析　虚拟平扫（VNC）图像是从增强扫描图像中去除碘对比剂的影响，生成类似于未使用对比剂的图像。

三、 CT 能量成像技术的临床应用

（一）肿瘤

1. 肿瘤的检出与定性

（1）肿瘤定性：CT 能量成像技术通过多参数成像技术，能够提供不同类型的肿瘤特征信息。例如，低能量段虚拟单能量图像（VMIs）可以提高血管和强化病变组织的对比度，有助于区分良性和恶性肿瘤。研究显示，腺癌、神经内分泌肿瘤和鳞状细胞癌之间的碘浓度等定量参数存在显著差异，这为肿瘤的定性和鉴别诊断提供了有力支持。

（2）碘对比剂：碘对比剂在 CT 能量成像技术中的应用非常广泛，通过测量组织中的碘浓度，可以评估组织的血流灌注和血管化程度。碘图能量化病灶强化程度，提高病灶显示的对比度，增强小病灶的检出率。此外，低能级 VMIs 和碘图能提高肿瘤边界显示度、瘤周血管显示及肿瘤-血管组织对比度，有助于优化术前分期及手术规划。

（3）治疗效果评估：CT 能量成像技术能够量化组织及病灶内碘浓度的动态变化，反映病灶灌注改变，为肿瘤疗效评价提供新的量化指标。研究证实，碘定量（碘浓度）有助于区分射频消融后周围组织良性反应性增生与残余肿瘤，鉴别瘤周血管癌栓与血栓。这些定量参数可以为制订治疗方案提供更多的依据。CT 能量成像技术在放疗效果评估中也具有重要价值。通过定期进行 CT 能量扫描，可以监测肿瘤的体积变化和碘浓度变化，评估放疗的效果。此外，CT 能量成像技术还可以用于放射治疗规划，精确计算剂量分布，优化治疗计划。

2. 放射治疗规划

（1）精确剂量计算：CT 能量成像技术能够提供详细的组织成分信息，有助于精确计算放射治疗的剂量分布。通过多参数成像技术，可以更准确地确定肿瘤的位置和范围，优化治疗计划，减少对周围正常组织的损伤。

（2）治疗计划优化：CT 能量成像技术还可以用于治疗计划的优化。通过虚拟单能量图像和碘图，可以更准确地评估肿瘤的血流灌注和血管化程度，优化放射治疗的剂量分布，提高治疗效果。

（二）心血管系统

1. 冠状动脉钙化评分 冠状动脉钙化评分是评估冠状动脉钙化程度的重要指标。CT 能量成像技术通过能谱图像数据计算出组织中的钙含量分布，生成钙抑制图，可以更准确地评估钙化病变的程度。

冠状动脉钙化评分在心血管疾病的风险评估中具有重要意义。高 CAC 评分提示冠状动脉粥样硬化的严重程度，有助于预测心血管事件的发生风险。此外，CT 能量成像技术还可以用于监测冠状动脉钙化的进展，评估治疗效果。

2. 血管内斑块性质分析

（1）斑块成分识别：CT 能量成像技术能够通过能谱图像数据识别血管内斑块的成分，区分脂质核心、纤维帽和钙化等不同成分。这些信息有助于评估斑块的稳定性，预测心血管事件的风险。

（2）风险评估：通过识别斑块成分，CT 能量成像技术可以更准确地评估斑块的稳定性，预测心血管事件的风险。研究显示，富含脂质核心的斑块更容易破裂，导致急性心血管事件的发生。

（三）泌尿系统

1. 尿路结石成分分析

（1）成分鉴别：CT 能量成像技术能够通过能谱图像数据识别尿路结石的成分，区分尿酸盐结石和非尿酸盐结石。尿酸结石可以通过碱化尿液溶解，而含钙结石则不能。此外，CT 能量成像技术图像基于有效原子序数、基物质图、能谱曲线、低 keV 单能量 CT 值等定量参数，结合相应后处理软件，能够对泌尿系结石的成分进一步区分（图 5-1-1，彩图 20）。

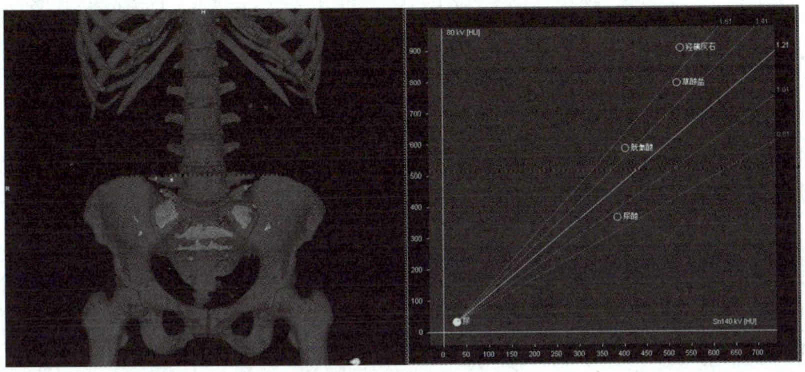

图 5-1-1　尿路结石成分分析

（2）治疗指导：通过识别尿路结石的成分，CT 能量成像技术可以为临床治疗提供指导。例如，对于尿酸结石，可以通过碱化尿液来溶解结石；而对于含钙结石，则需要采取其他治疗方法。

2. 肾脏功能评估

（1）肾功能参数：CT 能量成像技术可以用于评估肾脏功能，通过测量肾脏的血流灌注和血管化程度，评估肾脏的功能状态。研究显示，CT 能量成像技术可以量化肾脏的碘浓度，评估肾脏的血流灌注和血管化程度。

（2）病理变化监测：CT 能量成像技术还可以用于监测肾脏的病理变化，评估肾脏疾病的进展。通过定期进行能量 CT 扫描，可以监测肾脏的碘浓度变化，评估肾脏疾病的进展和治疗效果。

（四）神经系统

1. 脑血管病评估

（1）脑出血分类：CT 能量成像技术可以用于脑出血的分类，通过能谱图像数据识别出血类型。研究显示，CT 能量成像技术可以区分急性脑出血和慢性脑出血，有助于早期诊断和治疗。

（2）脑梗死评估：CT 能量成像技术可以用于脑梗死的评估，通过能谱图像数据识别梗死区域。研究显示，CT 能量成像技术可以准确识别脑梗死区域，评估梗死的范围和程度，有助于制订治疗方案。

2. 颅内出血分类

（1）出血类型：CT 能量成像技术可以用于颅内出血的分类，通过能谱图像数据识别出血类型。研究显示，CT 能量成像技术可以区分脑内出血、蛛网膜下腔出血和硬膜下出血等不同类型的颅内出血，有助于早期诊断和治疗。

（2）早期诊断：CT 能量成像技术在颅内出血的早期诊断中具有重要价值。通过能谱图像数据，可以更准确地识别出血区域，评估出血的范围和程度，有助于早期诊断和治疗。

（五）骨关节系统

1. 骨密度测量 CT 能量成像技术可以用于骨密度测量，通过能谱图像数据计算出组织中的钙含量分布。研究显示，CT 能量成像技术可以更准确地评估骨密度，与双能 X 射线吸收测定法相比，CT 能量成像技术能够更详细地显示局部骨质情况。

2. 骨折愈合监测 CT 能量成像技术可以用于骨折愈合的监测，通过能谱图像数据评估骨折愈合过程。研究显示，CT 能量成像技术可以更准确地评估骨折愈合过程，监测骨痂形成和骨密度恢复情况，有助于制订康复计划。通过 CT 能量成像技术监测骨折愈合过程，可以为康复计划提供指导，促进骨折愈合。

3. 痛风患者的尿酸盐识别 CT 能量成像技术可以识别尿酸盐成分，早期识别关节、关节周围软组织、滑膜、韧带、肌腱等处的尿酸盐结晶，早期诊断痛风及鉴别假性痛风（图 5-1-2，彩图 21）。

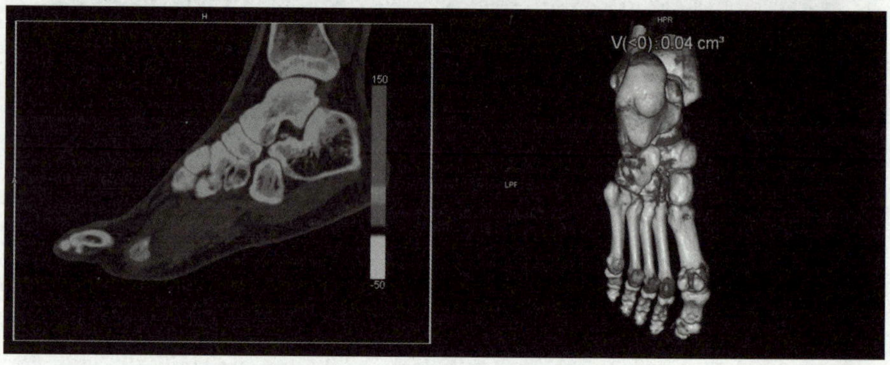

图 5-1-2　尿酸盐结晶识别

（六）其他

1. 肝脏脂肪变性的评估 CT 能量成像技术可以用于肝脏脂肪变性的评估，通过能谱图像数据计算出组织中的脂肪含量。研究显示，CT 能量成像技术可以更准确地评估肝脏脂肪含量，与 MRI 相比，CT 能量成像技术具有更高的灵敏度和特异性。通过定期进行能量 CT 扫描，可以监测肝脏脂肪变性的进展，评估疾病的严重程度和治疗效果。

2. 胰腺炎的诊断 CT 能量成像技术可以用于胰腺炎的诊断，通过能谱图像数据识别炎症区域。研究显示，CT 能量成像技术可以更准确地识别胰腺炎的炎症区域，评估炎症的范围和程度，有助于制订治疗方案。CT 能量成像技术还可以用于评估胰腺炎的病理特征，如胰腺水肿、出血和坏死等。通过能谱图像数据，可以更准确地评估胰腺炎的病理特征，有助于早期诊断和治疗。

3. 肺部疾病筛查

（1）肺结节检测：CT 能量成像技术可以用于肺结节的检测，通过能谱图像数据识别肺结节。研究显示，CT 能量成像技术可以提高肺结节的检出率，有助于早期发现和诊断肺部疾病。

（2）肺功能评估：CT 能量成像技术可以用于肺功能的评估，通过能谱图像数据评估肺功能。研究显示，CT 能量成像技术可以更准确地评估肺功能，如肺灌注和通气功能，有助于评估肺部疾病的严重程度和治疗效果。

第二节 CT 成像的人工智能技术

人工智能（artificial intelligence，AI）是指由人造系统（如计算机程序或机器人）所表现出的智能行为。智能行为包括感知、推理、学习、规划、交流等人类智能的特征。人工智能的目标是使计算机能够执行通常需要人类智能才能完成的任务。

一、人工智能的发展历程

1. 1950—1960 年 诞生与黄金时代。1950 年，艾伦·图灵提出图灵测试，成为衡量机器智能的标准。1956 年，约翰·麦卡锡在达特茅斯会议上首次提出“人工智能”这一术语，标志着 AI 领域的正式诞生。黄金时代，研究者们对 AI 的潜力充满乐观，认为机器很快就能模拟人类智能。

2. 1970—1980 年 第一次 AI 冬天与专家系统的兴起。由于技术限制和过高的期望，AI 研究遭遇第一次寒冬。专家系统的出现，将知识编码到计算机中，使 AI 在特定领域取得实际应用。

3. 1990 年 机器学习与大数据的兴起。机器学习算法的发展，特别是神经网络的复兴，为 AI 的复兴奠定基础。大数据的出现为 AI 提供了丰富的训练材料。

4. 2000—2010 年 深度学习革命。深度学习技术的出现，特别是卷积神经网络在图像识别领域的突破。GPU 的快速发展加速了深度学习模型的训练。AI 技术在语音识别、图像识别、自然语言处理等领域取得显著进展。

5. 2010 年至今 AI 的广泛应用与伦理挑战。AI 技术在医疗、金融、交通等领域得到广泛应用。随着 AI 技术的快速发展，伦理和隐私问题日益突出。

二、人工智能在医学领域的应用历史

1. 早期应用 专家系统与决策支持。专家系统在疾病诊断和治疗决策中的初步应用。决策支持系统帮助医生分析患者数据，提供治疗建议。

2. 2000 年 计算机辅助诊断（CAD）的发展。计算机辅助检测系统在放射学中的应用，如自动识别肺结节。

3. 2010 年 深度学习在医学影像中的应用。深度学习技术在医学影像分析中的突破，如自动分割、病变检测等。

4. 2010 年至今 AI 在精准医疗和个性化治疗中的应用。AI 技术在基因组学、蛋白质组学等精准医疗领域的应用。AI 在个性化治疗方案制订中的应用，如根据患者基因特征制订治疗方案。

三、机器学习与深度学习基础

1. 监督学习

（1）监督学习是一种机器学习方法，其中模型从标记的训练数据学习，以便能够预测新数据的输出。通过最小化损失函数来调整模型参数，使得模型的预测尽可能接近真实标签。

（2）监督学习的应用：疾病诊断，使用标记的医学影像数据训练模型，以识别和分类疾病；病变检测，自动识别医学影像中的异常区域，如肿瘤、血管畸形等；预后预测，基于患者的影像数据预测疾病的发展和治疗结果。

2. 非监督学习

（1）非监督学习是一种机器学习方法，其中模型从未标记的数据中学习，以发现数据的内在结构和模式。通过聚类、降维等技术，将数据分组或转换，以揭示数据的潜在特征。

（2）非监督学习的应用：异常检测，识别医学影像中的异常模式，辅助疾病诊断；数据压缩，通过降维技术减少医学影像数据的存储空间；特征提取，从医学影像中提取有用的特征，用于后续的分析和诊断。

3. 深度学习

（1）深度学习是机器学习的一个分支，它基于人工神经网络的学习算法，特别是那些具有多层（深层）结构的网络。关键概念包括神经网络组成、卷积神经网络等，这些网络能够学习图像数据中的局部相关性。

（2）常见的深度学习模型类型包括深度残差网络（resnet），全卷积神经网络（FCN），U-Net 神经网络及其 3D 版本，这些模型在图像分类，分割和识别任务中表现突出。

（3）深度学习模型通过组合多个线性卷积层和非线性层，能够近似任何函数，从而在 CT 图像分析中展现出强大的能力。

四、深度学习在 CT 图像分析中的优势

1. 自动特征提取的能力 深度学习模型能够自动从 CT 图像中提取特征，减少了传统方法中需要手工特征提取的复杂性。这种自动特征提取能力使得模型能够识别更加复杂的模式，提高了病变检测的准确性。

2. 高级模式识别和分类 深度学习技术在模式识别领域扮演着核心角色，是让计算机能够通过学习数据，自动发现规律和执行任务的关键技术。在 CT 图像分析中，深度学习模型因其强大的模式识别能力，在分类和识别任务中展现出优势。这些模型能够处理大量的图像数据，识别出细微的病变特征，从而辅助医生进行更准确的诊断。例如，基于深度学习的 CT 影像肺癌检测识别系统能够实现高准确率的病灶检测。此外，3D 卷积神经网络在肺部 CT 图像识别中取得了显著成果，如肺结节、肺癌等疾病的检测。通过训练 3D 卷积神经网络模型，可以自动提取 CT 图像中的特征，实现疾病的准确诊断。

五、深度学习关键技术

1. 图像分割 图像分割是医学影像分析中的一个关键步骤，它涉及将影像中的特定解剖组织或异常组织（如肿瘤）分割为一个或多个感兴趣区。深度学习（DL）模型，尤其是卷积神经网络，在自动化图像分割中展现出了巨大潜力。这些模型能够通过学习影像数据中的复杂模式，实现对 CT 影像的自动分割。深度学习技术在图像分割中的应用不仅限于提高分割精度，还包括对分割速度的提升。通过自动化的分割流程，减少了医生的人工阅片时间，提高了看片效率。

2. 特征提取 特征提取是将影像数据中的强度、形状、纹理、位置等信息转化为可以进行深入挖掘和分析的数据信息。特征提取技术包括从分割图像中提取的放射组学特征，这些特征对于疾病的诊断和治疗规划至关重要。深度学习技术，尤其是深度特征提取，为特征提取提供了强大的工具。这些技术能够自动从影像数据中学习并提取出有助于诊断的特征。特征提取对于疾病的智能分类和预测至关重要。通过深度学习建立的分类和预测模型，可以实现医学影像的智能评价和预测。特征提取的准确性直接影响到后续诊断的准确性，因此，提高特征提取的准确性是提升诊断效率和准确性的关键。

六、人工智能在 CT 图像重建中的应用

1. CT 图像重建的物理基础 CT 图像重建基于 X 射线穿过物体后的衰减分布，通过探测器接收到的信号重建物体内部结构的图像。基本原理涉及对 X 射线源围绕患者旋转时收集的一系列二维投影数据进行数学处理，以重建三维图像。

2. 图像重建算法的类型

（1）滤波反投影：传统的 CT 图像重建方法，通过反投影和滤波处理二维投影数据。

（2）迭代重建：通过迭代优化算法改善图像质量，减少噪声和伪影。

3. AI 技术降低图像噪声的方法 深度学习图像重建（deep learning image reconstruction，DLIR）技术，如 TrueFidelity™，利用深度神经网络（deep neural network，DNN）学习区分信号和噪声，有效抑制噪声而不影响解剖和病理结构。AI 去噪技术，如扩散模型和生成对抗网络（GAN），经过大量图像训练，实现高质量地去噪效果。

4. AI 技术提高图像分辨率的方法 超分辨率技术（Super-Resolution，SR）通过学习低分辨率图像到高分辨率图像的映射函数，利用模型习得的先验知识获取图像的高频细节，提高图像分辨率。基于重建的超分辨率复原方法，通过亚像素精度对齐多张低分辨率图像，构建观测模型中的空间运动参数，从而得到高分辨率图像。

5. 传统的 FBP 和 IR 方法面临的挑战 如噪声、伪影和辐射剂量问题，AI 技术如 DLIR 正在解决这些问题。深度学习方法在 CT 重建领域的应用，需要大量的标记数据和计算资源。深度学习技术在图像去噪、超分辨率、图像识别等领域的快速发展，预示着 AI 在图像重建领域的巨大潜力。

七、人工智能在病变检测和诊断中的应用

计算机辅助检测（CAD），CAD 系统通过图像处理和模式识别技术辅助医生检测医学影像中的异常迹象，如肿瘤或病变。这些系统还可以自动识别和标记疑似病变区域，提高诊断的准确性和效率。深度学习算法，尤其是卷积神经网络，在图像识别领域展现出强大的能力。它们能够自动从大量数据中学习特征，提高病变检测的准确性，减少医生的工作负担。

AI 模型通过学习大量的医学影像数据构建，能够对疾病进行分类和诊断。模型的构建涉及数据预处理、特征提取、模型训练和验证等多个步骤，以确保模型的准确性和泛化能力。

▶**知识拓展**

人工智能在医学影像诊断中的常见应用

1. 胸部肺结节 CT 筛查及随访　近年来，国内外广泛推荐采用低剂量 CT 进行肺小结节的筛查，旨在实现早发现、早诊断、早治疗的目标。AI 技术能够协助医生提高阅片效率，减少漏诊率，并且能够基于历史影像资料，量化分析并比对结节的大小、体积、密度、成分等，从而辅助医生制订相应的处理策略。

2. 骨折 CT 诊断　由于骨骼的不同形态，CT 扫描中微小骨折往往容易被忽略。然而，AI 技术具备自动识别功能，并能生成 VRT 图像、局部动态图、骨折最佳视角自动呈现等，较为直观的展现肋骨形态及肋骨骨折情况，对微小骨折具备一定敏感度，可辅助医生更快速、高效、精准地完成骨折的诊断。

3. CT 脑动脉瘤评估与脑出血预警　AI 技术能够在急诊黄金时间窗内迅速定位出血部位，精准计算出血体积，并检测脑中线移位情况，及时发出救治警报，从而辅助临床医生制订有效的治疗方案。

4. CT 冠状动脉的重建与量化分析　作为心脑血管疾病的常规检查手段，CT 血管检查通过扫描和血管重建两个步骤完成。与人工手动重建相比，AI 后处理的图像中动脉管壁更为光滑，小分支显示更为全面，血管对比度更高，能够精准发现各类斑块，识别动脉狭窄的程度及具体位置，并生成结构化报告供诊断参考，从而显著提升诊断效率。

此外，人工智能技术还被应用于辅助肝脏体积测量、肝脏弹性成像、肝脏肿瘤的早期筛查、乳腺钼靶影像及胃癌早期筛查等众多软件模型的研发之中。

考试知识点总结

本章小结

协和云课堂……　拓展练习及参考答案

（李　玮）

参考文献

[1] 樊先茂，张卫萍．CT 检查技术实训与学习指导［M］．北京：人民卫生出版社，2022.

[2] 张卫萍，樊先茂．CT 检查技术［M］．北京：人民卫生出版社，2020.

[3] 李萌，樊先茂．医学影像检查技术［M］．北京：人民卫生出版社，2014.

[4] 中华医学会．临床技术操作规范·影像技术分册［M］．北京：人民卫生出版社，2010.

[5] 王其军，韩志江，刘红光，等．泌尿系统多层螺旋 CT 诊断学［M］．北京：人民卫生出版社，2017.

[6] 余建明，黄小华．医学影像检查技术学实验教程［M］．北京：人民卫生出版社，2025.

[7] 中国医学影像技术协会．CT 检查技术专家共识［J］．中华放射学杂志，2016，50（12）：916-928.

[8] 郑延松，陆峰，李永丽，等．低剂量螺旋 CT 技术的应用进展［J］．中华健康管理学杂志，2019，13（6）：552-555.

[9] 来守永，赖声远，刘霁雨，等．胸部 CT 扫描规范化专家共识［J］．中国医疗设备，2020，35（2）：185-189.

[10] 任心爽，安云强，吕滨，等．中国冠状动脉 CT 血管成像扫描技术及辐射剂量的现状调查［J］．中华放射学杂志，2022，56（4）：405-410.

[11] 陈子鑫，侯贵松，黄伟鹏，等．肝脏 CT 灌注成像的临床应用及研究进展［J］．实用医学影像杂志，2023，24（4）：309-312.

[12] 王科星．螺旋 CT 在肝脏肿瘤影像诊断中的应用价值及临床意义分析［J］．影像研究与医学应用，2021，5（10）：201-202.

[13] 井昶萍，韩冬，陆洋，等．CT 灌注参数与肝细胞癌患者 Child-Pugh 分级的关系研究［J］．肝脏，2021，26（10）：1119-1122.

[14] 潘晓奇，毛家仁，谭仲俊，等．64 排螺旋 CT 成像在肝癌患者介入治疗与治疗指导的应用价值研究［J］．中国医学装备，2020，17（2）：49-52.

[15] 中华医学会急诊医学分会，中国医疗保健国际交流促进会胸痛分会，陈玉国．急性胸痛急诊诊疗专家共识［J］．中华急诊医学杂志，2019，28（4）：413-420.

[16] 成启华，李婷婷，王艳微，等．低剂量螺旋 CT 技术在肺癌筛查中的应用价值研究［J］．现代医用影像学，2020，29（6）：1001-1004.

[17] 黄振东．能谱 CT 及尿酸盐沉积定量分析在痛风性关节炎中的临床应用研究［D］．广西：右江民族医学院，2023.

[18] 郑志娟，李姝霖，马昆，等．深度学习重建算法对胸部 CT 图像质量及肺结节影像组学特征数据可重复性的影响［J］．中国医学影像技术，2025，41（1）：79-83.

[19] 黄三明，冉启文，陈鹏，等．《MRI 技术与实验》出版：MRI 影像组学对混合型肝癌与肝内胆管细胞癌的鉴别诊断效能分析［J］．介入放射学杂志，2024，33（5）：I0007-I0007.

[20] 郑庆增，戴相昆，张建春，等．基于深度学习的自动分割方法对头颈部危及器官勾画的评价［J］．中国医学装备，2023，20（4）：11-16.

[21] 中国食品药品检定研究院，中华医学会放射学分会心胸学组，任海萍，等．胸部 CT 肺结节数据标注与质量控制专家共识（2018）［J］．中华放射学杂志，2019，53（1）：9-15.

[22] 张杰慧．基于 CT 造影图像的肺栓塞计算机辅助检测［D］．重庆：重庆大学，2011.

[23] 中国肺癌早诊早治专家组，周清华，范亚光，等．中国肺癌低剂量 CT 筛查指南（2023 年版）［J］．中国肺癌杂志，2023，26（1）：1-9.

彩色插图

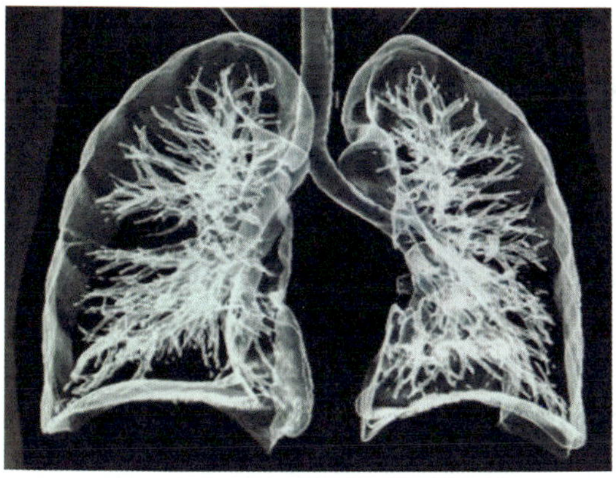

（a）

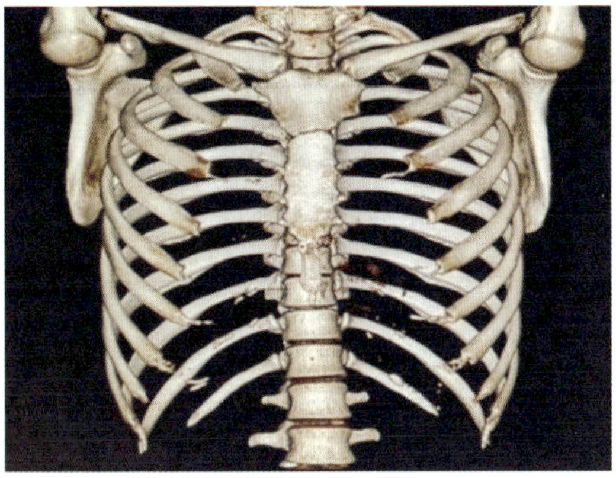

（b）

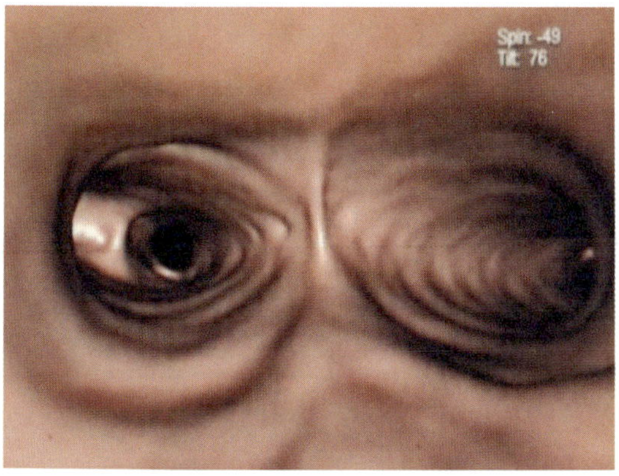

（c）

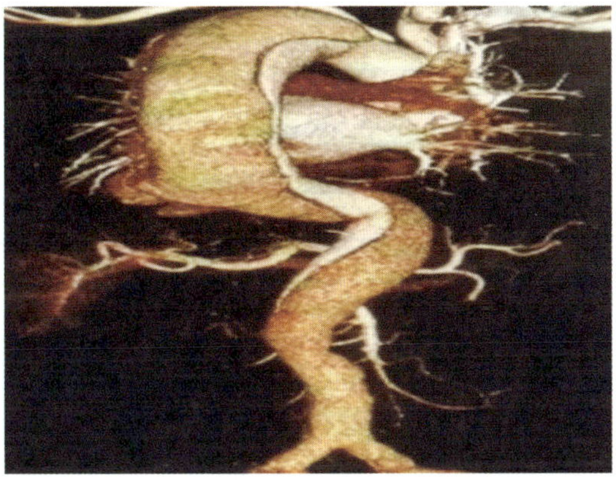

（d）

彩图 1　常见 CT 后处理技术

（a）最小密度投影；（b）容积再现；（c）仿真内镜；（d）血管增强后容积再现

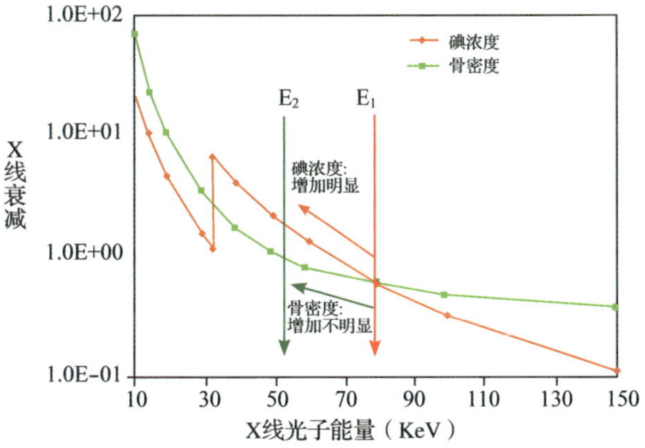

彩图 2　骨钙双能量原理图

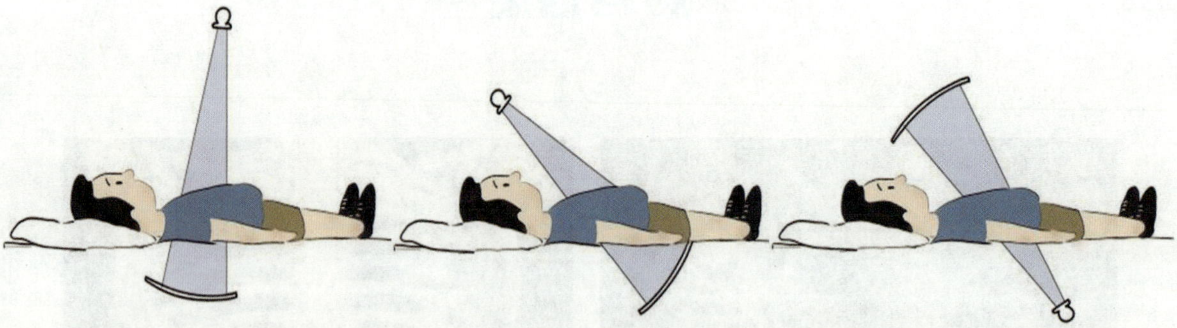

彩图 3　CT 轴扫示意图

注：数据采集不连续。

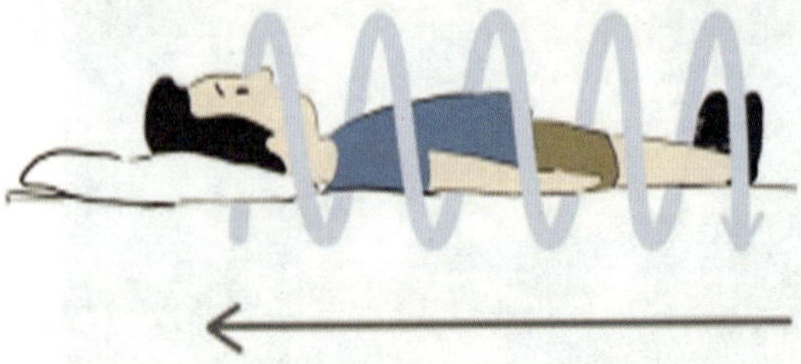

彩图 4　螺旋 CT 扫描示意图

注：X 线束扫描轨迹呈螺旋状。

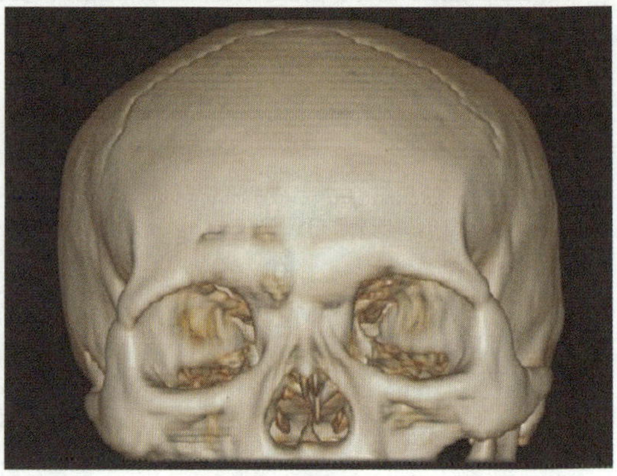

彩图 5　轴扫数据颅骨三维图像重组

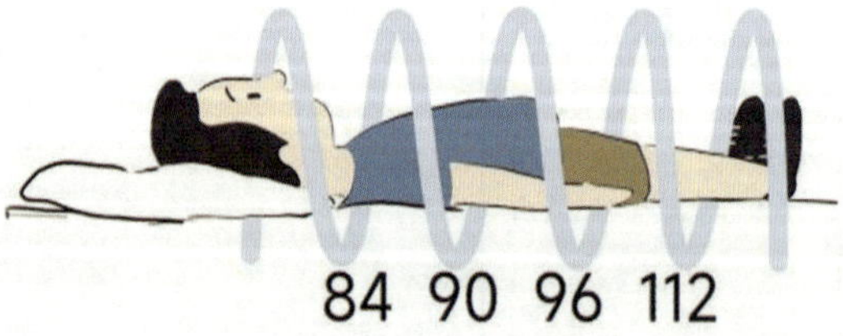

彩图 6　Z 轴管电流调制示意图

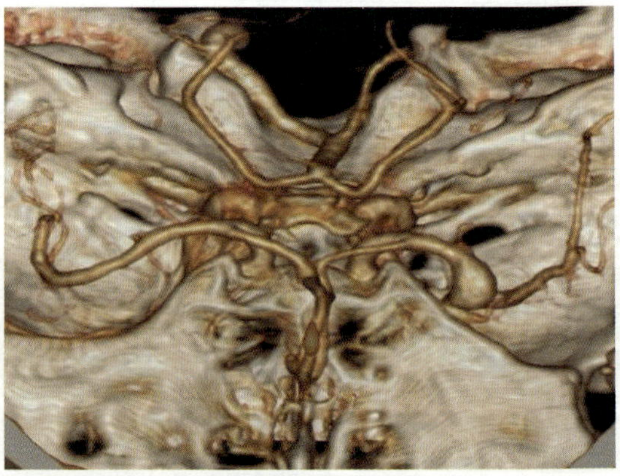

彩图 7　头颅 CTA 3D 重组图像

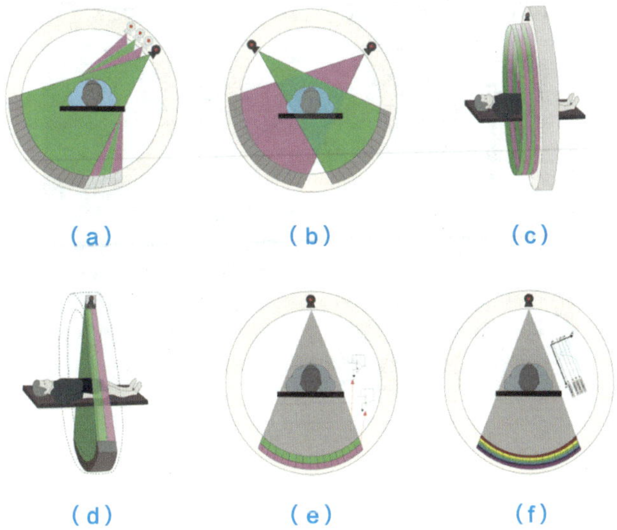

彩图 8　实现能量 CT 的技术方法

（a）单源瞬时管电压切换双能量 CT；（b）双源双能量 CT；（c）单源序列扫描双能量技术；
（d）单源双光束能量 CT；（e）双层探测器光谱 CT；（f）光子计数 CT

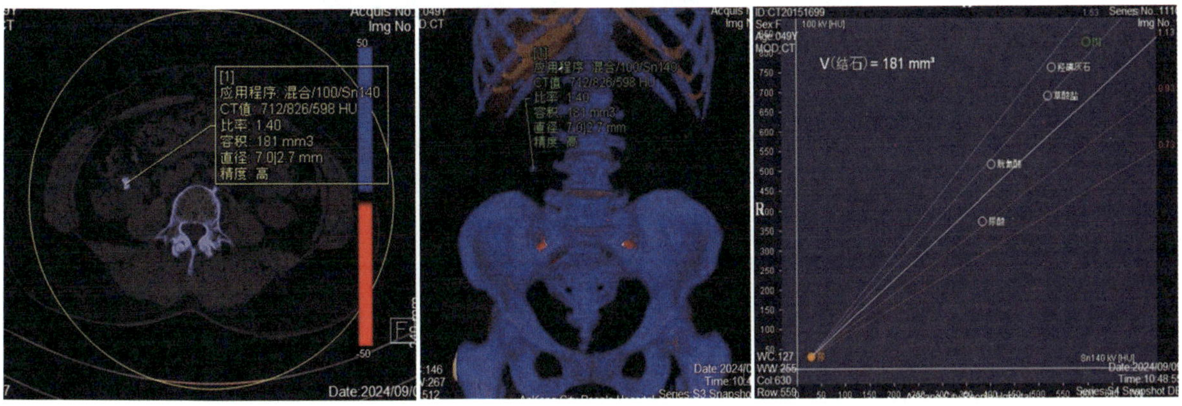

彩图 9　双能量结石成分分析

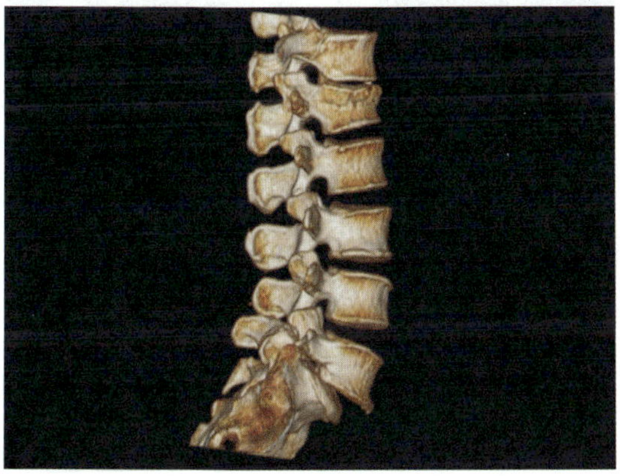

彩图 10　脊柱骨折

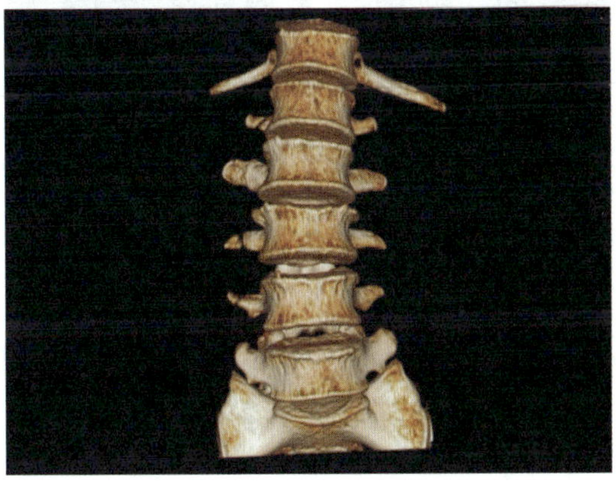

彩图 11　腰椎横突骨折

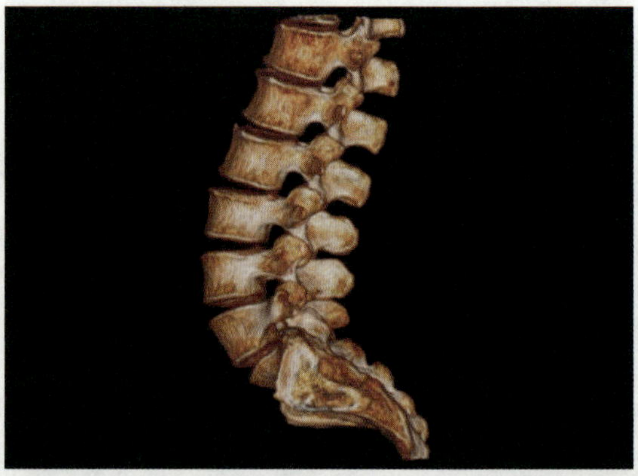

彩图 12　脊柱 CT 扫描多平面重组

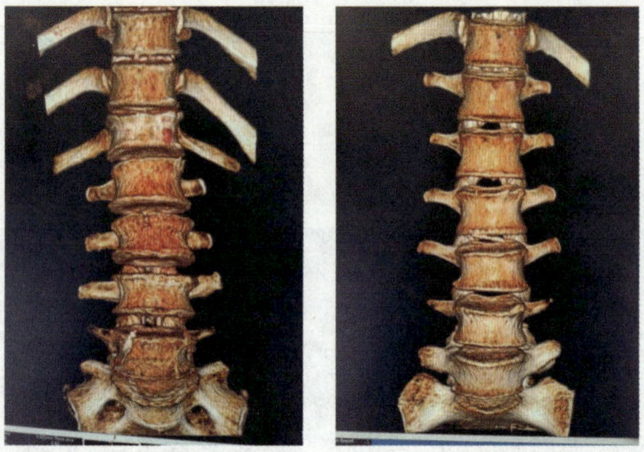

（a）　　　　　　（b）

彩图 13　骶椎腰化及腰椎骶化容积再现

（a）腰椎骶化；（b）骶椎腰化

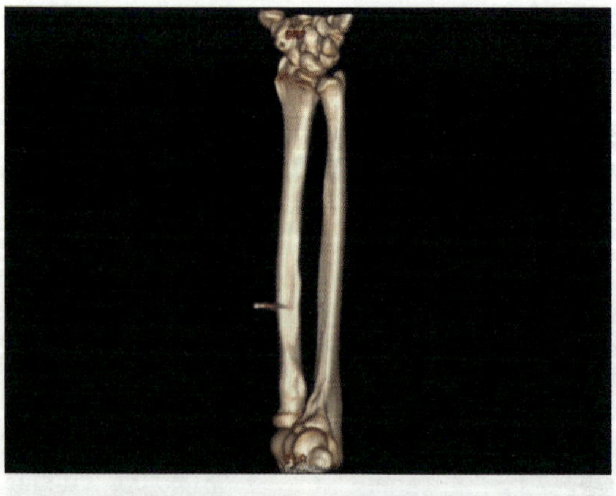

彩图 14　三维重组

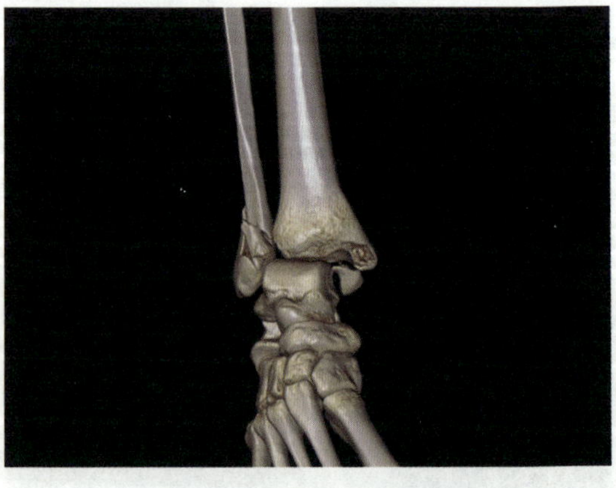

彩图 15　踝关节三维重组图

注：右侧胫腓骨远端多发骨折。

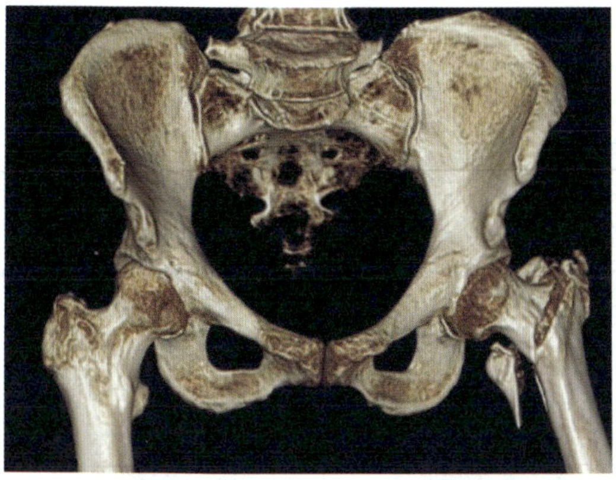

彩图 16　髋关节三维重组图

注：左股骨转子间粉碎性骨折，累及股骨颈。

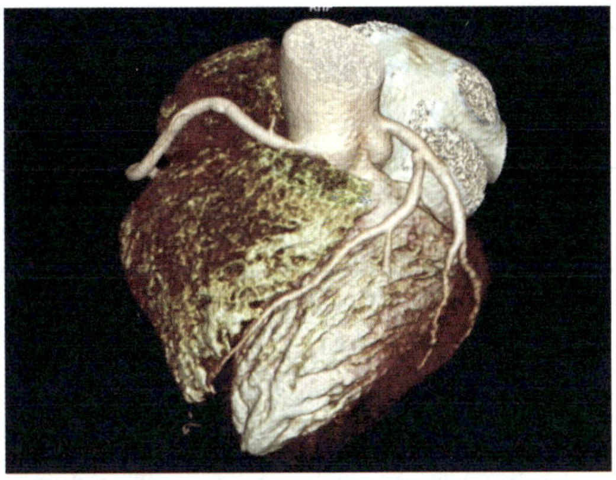

彩图 17　容积再现显示冠状动脉

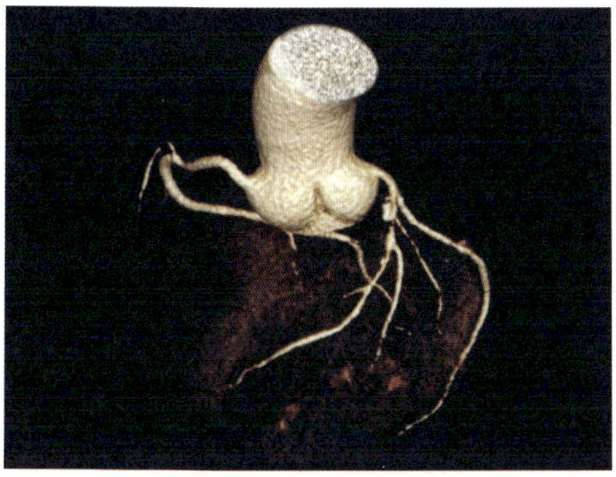

彩图 18　容积再现冠脉树显示冠状动脉

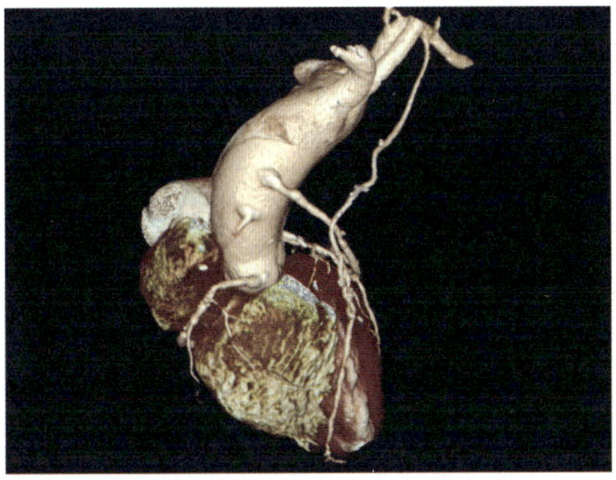

彩图 19　容积再现显示搭桥血管

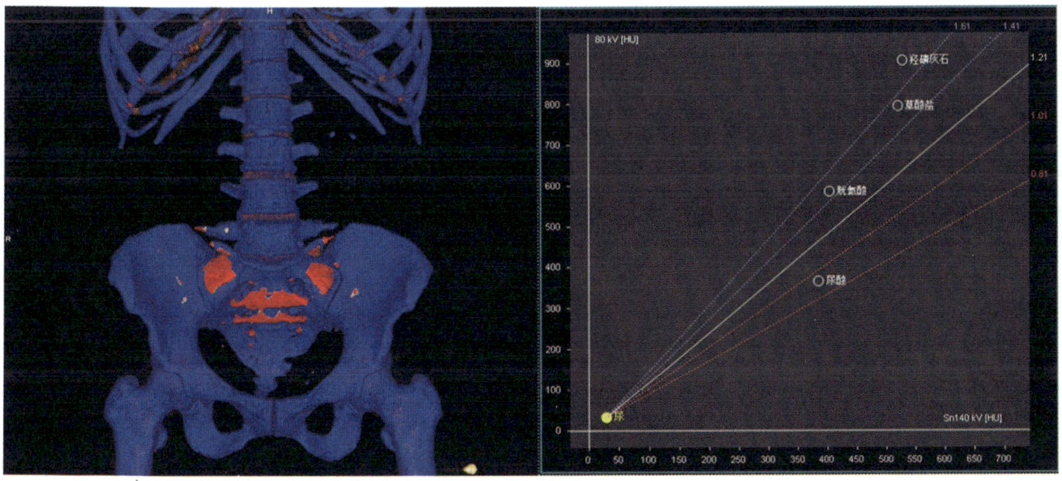

彩图 20　尿路结石成分分析

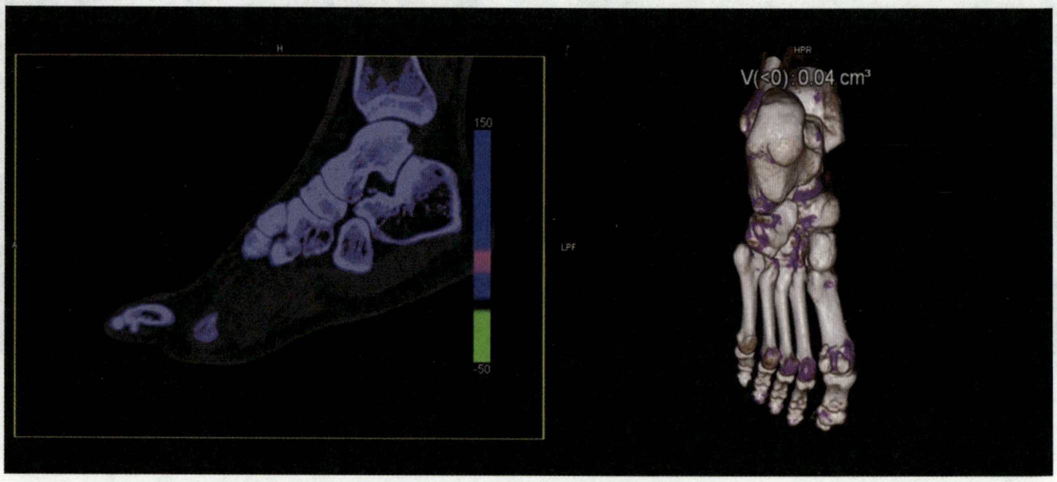

彩图 21　尿酸盐结晶识别